U0189723

Eating Problems
A Feminist Psychoanalytic Treatment Model

进 食 问 题

精神分析和文化视角下的女性与身体

[美]
卡罗尔·布卢姆（Carol Bloom）
安德烈娅·吉特（Andrea Gitter）
苏珊·古特威尔（Susan Gutwill）
劳拉·科格尔（Laura Kogel）
莱拉·扎菲罗普洛斯（Lela Zaphiropoulos）

著

龙 梅／译

龙晓凤 陈思帆／审校

中国轻工业出版社

图书在版编目 (CIP) 数据

进食问题：精神分析和文化视角下的女性与身体／
（美）卡罗尔·布卢姆 (Carol Bloom) 等著；龙梅译. ——
北京：中国轻工业出版社，2024.10
　　ISBN 978-7-5184-4854-8

　　Ⅰ. ①进…　Ⅱ. ①卡…②龙…　Ⅲ. ①精神疗法
Ⅳ. ①R749.055

中国国家版本馆CIP数据核字（2024）第085780号

责任编辑：刘　雅　　　　　　　责任终审：张乃柬
策划编辑：阎　兰　刘　雅　　　责任校对：刘志颖　　　责任监印：吴维斌

出版发行：中国轻工业出版社（北京鲁谷东街5号，邮编：100040）
印　　刷：三河市鑫金马印装有限公司
经　　销：各地新华书店
版　　次：2024年10月第1版第1次印刷
开　　本：710×1000　1/16　印张：20
字　　数：285千字
书　　号：ISBN 978-7-5184-4854-8　定价：88.00元
读者热线：010-65181109
发行电话：010-85119832　　　010-85119912
网　　址：http://www.chlip.com.cn　http://www.wqedu.com
电子信箱：1012305542@qq.com
版权所有　侵权必究
如发现图书残缺请拨打读者热线联系调换
232019Y2X101ZYW

推荐序一

你是否曾经陷入对食物的无休止纠结？

早上醒来，你是要选择一碗温热的粥，还是香喷喷的面包呢？午餐又该吃点啥呢？在上午11点13分左右，你是否发现自己陷入食物选择纠结中——是选择健康沙拉，还是那些让人忍不住享受的糖油混合的"垃圾"食品？下午4点的下午茶是否让你在接下来的一周里深陷"忍住不吃—忍不住吃多了"的恶性循环？或者，你是否会在周日"欺骗日（cheating day）"的那一天约上朋友们一起大吃大喝，因为周一你又得重新"管住嘴"……

食物对于我们来说，不仅是一种基本的生命支撑，更是一种充满情感纠结的存在。它既带来罪恶感，又带来幸福感。它是陪伴，是庆祝，是悲伤，是乐趣，是安慰，也是一种牺牲。在这种错综复杂的关系中，食物就像家人一样，时而让我们发自内心地爱，时而又让我们愤怒不已，迫使我们在实在不愿意进食的时候也得咽下去。

作为一名临床心理咨询工作者，我深深理解食物对人类而言还是一种情感。食物问题不仅仅局限于医学领域的"障碍"，而是普遍存在于我们日常生活中的一个广泛话题。因此，美国纽约的女性心理治疗中心研究所（The Women's Therapy Center Institute）的咨询师在合著的这本《进食问题——精神分析和文化视角下的女性与身体》（*Eating Problems: A Feminist Psychoanalytic Treatment Model*，后文简称《进食问题》）中有意使用了"问题（problems）"这个词，传递出对进食问题的温柔接纳：进食问题并不是一种罕见或难以启齿的"障碍"，而是我们生活中可能常常面对的一种现状。这样温和的用词选择打破了我们对进食问题的固有印象，从中可以看到作者试图鼓励开放对话的用心。我作为读者也的确感到更容易接纳和与这个话题建立起亲密而坦诚的关系。

《进食问题》一书的作者将女性主义和精神分析巧妙融合，探讨了在治疗厌食症、贪食症和肥胖症等进食问题中的关键议题。这本书可以说是对过去几十年来在女性主义和精神分析领域取得的进展的致敬之作，同时是对这两个领域之间日益密切交织的关系的深入探讨。细细读来，如同一场引人深思的心灵探险。

由于是五位作者合作写就，整本书涉及了相当丰富的研究、论文和书籍，挑战了传统观点，吸收了早期被忽视的女性分析视角，重新构建了对母亲、父亲和成年发展的看法，并深入研究了治疗师和来访者的性别如何影响治疗对话、反移情和干预技术。

本书作者分别从以下六个方面来梳理进食问题，包括：(1)女性进食问题的社会背景和文化因素；(2)身体与心理的互动，探讨喂养体验与身体关系及象征意义；(3)自我喂养和整合对于治疗女性进食问题的重要性；(4)临床治疗中的移情和反移情问题；(5)探讨进食问题与性虐待之间的理论联系和治疗思考；(6)深入剖析多重人格障碍患者的进食问题。

从我所受训及从事的心理动力学理论的角度看，进食问题的出现并不只是关于食物、体形挑剔的问题，更是关乎内心对自己满不满意的问题。但本书作者显然不想止步于简单地指出问题，更试图深刻地分析、揭示女性与食物斗争中的各种冲突、缺陷、意义、内化和适应功能。这不仅是一场治疗，更是一场对自我认知和社会角色的深度探究。

本书用清晰而引人入胜的语言，展示了许多关于进食问题患者的真实故事。一直以来，我们被告知进食问题可以通过各种手段迅速缓解，比如药物、住院治疗和认知行为心理治疗等。然而，越来越多的证据表明，许多患有厌食症或暴食症的患者在接受所谓的"全面治疗"后仍然持续遭受痛苦。这促使我们重新思考治疗进食问题的方式，包括重新审视的治疗效果，重新定义成功治疗的标准；同时这启发了从女性主义精神分析视角看待这一问题。

这本书不仅仅关注症状的控制与改善，更注重进食问题患者的整体生活质量。对文化因素的深入考量，令这本书的内容超越了传统女性主义治疗文献对进食困境的单一解释，更多关注女性个体在多重文化背景下的生存和成长。这是一种对复杂性的接纳，它不仅仅存在于精神分析领域，更贯穿于治疗师和来访者们的日常生活实践中。

让我印象深刻的是书中所呈现的案例，它们展示了治疗的真实性和复杂性。治疗师的介入和干预既是坦率的，又是富有同情心的。这使得我在阅读过程中从情感上先与来访者的经历建立深厚的共鸣，再体悟到治疗过程中的曲折与启示。

难能可贵的是，这本书不仅仅试图描绘治疗过程，还深入讨论了理论概念，引导读者探索关于进食问题的核心病理并获得理解。通过对费尔贝恩关于"内在破坏者（internal saboteur）"的概念的运用，书中呈现了一种新颖的理论框架，以帮助我们更好地理解进食问题来访者的心理动力学。

即便对于经验丰富的精神分析师而言，本书的内容也能够给予崭新的启示，呈现出一片别有洞天的景象。对于那些在实际工作中与进食问题患者紧密合作的临床心理工作者、精神科医生、学校心理教师、辅导员以及社区工作者，本书提供了丰富的思想，有助于他们更深入地了解和改善与进食问题患者的工作互动。甚至对于非专业的心理工作者，如果你只是希望透过阅读深入探索并理解自身与食物之间的关系，这本书同样是一个绝佳选择。

《进食问题》通过深入研究个体与食物、自我认知和文化之间的关系，提供了一种独特而深刻的视角，为读者打开了理解心理健康和女性主义的全新维度，同时为女性主义和精神分析之间的对话搭建了一座新的桥梁。

挣扎于进食问题的女性很可能自小被教育规训不要"大嗓门"，不要占用社会空间，似乎她们应该以某种符合"审美标准"的形象被"凝视"，而不是被真实地听见；但本书的动人之处恰恰在于"她们"（作者）的叙述声音汇聚在一起，她们需要被听见、被接纳、被当成"人"而不是一具"躯壳"对待。

最后必须要提的是，本书作为一本由英文翻译而来的专业著作，给读者提供了极为愉悦的阅读体验——读起来既友好又流畅，毫不费力，仿佛每个英文单词的弦外之音都在中文句子中有所安顿和体现。我相信这一点得益于优秀的女性译者——龙梅，以及提供了专业支持的龙晓凤和陈思帆。她们对译文进行了精心打磨，在保证专业性的同时，让每一个句子都充满了音乐般的节奏。正是她们的辛勤工作使这场心灵之旅在中文世界中得以完美呈现。

瞿小栗

临床个人执业心理咨询师

芝加哥精神分析学院分析师候选人

2023年11月28日于上海

推荐序二

    非常感谢晓凤邀请我为该书写推荐序。该书深入地从女性主义的视角探索了进食问题。作为一个精神科医生，当我面对进食障碍患者时，常常感到非常迷茫、困惑。目前，在临床中时常能遇到进食障碍患者，进食相关的各种问题在我所遇到的门诊的和咨询的患者中更是层出不穷。很多时候，我都不知道如何去理解他们以及如何更好地和他们工作。有时候，我在想为什么好好吃饭变得这么艰难了？

    这本书的翻译是非常具有启发意义的。该书的作者都是进食问题领域的专家。她们在该领域深耕多年，站在女性主义批判性的视角去检视进食问题背后的社会文化根源，社会强权文化对弱势群体的殖民和精神控制，物质主义和消费主义的入侵，以及童年创伤等经历对个体内在世界与外在现实的塑造与影响，都使得食物和身体成为这些冲突的角斗场。我们除了需要警示身体受到的物理侵害外，还要注意在本书第十一章中苏珊·古特威尔（Susan Gutwill）、安德烈娅·吉特（Adrea Gitter）提到的在我们所处文化中无处不在，深入我们呼吸和血液的那些看似合理的、象征性的侵害。象征性的侵害像是隐形的暴力一样，渗透在我们的生活中。正如我们打开电视机看到的垃圾广告一样，不断地提醒我们好的女性应该是瘦的和拥有 S 形身材的。在目前大的文化背景下，好像每个人都被标记为不同的数字，这些数字背后隐藏着强权文化对人的物化，把人变成商品。一个人为了获得社会的认同和被社会接受，总是变着法地去迎合这些标准，以为达到这些标准就意味着幸福生活的到来。

这些标准变成镜子中的自己，在不断地对自己说——你太胖了，你太弱了，你太瘦了，你没有获得爱、晋升和尊重是因为你没有达到这样或那样的标准。身体成为希望被认同、被接纳、被爱的内在渴望与外在标准之间的角斗场。在许多人的无意识世界中，或许坚定和忠诚地认为，少吃一片、瘦成某个样子或者成为某个标准，自己就可以得到爱了，就可以远离各种苦难。

为了迎合这些恋物癖式的标准，许多人在这种大众文化面前，无论如何做都是满盘皆输。因为食物作为人维系生活的最根本的需要之一，就像空气一样，暴食和催吐在一定程度上都是整个人格体系对长期节食和禁食做出的不可避免的反应。许多时候，食物不再是食物，食物通过各种无意识的象征、移置和凝缩过程，成了处理内在和外在的冲突的一个象征物。这使得我们的自体对内在的基本需要和外在的声音之间感到困惑，像一个局外人一样看着自己的身体，无法安住（indwelling）。作为任何一个独立的个体，需要批判性地意识到我们所处的社会、文化、政治、舆论、媒体和娱乐环境等对人的塑造作用，才能学会批判性地思考，才能帮助我们解锁那些强权文化对女性身体的恋物癖式的变态渴求，才能像书中所说的一般，帮助女性，帮助所有人建立起他们内在的对自己饥饿和饱腹的感知，也即建立他们独特的稳定的自体感。"饿了再进食"，这样一句非常简单的话，代表了一种自我照顾的需要，同时解锁了强迫性的节食和强迫性的暴食之间的恶性循环。更重要的是一个人作为主体可以决定让什么样的食物进入自己的身体，她让人开始学会自我照顾、自我喂养和让自体安住在身体里，这样她在这欲望的世界中就自在了。

中国有句古话"民以食为天"。这一古老的思想早已深入中国人的日常实践和灵魂深处。口福之乐是人生最大的快乐之一。饿了就要吃饭，渴了就要喝水，这些观念慢慢过渡到吃好喝好，然后又渐渐地过渡到吃得健康、喝得健康，现在又演变成少吃多动。吃喝的基本需要在我们所处的文化中，随着社会的发展被赋予了很多的意义，吃喝的标准也在不断地被社会文化和个体的内在经验所塑造与改变。食物作为一个客体，在满足人的基本生理需要的同时，还被赋予了更多的社会文化心理意义和内涵，连接个体的内在体验和外部世界，紧紧地与各种情绪紧密联结。许多母亲在养育孩子的时候总是说，快吃饭，不好好吃饭妈妈生气了，不好好吃饭就不是乖小孩了。吃意味着好，不吃意味着不好。高兴的时候约朋友大快朵颐；不高兴的时候约朋友吃吃饭、诉诉苦，在美食中寻求安慰。在我小时候，我父母总是告诉我，他们在那个年代经历了大饥荒，食物非常珍贵，浪费粮食是可耻的。食物就这样在我的成长经历中和羞耻感紧密联系在一起了，所以尽管身体在告诉自己很饱了，还是要吃掉那口剩饭。每当看着自己微微凸起的肚子，现代主流文化中的"你的身材不匀称了"这个声音也在耳边隆隆作响，传统的生活方式和现代化的生活方式的冲突时常让我们备受煎熬。吃也不是，不吃也不是，真是难、难、难！

作为一个人，我想非常重要的是看清楚自己所处的浪潮，并且在这个浪潮中看到自己如何被裹挟着，最后坚定自己内在的声音，发出那一声"呐喊"。我想这本书的出现是为那些饱受进食问题困扰的人们所发出的一句"呐喊"，虽然微弱，但很坚定。晓凤是本书的审校者，也是将本书推荐给我的人。她是我熟识多年的朋友，一个非常严谨的心理咨询师。她有诸多良好的受训背景，具备优秀治疗师的品质。她的处事风格使得我对这本书的翻译充满信心。我想本书的推荐者、译者、审校者为此书翻译所付出的努力和艰辛也是那内在的一声"呐喊"。

当今的社会是一个"快餐式"的社会，每个人都很忙碌，食物好像缺少了温情和养育的味道。当向很多我们这个年代的人问到他们最爱的食物时，回答必定是母亲的味道。因为在母亲准备的食物中，有爱、有关心、有照料。如何让我们每一天的进食经验成为一个养育性的体验呢？正如书中的作者们反复提到的一样，喂养感到饥饿的自己，有了饱足感就停止进食；就像很多时候母亲所说的一样，好好吃饭。

任正伽

医学博士，精神科医生

芝加哥精神分析学院分析师候选人

2023年11月26日于重庆

译 者 序

—— 在翻译中自我疗愈

几年前受四川和光临床心理学研究院（下文简称"四川和光"）邀请，我参与了《深入治疗：考验与信任》（*Deepening the Treatment: Testing and Trusting*, 2020）一书的审校工作，这个契机如同一把钥匙，"咔嗒"一声为我开启了精神分析领域学术专著翻译的大门。《深入治疗》出版之后，我开始与"四川和光"众多不倦学习、热爱翻译的咨询师们一起，不定期地讨论分享相关文献与专著的翻译技巧与心得。克莱因、温尼科特、精神病理学、心理动力学、认知行为治疗、亲密关系研究、精神分析技巧……一众大师、学派、专业名词将我包围，精神分析世界的慈悲、温情、厚重，在轻轻托起伤痕累累的现实世界的同时，也将我温柔地包裹起来。

动手翻译本书之前，我参加了出版社编辑、几位精神分析师与本书的几位作者召开的在线会谈。作者们介绍了本书的写作动机，进食问题在美国的普遍性与严重性，以及她们在实践中的一些心得体会，也询问了进食问题在中国的状况。我们向她们陈述了这样一些数据：从21世纪初至今，中国进食障碍患者的数量持续上涨，截至2017年，中国约有210万人患进食障碍；由于人口基数大，中国是全球因进食障碍死亡人数最高的国家；近年来中学及大学阶段的女性成为进食障碍的高发群体。2020—2021年，有24 300名进食障碍患者入院（高于2015—2016年的13 200人），其中近一半的患者年龄在25岁以下，而年轻男性患者也增加了一倍多。这样庞大的进食障碍患者群体，面临的却是关注不够、求助无门的困境。据不完全统计，2005—2016年间，百度平台关于"进食障碍新闻"的搜索结果显示，仅有11次媒体报道记录；截至2024年1月17日，在百度贴吧平台的暴食症吧、厌食症吧及贪食症吧上，厌食症有315 064个帖子，暴食症有1 240 589个帖子，贪食症相对较少只有13 840个帖子，节食有781 647个，节食减肥有865 480个。对展开的词进行云分析的结果显示，国内大多数进食障碍患者依然深陷饮食调节的沼泽。

这些数字令我这个精神分析的业外人士大为震惊。毫无疑问，引进这样一本面向精神分析师（不论男女）、有意将当今的精神分析思考与文化政治经济批评相结合的人群、女性主义思想家和女性研究人员的专著，为国内的心理治疗师提供关于文化内化的有用的临床理论，帮助临床工作者学会治疗存在进食问题和正在接受综合治疗的人群，教会从业人员引导深受进食问题折磨的来访者学会过好每一天，已经刻不容缓。

特别感谢本书的作者们没有用"进食障碍"做标题——这个医学术语代表着精神障碍中致死率最高的疾病之一，可能让非精神分析专业的人、自知或不自知的"患者"望而却步。大部分的"普通人"——尤其是"普通"女性，都对自己的体形不满意，无论是否超重也常把"减肥"和"节食"挂在嘴边，特别容易受到"暴汗""燃脂""排油""加速代谢""增加饱足感"等字眼的诱惑。这似乎已经是生活中的常态，很少有人会思考：这是不是一种"病"？

在翻译的过程中，书中展示的每一个案例都会让我犹疑不定地问自己：如果我对追求"完美身材"的渴求再强烈一些，对自己再狠一些，是不是也会陷入同样的进食泥潭？书中陈述的分析师与来访者的漫长咨询过程，也总让我在内心来回拉扯叩问：过去的我为什么会不满意自己的体形？坚持力量训练带给我的愉悦是生理上的真快乐，还是因为镜中的自己变得纤瘦紧实而感到的窃喜？我有多久没有真正发自内心地享受"摄入美食"的过程？我的自我喂养难道只是为了保持身材而勉强维持的敷衍？如果我偶尔放纵饮食，之后的我会有多不快乐？一旦我放弃自律而增重几千克，我有没有可能陷入节食、暴食的恶性循环？我对食物的爱与恨究竟有多深？！

　　跟随几位作者的笔触，我一边反复自我诘问，一边尝试努力跳出意识形态的掌控，才发现，消费文化符号对我们身体的操控已经无时无处不在；我们长久以来对完美身材的向往，也不过是对过渡性客体的无意识依赖。"学会自我喂养，学会在自己的身体内平静地生活"，这句"没有多少理论性可言的"话令我热泪盈眶。因为当我学着去回答书中的治疗师向来访者提出的问题时——"你一旦开始进食，你的第一口、第二口……它们分别是什么感觉？""进食之后你是什么心情？""你觉得你希望食物为你做什么？"——我才发现，自己早已在自我喂养的路上走丢了。

　　在翻译的过程中，我也时常担心自己会迷路。好在有"四川和光"的龙晓凤老师和陈思帆老师，她们作为资深的精神分析和心理动力学治疗师，全程与我分享了可靠的专业知识，跟我讨论每一个有待商榷的词句处理，细心为我反复审校译文。同时，重庆医科大学附属第三医院的任正伽博士，作为精神科医生和资深的精神分析和心理动力学治疗师，也为我提供了涉及精神病学术语上的建议。他们的坚定支持，让我不会因为理论知识的匮乏而中途放弃。四川大学华西口腔医院的杨燃医生在我遇到有关"下颌锁定术"的问题时为我热情解惑，口腔科专业技术与精神分析知识的联结让我产生了豁然开朗的感觉。而我正值青春期的儿子，会在我结束了每一天的翻译工作后，聚精会神地倾听我或兴奋、或焦虑、或伤感地分享当日的翻译体会，为我提供了稳定的情绪支持。

　　正如作者在"前言"中发出的感慨，"我们很难想象，世界上还有谁会不为自己的体形和胃口担忧了"。在2023年美国《科学》（Science）杂志评出的"2023年年度突破（2023 Breakthrough of the Year）"中，一种为治疗糖尿病开发的能显著减轻体重的肠道激素药物——胰高血糖素样肽-1（GLP-1）位列榜首。从20世纪40年代开始向女性销售的含有安非他明和利尿剂的"彩虹减肥药"，到20世纪90年代引发灾难性心肺疾病的芬氟拉明和芬特明组合，再到2022年让马斯克（Musk）为之站台的注射类药物司美格鲁肽——并辅助以节食，令他很快瘦掉近15千克。这些药物从降糖药变成受到疯狂追捧的

"减肥药"，背后真相可能就是——"我厌恶食物"！

回望我的翻译全程，它就是一段帮助我重新认识自己对食物的感情的旅程。感恩与本书的相遇，这是一场清醒又迷惑、痛楚又美好的自我疗愈过程，一路上不断做出的自我反思令我获益良多。希望除了本书的目标读者群———心理治疗师和咨询师们，还有更多和我一样迷失了自我喂养初心、理不清对待进食态度的人，都能够在阅读本书后获得疗愈。

龙梅

2024年1月13日

谨以此书献给我们的来访者，献给所有因各种进食问题和体像问题而苦恼的男女。让我们一起正视这些问题。

此书还要献给劳丽·菲利普斯（Laurie Phillips），她的生活和工作都是对我们最好的馈赠。

序　言

有进食问题的女性，她们的身体非但不是被动接受社会投射的海绵，反而是传递女性话语的喉舌。这里就举一个例子：当我们遇到一位深受厌食症折磨的女性时，我们必须承认，来自内心和社会的束缚限制了她对自身权力的感知。她放不开手脚，只能在一个狭小的空间里行动，但她又对自己打造的这个狭小空间满怀愤懑。

在她眼中，她给别人的食物是蜜糖，她自己咽下的食物却是砒霜。在她看来，处理、安抚别人的情感生活意义重大，而对自己的情感需求却绝口不提。她通过各种方式创造出了一种自己可以忍受的女性特质，从让自己的身体去模仿、反抗、服从我们当前的审美，到喂养他人并保持触角敏锐以满足他人的需求。她内心的角力，她的抗议与抗争，她的妥协与退让，都想要消除她所经历的困境，由此产生的压力改变着她的自体（self）和身体。透过自己的身体，她讲出了她本人，甚至整个社会都讳莫如深的事情。

她说的内容包含了一点，这也是所有患贪食症或强迫性进食问题的女性说出的一点，那就是：她发自内心地觉得自己不配进食、不配自由地支配食物、不配回应来自心底的饥饿感，也不配拥有稳定可知的身体。

本书带着满满的慈悲和深邃的智慧，探究与拓展了20世纪后期消费社会背景下女性进食问题的理论。本书关注的问题是：身体何以成了一个对女性而言刻满文化规则的场所，以及身体何以成了女性表达和体现其社会地位与行动力的场所。读了进食问题和体形变化的相关文本，就能读懂我们的文化价值观、归属、权力关系和符号表征，以及个体在体现或试图摆脱的存在于心灵之间与心灵内在的意义。我们会慢慢把身体看作文化的化身，是个体书写她所理解的其生命的意义和可能性的场地，是她讲述自己在世界里的位置的地方——家庭世界、两性世界、学校、广阔的公共空间、性别化的世界、阶级世界以及充满可能与不可能的世界。

本书详尽描述、深刻理解了女性做出的这些痛苦的适应性改变，并将它们进行了理论化提升。几位作者拓展了精神分析理论和女性社会学理论，向我们呈现出对女性进食问题的全方位观察。本书的主题能让人看得心如刀割。几位作者没有回避自己对患者的进食困境做出的反移情反应，她们选择的探究方式，让我们得以抱持和容忍那些揪心的疼痛，因为在问题转移的时候，这样的疼痛需要充满整个治疗室。它让临床工作者获得了工具，将疼痛引入治疗空间中。引入成功之后，临床工作者就能为来访者提供一种消化体验，能够直击转换进食问题的核心。

精神病学的临床工作者——无论是治疗师、精神分析师、社会工作者，还是全科、青少年医学、胃肠病学、老年病学的医生——都面临一个问题：有越来越多的来访者和患者存在进食问题，这令他们既不解，又担心。临床工作者的任务就是要搞懂紊乱进食背后的社会含义和心理含义。他们需要一个文本来解释清楚进食问题和体像（body image）失真可能包含的所有意义。除此以外，他们还需要治疗方案来指引他们处理一般情况、提供有用的干预方案。《进食问题》（*Eating Problems*）一书详尽解释了当前这一领域的先进理论，简要提供了解决可能遇到的种种问题的方案，正是临床工作者需要的文本。

《进食问题》一书绝非严格意义上的教科书，但读者会在阅读之后觉得："好的，这下我大概有数了。"临床工作者可以把书中阐释的、自20世纪70年代以来发展起来的理论的各个方面与实例相结合，这样就能从丰富的选择中找到走近患者的通道。

本书极具实用价值，将美国纽约的女性心理治疗中心研究所的执业者们的创新工作收载入册，读来令人醍醐灌顶。领会了本书精华的临床工作者，都将成为女性患者的良医。

苏茜·奥巴赫（Susie Orbach）

前　言

　　我们没有选取常用的术语"进食障碍"作为本书标题，而是刻意使用了"进食问题"这个表达。"障碍"意味着个人病理学，以及从医学的角度来考虑进食问题和体像问题的病因。但是目前估计的数据显示：美国女性中有85%的人长期节食，有75%为自己的体形和身材感到羞耻，在这样的情况下，看清文化压力的病态性质是极为重要的。

　　既然厌食、进食困难、对外形不满的情况比比皆是，为什么只有厌食症、暴食症和肥胖症才是严重问题？本书的看法是，强迫性进食和由此引发的"节食"太普遍，大家都已经见怪不怪，就连我们这些以心理健康为业的人也都习以为常。日常生活中这样的情况比比皆是，已经成了活生生的意识形态，我们很难想象，世界上还有谁会不为自己的体形和胃口担忧了。意识形态的力量很强大，科学的、医学的、社会的、政治的都一样，如果它们联起手来互相支撑，力量就更大了。我们一定要把自己抽离出来，从人类学家的视角来观察，才能看见这些规则，真正看穿这些规则。我们深信，唯其如此，我们才能看清进入20世纪以来那些将我们牢牢攥住的疯癫痴狂和无尽不安，还有对掌控的需求，这些感受透过女性的身体，把自己的作用发挥得淋漓尽致。

　　当下的文献都把目光聚焦在厌食症和贪食症上，而我们的看法是：理解强迫性进食和强迫性节食的动力学，才是解决所有进食问题的根本。所有进食问题的核心都不外以下两点：强迫性进食所呈现出的内在需求状态，以及节食对这种内在需求的长期克制。不问饥饱地吃或不吃、因为吃或想吃而深深自责、满心只想着吃、叱责自己的身体，这些都是各种进食问题的常见特征。身体安全感的缺失导致了节食，节食之后又会（在精神上和行为上）无节制地放纵，之后又挨饿、催吐、节食、过度锻炼，陷入无尽循环。已经入院、处在濒死边缘的女性，一年节食好几次的"普通"女性，还有那些从不真正节食却一天喊几遍需要节食的女性，她们都处在这样的动态循环里。

所有这些女性，她们每天都经历着有关自己、食物摄入和身体的疼痛。可是除了极端案例，这样的疼痛似乎都微不足道、矫揉造作、平淡无奇。但在我们看来，进食问题绝非矫揉造作、不值一提，它们都是女性在如今的世界里用自己的身体调节自己的角色所面临的社会压力和心理挑战。

当代话语对女性身体的叙述有多种：文化媒介，社会控制的竞技场，消费文化（consumer culture）的符号，抗议与服从性别社会化和性别不公的场所，冲动、感受、需要、激情和记忆的血肉容器。文本的多样性要求临床工作者进行多样化的临床阐释，不能只做单一的说明。与有进食问题的女性（这样的男性也开始多起来了）一起解决问题，证明了这一点：身体不是用来栖居的，它已经被具体化为需要加以控制的客体。于是，人们也从自己的身体中脱离出来，远离了身体里装着的那些被否定的自体和自体体验。

对于已有的文献，我们主要想从两个方面加以补充。第一，为从业人员提供一些关于文化内化的有用的临床理论。心理学的思考（包括大部分精神分析思考在内）并没有把社会文化现象纳入其中，反而把这些现象彻底地分隔开了。治疗的医学模式和许多精神分析理论要么对文化视而不见，要么把它弱化为一个孤立的元素，并没有把它看作一股持续塑造个体并与个体互动的力量。我们发展了精神分析理论并将理论应用于文化中，同时提供了使用该理论的临床方法，把当代的对话应用到精神分析思考、女性文化批评和与性虐待有关的心理创伤理论中。我们的读者不仅有精神分析师，还包括有意将当今的精神分析思考与文化、政治和经济批评相结合的人群，以及各个学科中的女性主义思想家与女性研究人员。

第二，我们著书也是为了帮助临床工作者学会治疗有进食问题、正在接受综合治疗的人群。我们会解释，为什么很多人在结束了还算成功的心理治疗之后，他们的进食问题依然如故。随着进食问题的发生率和对其的认知的增加，相应的治疗也大幅度增加。很多治疗方案以控制症状为目的，殊不知控制也是一个问题。还有一些治疗方式致力于挖出"真正的"心理问题的"根源"，却否认和忽视了进食问题本身。其实，包含并揭示内心世界的恰恰就是症状本身。我们在书中讨论了如何把症状作为内心体验、人际体验、文化体验的结合体来理解，并采用了综合方法来看待节食心态、饥饿感、饱足感、食物和身体等的心理、生理、行为和认知方面。

第一章，我们努力回答了这个问题：一些社会符号代表了实现"完美"女性身体的理想，它们是如何进入情感生活的？虽然所有关于进食问题的智慧思想都曾提及文化的冲击，但只有女性主义思想家展开了深入的分析。我们沿袭奥巴赫（Orbach）、彻宁（Chernin）、伍利（Wooley）和斯坦纳-阿黛尔（Steiner-Adair）的思想，拓展了客体关系理论，对文化符号的内化展开了探索。本章融合文化批评、历史与精神分析，既阐释了社会历史，又提出了关于我们与文化符号之间关系的心理动力学理论。我们认为，大众文化发挥了关系矩阵的作用，是一种个体会有意识或无意识地依附的"母性"矩阵。费尔贝恩（Fairbairn）提出了"主体就是对客体的找寻"，这一观点并不仅仅适用于在其早期家庭中的个体。在大众消费文化中，个体会寻找与主流文化符号之间的客体关系，包括忍者神龟、芭比娃娃、卡尔文·克莱恩（Calvin Klein，CK）的服装。本书仅限于讨论特定案例：女性与广告中宣扬的女性身体和胃口的视觉符号是如何联系在一起的。这些符号全都如出一辙——紧实、纤瘦、年轻、克制的女性躯体，都是过渡性体验（transitional experiencing）的客体。不过，不同于温尼科特（Winnicott）的良性的过渡现象——孩童的泰迪熊和小毯子，或者成年人的音乐与绘画——这些女性身体的符号与形象意在控制依附于它们的象征意义的人。在过渡性体验中，个体真真假假地游走在联结、分化、自我安抚之间，当内化的、不如意的客体被应用到大众消费社会里的女性形象之上时，我们认为，过渡性体验的创造性跟对这个客体的依赖之间的界限时有模糊。第一章的核心就是对温尼科特理论的批判性重读和拓展。接着，第二章从将节食行为作为产业、个人体验和社会实践的不同角度，对这一理论进行了发展与探究。

我们在第三章提出：学会自我喂养和学会在自己的身体内平静地生活，这些都是发展性的成就。这个发展过程并没有多少理论性可言，但自有其轻重缓急的节奏，对于理解进食问题的复杂性至关重要。针对奥巴赫（Orbach，1978，1986）在早期喂养情况和母亲的养育者角色这两个领域的研究，我们进行了拓展，大胆追溯了学会自我喂养的发展路径。我们在文化与身体和自我体验发展的互动过程中，认识了文化直接影响个体或通过家庭影响个体的方式。第四章讲述了患有厌食症、贪食症的人和有强迫性进食问题的人对食物和身体的各种象征性使用情况。对于那些因为受到个人和社会的压抑与解离而无法用言语来表达的心理状态，我们把进食问题看作是对这些心理状态的心身表达和隐喻构成来展开讨论。

本书的中间章节详细阐述了我们担任治疗师、在整个治疗过程中努力解决进食问题时的概念化与实践。第五、六、七章探索了我们的方法的核心：我们对待症状的方式，以及我们在女性主义、精神分析和关系学派的心理治疗大背景下使用综合方法时选取的特定工具。我们展示了如何运用反节食、反剥夺的方法，并把这个模型称作协调性进食与身体接纳。我们呈现了对饥饿、饱食、食物和身体的心理动力学认识，这样的认识反映并揭示了一个人的基本动力学(dynamics)。

我们在第八、九两章中讲述了移情和反移情的困境与问题。这里的重点是：在对有进食问题的人展开治疗时，要想囊括消费文化对治疗师和来访者的内在客体世界，以及对治疗师与来访者之间的关系所产生的象征性影响，应当如何去拓展关于"内嵌（embeddedness）"的精神分析思想和治疗的互动领域。

本书最后三章的内容把理论与实践拓展到了因为遭受过性虐待而饱受进食问题折磨的女性。许多从业人员都发现，在前来回忆童年遭受性虐待经历的男性、女性中，既有进食问题，又曾遭受过性虐待的来访者人数众多。性虐待与进食问题的交汇愈发地引人关注，而探究女性主义精神分析、反节食、协调性进食相结合的方法对这个群体而言的可能意义，已经是刻不容缓的任务了。因此，我们增加了三章内容，延展了本书的覆盖范围，展示了我们的基本原则对创伤幸存者有多重要。

在此过程中，我们得以拓展治疗原则的理论基础。我们提出，遭遇过性虐待的女性幸存者在消费文化的象征性场景中再次成为受害者。这种象征性的侵害与性虐待有着同源的动力学。我们更进一步提出，协调性进食法是创伤幸存者的治愈工具，而针对进食问题的女性主义治疗原则与治疗创伤后应激障碍——甚至包括最极端的情况，多重人格障碍（multiple personality disorder，MPD）——的许多标准治疗原则都是相辅相成的。

给读者的几点特别建议

本书虽然由不同作者分章撰写，但并没因此而割裂开来，各章内容需要连贯阅读。每一章都无法脱离之前的章节而存在，其中的素材也都从前面的章节中得来。

全书使用的人称代词几乎都是"她"，因为书中提到的理论和实践均为女性治疗师在倾听女性的讲述之后发展所得。我们在认清生活的性别基础方面取得的进展，跟大多数女性主义的思想是一样的，既与女性的体验相关联，也同男性的体验相关。其实，我们发现这个方法也令男性受益匪浅。男性治疗师同样能够成功运用这个方法，尤其是在应对区分性别的社会现实对他们自身和他们的来访者以及治疗双方产生的影响时。无论治疗师是不是进食问题方面的专科治疗师，也不管患者是为接受进食问题的治疗而来，还是在治疗过程中发现了存在进食问题，我们的方法都管用。我们还希望本书能够帮助治疗师更好地理解各种强迫性行为，包括强迫性服药、强迫性性行为和强迫性购物。

我们提供了大量实例来进行技巧传授。在简短的例证中，我们只打算给出一个具有识别性的特征，即年龄。我们想要提供给读者至少一点特征，让读者可以把举例提到的人置于生命周期之中。对于人种、性取向、社会阶层等信息，我们全都省略了，这也是一大憾事。人们会在谈话过程中传递出他们的过往、幻想、梦想、价值观、社会环境等内容，但我们活现这些小片段是为了把重点放在食物和体像的动力学上，强调它们对于不同个体和每个个体的丰富意义。当然，保护患者的隐私也是目的之一。

我们交替使用患者（patient）和来访者（client）这两个术语，因为这两个词都不是太合适。乔安娜·瑞安（Joanna Ryan）和诺琳·奥康娜（Noreen O'Connor）在《狂野的欲望与错位的身份》（*Wild Desires and Mistaken Identities*）一书中，把我们在使用这两个术语时的左右为难描述得活灵活现。患者一词意味着一种医疗模型，这种病理性模型中有一名"健康的"从业人员"治愈了"一个"患病的"人。来访者这个词矫正了患者一词的失衡状态，但它代表了两大缺憾：体现不出真实存在于治疗双方之间那种紧张又亲密的关系；反映不了一方带给双方关系中的另一方的苦痛。

本书的重点是要把这一理论和方法置于精神分析心理治疗的大背景中。受限于篇幅，我们无法对团体治疗的情况展开全面讨论。但我们的方法的确应用到了团体治疗中。团体模式有助于减轻来访者的羞耻感和孤立感，让他们在一个相互支撑抱持的新环境里学着解决进食问题和体像失真问题。我们的团体治疗一直以主题为中心，长期使用的方法以症状为关注点，目的就是要认清隐藏在进食问题之中的动力学问题，教会来访者用新的方式进食、与身体共处，不以外部标准为准绳，只对来自自身的信号做出回应（Bloom，1976；Gitter，1986；Orbach，1982）。

我们何其有幸，能够与女性心理治疗中心研究所的几位同事：路易丝·艾肯鲍姆（Luise Eichenbaum）、安妮·莱纳（Anne Leiner）、苏茜和劳丽·菲利普斯（Laurie Phillips）共事，我们因女性主义和精神分析而聚在了一起，我们讨论着种种社会可能性，共同度过了一段鼓舞人心的时光，时至今日，那段岁月依旧在激励我们。我们的无间合作始于共同的目标：深入理解基于性别的心理学和社会生活，导引我们深受进食问题折磨的来访者过好每一天的生活。在涉及性别、女权的政治和斗争中，以及在女性精神分析理论与实践领域日益扩大的精神分析和心理治疗群体之间，我们一直努力保持着平衡。我们的作品包含了我们多年的学习心得、实践经验和社区活动，我们真诚地希望它能对心理治疗群体、女性主义者、女性运动的支持者都有所裨益。

致　谢

　　以下诸位读过我们的初稿、修改稿，给予了我们思想和情感上的支持，帮助我们撑过了整个写作过程。我们的这些同事、顾问、亲密伙伴各显神通，把他们的时间、关心、灵感和鼓舞都给了我们，对此，我们不胜感激。他们分别是：卡罗尔·巴尔科（Carol Barko）、多里·本德（Dori Bender）、苏珊·博尔多（Susan Bordo）、马蒂·伯特（Marti Burt）、迪尔德丽·科尔－麦克马纳斯（Dierdre Cole-McMannes）、马西娅·克雷顿（Marcia Craden）、卡罗尔·戴维斯（Carol Davis）、杰姬·迪萨尔沃（Jackie DiSalvo）、马克·爱泼斯坦（Mark Epstein）、邦尼·吉特林（Bonnie Gitlin）、米丽娅姆·哈比卜（Miriam Habib）、马尔格·海纳（Marg Hainer）、卡伦·霍彭瓦瑟（Karen Hoppenwasser）、玛丽亚·卡托纳克（Maria Katonak）、苏珊·卡瓦列－阿德勒（Susan Kavaler-Adler）、杰伊·克瓦沃（Jay Kwawer）、安妮·莱纳、马尔温·莱纳（Marvin Leiner）、黛比·利纳（Debbie Liner）、雪莉·尼斯－托德（Sheree Neese-Todd）、马西娅·波拉克（Marcia Pollak）、朱迪丝·里文（Judith Riven）、温迪·赛义夫（Wendy Saiff）、埃伦·萨雷斯基（Ellen Saraisky）、塔尼娅·施罗斯伯格（Tanya Scholssberg）（关于住院患者护理的研究）、朱丽叶·乌切利（Juliet Ucelli）、蒂娜·魏斯豪斯（Tina Weishaus）、安·韦克斯勒（Ann Wexler）、薇姬·乌尔曼（Vicki Wurman）。

　　我们要特别感谢编辑乔·安·米勒（Jo Ann Miller），是她提出了这个著书项目并鼓励我们完成了写作。乔·安·米勒、斯蒂芬·弗朗克尔（Stephen

Francoeur），感谢二位的专业支持。

我们要感谢聪慧、耐心、可靠又幽默的录入员琳达·菲利普斯（Linda Phillips）。

我们要感谢戴维·斯通（David Stone），自始至终都鼓励、支持、关心这个项目的所有想法，还要感谢他对整本书细致入微的编辑。

我们要感谢我们各自的母亲：埃丝特尔·布卢姆（Estelle Bloom）、科琳娜·吉特（Corinne Gitter）、莫莉·拉默·古特威尔（Mollie Ramer Gutwill）、伊莎贝尔·科格尔（Isabel Kogel）、奥古丝塔·扎菲罗普洛斯·巴尼特（Augusta Zaphiropoulos Barnet），她们的爱是我们女性砥砺前行的原动力。

我们要感谢苏茜·奥巴赫，她在进食问题和女性心理学领域所做的工作见解独到、革故鼎新，为我们的写作提供了基础与灵感。

我们还要特别感谢女性心理治疗中心研究所的几位同事——路易丝·艾肯鲍姆、安妮·莱纳、劳丽·菲利普斯、马格丽·罗森塔尔（Margery Rosenthal）——对项目的信任与支持，很多时候她们的付出超出了她们的责任。我们群策群力、在思想政治领域做出了贡献，没有辜负女性主义、没有辜负我们自己，凡此种种，我们都心怀感激。

来自卡罗尔·布卢姆

我要感谢彼得·斯卡廖内（Peter Scaglione）和尼克·布卢姆-斯卡廖内（Nick Bloom-Scaglione），每次我玩儿消失，他俩就得为了这个家付出。从始至终，我们都坚信，我会带着崭新的自我回来，我们会一起继续前行。生命里有他们，我无比感恩。

萨拉·贝瓦尔德（Sara Baerwald）、路易丝·艾肯鲍姆、苏茜·奥巴赫、凯瑟琳·塞克斯顿（Kathleen Sexton），谢谢你们，你们的爱意和无比深沉的友谊全都扎根在我心里，让我有勇气直抒胸臆。

罗伯特·布卢姆（Robert Bloom）、芭芭拉·布卢姆（Barbara Bloom）、泰西·布卢姆（Tessie Bloom）、马西娅·克雷顿、卡里·克雷顿（Cari Craden）、

阿比·克雷顿（Abby Craden）、弗雷德·克雷顿（Fred Craden）、塞西尔·斯塔温（Cecil Stavin），谢谢你们愿意从个人角度和政治立场接受书中的观点带给你们的触动，这些观点长久以来一直都是我的一部分。

来自安德烈娅·吉特

我要感谢科琳娜·吉特和哈维·吉特（Harvey Gitter）一直以来对我的信任——还有太多太多的感动。我是何其幸运。

杰弗里·吉特（Jeffrey Gitter）和阿什莉·吉特（Ashley Gitter），谢谢你们给我的港湾，让我拥有了许多弥足珍贵的时刻。

黛比·科恩（Debbie Cohn），我总是推迟对你的造访，谢谢你从来不怪我，从你身上我学会了如何与人合作，你的友谊是我一辈子的财富。

我要感谢安妮·莱纳对我的支持和情谊，还有她营造出的舒心又有爱的氛围，让我们可以自由分享对理论、实践和人生的看法。我们共度的周五上午让我能够坚强走下去。

斯蒂芬·福克斯（Stephan Fox），我的一生挚爱，谢谢他对我的无尽包容和鼓励，他的慷慨与幽默、他的爱，是我永远的支柱。

来自苏珊·古特威尔

我要感谢南希·卡罗·霍兰德（Nancy Caro Hollander），虽然我俩相隔将近5000千米，却能每天共事，与她的合作既激动人心，又启迪心智，她给了我无比强大的情感支持。当然还有编辑过程中事无巨细的帮助。

我还要感谢戴维·斯通为我、我的工作和这个项目所做的奉献。不管我与本书有着多么复杂的关系，他对本书的支持始终鲜活、温暖和充满智慧。戴维的身份不仅仅是编辑，他还是一位激励我、引领我和欣赏我的人，从本书的构思初露雏形到一步步落笔成文，每个时刻都有他的身影。戴维的爱意与真心、才华与文笔——都在支撑着我的工作，令我镂骨铭肌。孕育这个项目的过程中，我们也哺育了一个新生命，完书交付出版商后，我们又远赴海外领养了一个女儿。感谢生命馈赠的美意。

来自劳拉·科格尔

我要感谢汤姆·斯马克（Tom Smucker）对我不变的爱，他深邃独立的思想滋养了我，他的幽默、热情和成熟陪伴我们度过了四分之一个世纪的甘苦岁月。为了这个项目，他牺牲良多，他不仅要每周工作40小时，还要在编辑方面给我帮助，保证餐桌上的葡萄干麦片不断货、孩子们不闯祸以及壁炉里一直有火。

在这四分之一个世纪里，无论大事小情，我都有劳丽·菲利普斯的支持。她情感丰富、才华横溢，她的陪伴坚定、充实又有爱，让我能够站得更高、看得更远。无论健康或疾病，她的才思、智慧、远见、操守都给予我们所有人鼓舞。卡罗尔、莱拉还有我，都要感谢你的及时帮助，为我们提供了精彩的最终版本。

萨拉·科格尔·斯马克（Sarah Kogel Smucker）和亚伦·科格尔·斯马克（Aaron Kogel Smucker），我要谢谢他们始终坚持做真实的自己——他们活泼、体贴、风趣、聪明又实在，我对他们只有满心的赞赏和喜爱，是他们让家成为一个美好的所在。谢谢你们一直在等我，忍受我埋头写作那么久。

在我们读研究生的时候，邦尼·吉特林跟我就是同学兼好友，我不仅要和大家一起感谢她在书本编辑上给我们的帮助，还要单独向她表达我的感激和爱。

来自莱拉·扎菲罗普洛斯

米尔蒂亚季斯·L.扎菲罗普洛斯（Miltiades L. Zaphiropoulos）、多丽丝·扎菲罗普洛斯（Doris Zaphiropoulos）、利·扎菲罗普洛斯（Leigh Zaphiropoulos）、布琳·麦考马克（Bryn McCornack）、雷恩·扎菲罗普洛斯（Renn Zaphiropoulos）、玛丽·扎菲罗普洛斯（Marie Zaphiropoulos），我欣赏你们的机智、风趣，钦佩你们的阅历，你们就是我最温暖的港湾，谢谢你们。

阿琳·德米尔希安（Arlene Demirjian）、露西·吉尔伯特（Lucy Gilbert）、琼·戈尔登（Jean Golden）、弗吉尼娅·莱曼（Virginia Lehman）、阿德琳·莱文（Adeline Levine）、龙尼·利滕贝格（Ronnie Littenberg）、哈里·卢特林（Harry Lutrin）、卡萝尔·摩根（Carole Morgan）和维维安·乌贝尔（Vivian Ubell），我的各位好朋友，我对你们的谢意永远不会褪色。

我最真挚、最强烈的谢意，要送给让·范阿森（Jan Van Assen），在我们开展项目的这些年里，他的真知灼见一直启迪着我，他毫无保留地给予我的时间、精力、空间和爱，这都是我灵感的源泉。

来自安德烈娅、卡罗尔、劳拉和莱拉

我们要一起向我们的同事兼合著者苏珊·古特威尔（Susan Gutwill）表示感谢，没有她的全心投入、全情奉献、全力推进，我们的项目不知何时才能完成。

是我们的共同努力，成就了这一段充实又具有挑战性、偶尔跌跌撞撞、时常妙趣横生的体验。我们在热火朝天的讨论中推心置腹，我们既有独立思考，又能群策群力。这是上天赠予我们最美好的礼物。

目　　录

第 一 章

女性进食问题：社会背景与文化国际化

苏珊·古特威尔

女性明明有能力获得更多——女超人梦寐以求的家庭、子女和事业——但她们有资格拥有的却更少了，这是为什么？摆在女性面前的机会越大，她们的体重秤上显示的数字就得越小，这又是为什么？男性主宰的世界要给予她们更丰富的人生选择，条件是她们的腰得更细。女性要想职业上（医生、律师和计算机专家）束缚少，臀、腿、胳膊就得有紧致的肌肉线条。要想过上"无拘无束的好日子"，女性真的要豁出性命地瘦身塑形，为什么她们非得这样才能获得对自己人生的掌控力？生物学知识虽然能给出一些体形方面的解释，但对于像当代流感一样广泛传播的进食问题*，却没有涉及它的病理学原理。

在《纽约时报》（*New York Times*，1991）一篇文章中，几位社会科学家认为有一个答案可以回答上面的所有问题："进食问题是由母亲传下来的。"一些知名的家庭治疗师则认为，错在心身失调的家庭系统：不能表达冲突的家庭，无法正常沟通的家庭，以及没有边界的家庭（如Fishman，1990；Minuchin，1974）。母亲、家庭和"有毒的双亲"，这些当然都有责任，但他们

---

* 医学文献指出，进食问题虽然像社会性流感，但仍然有其化学方面的成因，相关文献也给出了心理药理学的解决方案。有时候药物确实能够在治疗过程中起到作用，但如果认为生物模型是解释进食问题的主导模型，那么这样的看法是荒谬可笑的。

也是真正元凶的受害者和中间人。

　　真正的元凶是一个远比家庭范围大得多的社会现象，但跟家庭一样，它已经探入了自己的最深处。在我们的社会里，对"变瘦"的追求和推崇远不止一个共有的目标那么简单了，它的地位犹如神祇，已经成为全社会共同构建、趋之若鹜的第一要务。父母子女都将"变瘦"这个任务奉若神明，认为它就是所有问题的解药。本章将要探究"变瘦"这个蕴含在当代话语体系中的无比复杂的情况。

　　针对女性身体障碍和进食问题这种当代"流感"，本章的前半部分重点谈论三大要素：(1) 女性；(2) 她们的周围环境——消费文化；(3) 理想状态——极度变瘦。

女性的社会分工

　　女性的社会地位对她们提出的要求是：要把养育他人作为首要任务，满足他人对食物和情感依恋的需求，让生活能够得以维持。从婴儿降临人世，食物与母亲在他们眼中就是浑然一体的：女性本身就是他们第一口食物的同义词。之后，孩童的个人需求渐渐变得复杂，女性要提供情感养育；她们供给的是维持情感存续的象征性食物了。神话故事和艺术作品所呈现出的女性外形，都代表着关爱、养育和基本渴求，这一点全世界都一样。所有人都拥有一个基本认知——如果没有母亲，一个人很难活下去。母亲的出现能够抚慰心田；母亲一旦消失不见，世界也将随之湮灭。母亲脸颊上的发丝、肌肤间的触温，都会留在身体的记忆里。

　　女性身为养育者，会关注他人的需求、关心照顾他人，这就是她们发展关系、维持生活的技能和对此的承诺。在我们和很多女性主义理论家看来，这些成熟的养育技能如果能够跟一个广受尊重和认可的、不可或缺的社会劳动形象结合在一起，将对整个世界大有裨益 (Gilligan, 1983；Miller, 1976；Ruddick, 1989；Stone Center, 1991)。可惜的是，关爱照顾他人的女性，非但没能拥有受重视、受尊重和受认可的地位，她们的付出还得不到任何报酬。她们所做的这样一份真实又重要的养育工作，在他人的眼中根本连工作都算不上。在男权意识中，女性担任妻子一职——特别是担任母亲一职——是自然而然的事情，纯属天性使然，可以用生物社会学来解释。于是，"女性"成了抽象的概念、理想化的名词，而女性所做的实实在在的事情、付出的辛劳全都被玷污。这样的男女分工是如何形成的？它对女性造成了什么影响？要回答这些问题都需要我们从源头上看清公共生活是怎样与私人生活割裂开来的。

对养育劳动由来已久的诋毁

自工业革命开始，西方的社会生活就截然分成了两个部分：一边是公共社区，另一边是以核心家庭为中心的私人生活（Kovel，1981；Michie，1987；Shorter，1977；Zaretsky，1986）。社会和意识形态的这一划分对男性女性的生活产生了深远的影响。

一方面，公共世界是主导领域，是男性的世界，是有偿工作的世界。在这个世界里，空虚和依赖的感觉是得不到表达的；人类对养育的需求也是受到抑制的。但对竞争的追逐、对掌控感的渴求、对权力的欲望，这些感受都是可以接受的。这些感受都符合利润制造的需求，而利润就是工业资本主义和发达消费文化这个公共领域的底线。公共领域中的行为必须要系统、规范、文明和正式。有偿的工作（所谓的"真"工作）、成文的法规和国家社会，这些都由抽象理性的规范来定义，而自然人需要的依赖和相互依存虽然在私人领域里至关重要，却被视为具有女性特质的、跟养育相关的，是跟公共领域严格对立的（DiSalvo，1983；Lichtman，1982；Luepnitz，1988；Poster，1978）。

而另一方面的私人生活，其重心在核心家庭的体制和符号上。生活的私人领域是女性、孩童和家庭这些概念的基石，这个世界里全是情感需求、成长、私人悲喜以及深藏的希冀和失望。这是一个有苦有乐的情感世界，主观感受才是第一位的。女性是这个世界里的工作者，她们的工作始于人类一个卑微的真相：每个人在生命的最初都是依附于人（通常是依附于女性）的。女性的工作是一份情感的劳作，一份与关系相关的工作。

有了这样的劳动分工，女性普遍发展出了养育的劳动能力。但社会对照护工作的压榨利用限制了这份能力的发展并给它打上了记号：一边把它理想化，一边认为它是理所当然的。照顾个人和抚育情感的工作成了公共领域里"真正工作"的附庸，大部分这类工作（例如育儿）都是女性无偿在做，还不能出现在公共生活中，剩下的工作（包括家政、看护和教育）也只能得到低廉的酬劳，还要忍受莫名的玷污。养育工作遭人耻笑似乎也很正常，毕竟它只是女性才做的活儿，没什么技术含量。

公、私领域之间和男性、女性之间长久以来的劳动分工引发了很多恶果，最终成了导致进食问题这种当代流感的重要原因。生活的私人领域在工业革命时期慢慢成形，推动了家庭的发展，有了家庭体制，一种新的文化也得以发展，为个人追求满足和身份带来了希望。

对于活在中世纪、尚未经历这种割裂的人而言，这些观念都是要被诅咒的（DiSalvo，1983；Zaretsky，1986）。个性化、主观性，这些思想的确都是全新的历史存在与角色。私人生活促进了实现主观性的可能，也鼓舞了私人、个体获得满足与幸福的愿望。但是，即便私人领域为个人的生活、需求和愿望得到认可打开了新的边界，这个边界依然受制于公共生活和私人生活之间的关系，当然也一直受制于社会阶层、种族统治、民族压迫等现实。换言之，这一切到头来不过是竹篮打水一场空。随着消费资本主义的发展，这个主题卷土重来、愈演愈烈，变成文化偏见的基石，刻意针对女性对于食物、情感关怀、力量、性和主动性等的欲望。

在等级排序上，公共生活压制着私人生活，所以公共生活中的关切、体制和权力构架都给私人生活领域里的个体体验打上了记号、产生了阻碍。举个例子，虽然公共生活号称民主公平，其实存在不公平的机遇。社会阶层、性别和种族不公等产生的后果势必严重制约大多数个体的潜力发展，让他们无法真正成为公共生活的一分子，无法拥有自尊地去实现主体性的健康成长。

这样的情况下，私人生活领域的存在虽然会让人觉得幸福唾手可及，种族、阶层和性别的束缚却令大多数人感到灰心丧气。更为普遍的情况，就像卓别林（Chaplin）在电影《摩登时代》（*Modern Times*）里生动演绎的那样，人们都被当成设备、机器来使用，这是资本主义生产关系的基本现象，但对每个人的自我感知都造成了伤害。希望与现实之间避无可避的冲突，在当代还有一例：大面积的（通常是中年的）工人下岗，这些工人都已经工作多年，重新就业的可能性几乎不存在。这些事例都在提醒我们，人们在公共社会里的经历给他们带来了个人的、私密的、深刻的伤害。尽管社会体制可以分裂为公共的和私人的，人性的和工具性的，人类并不能轻易地自行分裂。无论身在何处，在自己的核心家庭里，或者置身于广阔的人类社会中，人们始终都有对情感、安全和群体的需求。当人们需要安全有爱的社会来识别彼此的人性时，受控于私有财产和私有利润机制的公共生活是无法充分满足这一需求的。

公共生活基本上是依照工具性原则组织起来的，对于不能适应它的理性化框架的人类需求，它一律予以否定，将这些需求全都贬谪到了私人领域。但没有公共领域支撑的私人生活同样无法成功。如果没有儿童托育、日间护理、卫生保健或充足的财务支持——这些都进一步受到阶层和种族的影响——家庭在满足家庭成员的个人需求方面就会深受影响。除此之外，私人生活也绝不像宣传的那么温暖、有保障。对女性和儿童来说，私人生活可能成为大部分身体伤害、性虐待和精神虐待发生的场所，成为对他们施暴的地方。私人生活躲藏在公共生活的阴影之下，远离了公众的监督和审视，男性和家长变得有恃无恐。

私人生活之所以会包藏如此之多的虐待，原因之一在于公共生活不用承担多少关爱的道德责任，沮丧挫败的情感全都留给了私人生活，到头来，修复情感伤害的责任就落到了女性的肩上。整个世界分裂为公共的和私人的两大块，在这样的意识形态之中，一种迷思令男性女性都深信不疑：私人生活、家庭，特别是女性，能够满足所有的私人需求，还不需要社会给予回报；这个世界上没有什么是家里的母亲和妻子给不了的。于是，那些不为公共生活所接受的需求，例如想要获得认可、需要社会联系，这些极度私人化、情感化的需求统统导入了家庭、导向了女性（Chodorow & Contratto，1989；Kovel，1981，1984；Luepnitz，1988）。所有得不到满足、不被人认可的个体需求从公共生活的巢穴里蜂拥而出，涌向家庭生活，尤其以女性为停靠目标，于是女性担起了满足内在渴望、消除个人内心恐惧的责任，同时要发展社交关系。要满足这诸多期望犹如天方夜谭，着实让人窒息！由私人情感生活激发，为满足私人情感生活而存在的这种种需求，都无法由那些与完整包容的公共生活远离的家庭或者能力有所不逮的女性去满足。于是，女性既要象征关爱和依赖，还要代表所有没来由的渴求和失望。

就这样，公共生活与私人生活的割裂形成了一整个水库去蓄积那些得不到满足的欲求，这个水库越蓄越满，时不时就有殴打、强奸、性虐待这样的暴力溢出来。不仅如此，这个折磨人的水库还刺激着大众消费产业的发展，进一步激发人们的想象和参与，最后以种种重要的形式唤起人们的征服欲。

物化女性的女性问题

公共生活与私人生活之间的割裂让女性的隐蔽劳动有了许多方面的困难和要求，其中之一是内化的训练，她们要把自己打扮成有吸引力的物体，既为了吸引男性和爱情，也为了争取更多的工作和社交的机会。这不是说女性没有主体性，仅仅是为男性而存在的物体。恰恰相反，女性有着明显的、不外露的主体性，其中一部分包含的愿望是：既要吸引男性，也要缓和并取悦自己内心的批判声音，这个声音传递出的是社会对性格和美貌的要求标准（Bordo，1993）。虽然男性主宰的意识形态认为，女性"自然而然"就会变成妻子和母亲，但其实女性要很认真地训练自己才能演好她们的性别角色。女性工作得到的报酬只有男性酬劳的65%，而这并不是一个空洞的数据。贫穷的女性化证明了：比起那些依附于男性的女性，独立靠自己的女性，至少在社会处境和财务方面没那么好（Fraad，1990）。时至今日，女性依然是几个世纪以前的样子，只能靠把自己打造成有卖相的物品，来提高主观、客观的安全感（Bartky，1990；Berger，1972；Bordo，1993；Fraad，1990）。

为了实现这个目的，女性必须满足社会地位向她们提出的一个核心要求：培养出自我批判、自我观察的感知。她们通过他人的眼光认识自己，成为旁人视角里的被动客体，任由身体、外表和气质来定义自己，无休止地约束自己的言行、限制自己的食欲，最终演好自己的女性角色。还有一门艺术，教导女性如何以自虐的形式打造出年年更新的、赏心悦目的外表（也叫"相貌"），如何长年累月、耗时耗钱、揪心扒肝地"提升"自己的形象（Wolf，1991），向男性展现自己的身体、增加自己的吸引力，达到女性内化的严苛标准。这些对女性而言，不过是最基本的要求。这种功能性的厌女心态早已被女性自行内化，她们为了自保，只能对自己加倍苛责。弗朗茨·法农（Frantz Fanon）会把女性意识称为受压迫者心理，女性抱着这样的心态，自然而然地加入"殖民"自己的人们（Fanon，1968）。法国社会批评家米歇尔·福柯（Michel Foucault）和他的女性主义解读者认为这是一个"正常化"的过程，"控制的话语"和形式铭刻在时间与空间里，留存在身体中，最终实现了内化（Bartky，1998，1990；Bordo，1993）。女性社会地位的理论是女性主义者建立的，同样，关于女性在这个性别化的社会分工中的地位如何塑造女性与男性心理学的理论，也是女性精神分析理论家构建的。

女性心理学

如今的男性在抚养子女方面的确参与得比过去的男性要多了，但养儿育女的工作仍然是女性的专属主场。她们尽职尽责地照料家人，继续以符号的形象代表人类古早的生活——大部分时候她们都过着提心吊胆的日子，没有主动权、容易受伤害和无法独立自主。女孩就在这样的世界里长大，最终成为女人（Dinnerstein，1963；Eichenbaum & Orbach，1983a；Westkott，1986）。

母亲与女儿之间是相互认同的（Chodorow，1978）。"肖似"母亲的女儿，能在生命的长路上更好地与母亲、与早年的经历，甚至与关系的延续性本身保持情感上的联结。而男孩为了长成男人，就必须与早年的抚育者——

他们的母亲——切断联系，以此割裂早年受照顾、不独立的经历（Chodorow，1978）。当男性以这样的方式与自己最初、最私密的关系进行切割时，他们会变得更加依赖女性，不由自主地想让女性了解和满足他们的大部分情感依赖与需求。

男孩与女孩通过认同、投射和内摄，用各不相同的方式认识世界和生存（Belenky，Clinchy，Goldberger，& Tarule，1986；Gilligan，1983）。对女孩来说，要紧的不仅是与旁人的联结，还包括一种特殊的、将旁人的需求和感受置于自身需求之上的高度敏感性（Stone Center，1991；Westkott，1986）。所以路易丝·艾肯鲍姆和苏茜·奥巴赫认为，虽然女性需要得到照顾、有意掌握主动，却都学会了压抑自身的这些需求，努力成为"他人需求的助产士"（Eichenbaum & Orbach，1983a）。这个性别角色反复对身体进行训练，最终成为身体记忆。

苏茜·奥巴赫在《绝食》（*Hunger Strike*）一书中写道，女性受到的训练就是：当内心出现渴求、想要拥有主动性时，身体就会失去安全感，会对饥饿、饱食和想要锻炼这些内在信号感到畏惧和怀疑。奥巴赫还说，母亲（也是在这种文化中被抚养长大的女儿）要想女儿（也是认同下的母亲）取得成功，就必须把她养育成"得体的"。于是乎，母亲的搂抱、喂食、态度都向她的小女孩传递出矛盾的信息：对于女性的饥饿与身体表达，有的在鼓励，有的在打击。相较于男性的欲求，这个世界对女性的任何欲求（对食物、爱、性、知识或身体掌控）都不那么欢迎（Orbach，1986）。

食物、饥饿和身体欲求，它们既是成问题的渴望、需求和脆弱最初的表现形式，也是它们的主要符号。女性在学习首先成为他人的抚育者的过程中，也学习畏惧自己的依赖需求、脆弱、力量与主动性，她们自然而然地就开始感受和表达对进食、饥饿和身体需求的畏惧。公共与私人的历史性割裂将依赖污名化，让女性以满足需求为己任，但没有赋予她们获得情感照护和优待的资格，这就导致了女性将自身的饥饿象征性地解读为怀疑与压抑。

最坏的情况是恨自己，最好的情况则是感到不安和缺乏自信，女性对这些早有准备。因为她们觉得自己的食欲、需求和渴望都是非压抑不可的，一旦这些感受爆发，她们就必然感到羞耻。可身而为人就一定会体验到食欲、需求和渴望，于是羞耻感、挫败的渴求感、郁积的愤怒感就成为基本的感受，在女性的环境和女性的日常体验中扎了根。

本杰明（Benjamin，1988）提出，女性与父亲之间的关系，能够支持或阻碍女性的渴望（即主体性感受）。本杰明认为，母亲代表依赖和规则（regulation），父亲则不同，父亲的形象代表了外面的世界，代表了拥有主体渴望的资格和对渴望的满足。这样的父亲如果允许并镜映女儿认同他为主体的想法，就助长和容许了女性的主体性。如果父亲接受并反射女儿的认同爱意，他就帮助女儿培养了女性的渴望。不过本杰明得出的结论是：很可惜，父亲囿于性别压力，基本上都会躲闪女儿的认同爱意，伤害她们的主体性。

于是，女性主义精神分析思想研究了文化对父母亲——最终落到女儿身上——的影响，阐述了一种女性心理状态，这种心理状态让女性渴望得到一种东西，它可以带走她们精神上的痛楚，让她们觉得更有力量、更加完整。本章接下来要谈的消费文化提供了撩人又傲慢的解决方案。为了弥补被窃走的主体性，女性可以选择与那些物化她们的人产生认同。这样，只要她们努力成为完美的物品，就可以体验到快乐、感受到力量。消费文化——造成当下普遍存在的进食问题的二号元凶——为她们指明了道路。

女性的环境：消费文化

大众消费行业需要大众来消费，势必就要持续扩展市场。一个行业要增长（不增长就会在竞争中消亡），只能去刺激人们对新产品产生需求。史学家斯图尔特·尤恩（Stuart Ewen）记录了行业领头羊为了保销售，如何将自己有意识地打造为他笔下的"意识指挥官"的过程（Ewen，1976）。美国的实业家在20世纪头20年里开始大规模生产消费品，他们发现，要想卖出新生产的消费品，就必须改变美国大众的情感观、政治观、切身需求、意识、家庭生活，实质上就是要改变他们的精神生活（Brumberg，1989；Ewen & Ewen，1979；Schwartz，1986）。他们知道，在大规模生产之前，美国人整体上是吃苦耐劳、勤俭节约的。这种文化不是消费文化（Ewen，1976）。与此同时，大规模产业开始发展，实业家注意到许多美国人开始变得激进。女性在争取选举权、反对战争。工人在组织罢工，很多人转向新的主义寻求指引和激励。知识分子和艺术家开始鼓吹新的、激进的艺术和政治（Tax，1982，1990）。

要让美国人把注意力集中到购买、需要甚至垂涎消费品上，就得去说服他们，"让他们买下商品"。行业领军人为了达到这个目的，把新兴的广告业搬来"教育"美国人（Ewen，1976）。接下任务的广告人将这一过程戏称为："教化大众"去消费。他们声称美国人（尤其是移民）应该，也能够学会购买"民主"，以此保护利益，削弱一切对社会秩序的过激、严重的威胁。广告业将民主定义为好运，与消费者资本主义同义，代表着购买新的消费产品的能力。行业领军人都很清楚：要让人们对不同的事物、对他们过去从未需要过的事物产生需求，就必须用新的方式让他们感到不满足。广告向人们灌输了对体味的惧怕和憎厌，提醒人们必须监控体重、防止肌肤变干和牙齿变黄。家家户户（尤其是移民家庭）都在这些潜移默化的建议下明白了，要想把自己的孩子培养成"真正的"美国人，就得购买最新的消费产品（Ewen & Ewen，1979）。这一过程的实质其实就是，要求实现基本的社会、政治、人际关系的转变，让人们开始了解自己，感知自己的需求。

广告行业聘请研究人类行为和心理学的专家，开始研究人们的心理行为，再用研究成果来创造和刺激需求，让这些需求与大企业的产品、意识形态和权威捆绑在一起。随之而来的是传统权威模式的崩塌。例如，在过去的家庭里，相互依存的社会关系和权威都是靠称谓来体现的，"母亲、父亲和孩子"。广告的作用是通过形象投射，打造出了新的家庭，而新的家庭成员变成了"妈妈、爸爸和宝宝"，他们各自与企业的产品存在关系，也就相对隐蔽地与产品所代表的企业产生了关联。

"妈妈、爸爸和宝宝"是一种广告手段，它打破了传统的关系和束缚，提供了新的养育和权威版本，让消费者获得了社会稳定、独立自主和思想开放的期许。广告从两个方面精准地把信息投向了女性。首先，女性是养育者、妻子和母亲，这些角色让她们成为信息投放的目标。广告给出的暗示是：母亲身为全家人的保护者，要靠买买买来表达对家人的爱、实现对家人的保护。母亲如果没有买对产品，就会在孩子身边传播细菌、制造焦虑，这样自然在母亲当中引发了恐慌。"母亲成了商品的购买人和发放人，全家的安危与存亡都系在了她们身上"（Ewen, 1976）。现如今，广告不那么强调家中的窗明几净了，更多宣传的是完美无瑕、怡然自得、岁月不败的美人，一个精明的家庭主妇必须对自己摄入的能量和维生素了如指掌，且深谙外形之于成功的重要性。广告认认真真地执行自己的"教化任务"，在消费文化中训练女性完成了转变——它们的成果经受住了时间的考验。

其次，广告让女性在日新月异的社会环境中无时无刻不关注自己的身体和外表，深信它们是通往幸福安稳、游刃有余的生活的唯一途径。广告宣扬的是，女性要想获得自尊与美德，不必如传统宣扬的那样多行善举，而是只要买到美貌就行了。历史学家琼·布伦伯格（Joan Blumberg）曾在书中写道："假如花钱就能买到美貌，消费行为便是自我提升而非自我放纵。假如美貌能用辛苦换来，那么正经女子好好努力就行；小心呵护自己的皮肤、发丝和衣装，坚持锻炼，还要牢记'控制饮食'。"（Blumberg, 1989）布伦伯格认为，时至今日，这仍然是颠扑不破的真理：透过女性的外表，便能一窥"她们的心灵"。

女性这一方愉快地加入广告文化、接收广告投放的信息，自有他们的原因。广告向男性权威中显而易见的蛮横粗暴发出了挑战，同时塑造出在家里有主见、在家外积极参与活动的女性形象。女性已经成功发起了争夺选举权的斗争，喊出了为自己的生育和性别做主的愿望。工作女性成立了新工会，努力争取自身的权益，她们也渐渐熟悉并接收了女性主义的一些理想。"新女性"的出现让人振奋，她不仅仅是广告创造的成果，更是历史发展的真实成就。她发自内心地想穿更短的裙子，想戴胸罩而不想穿束身衣，想穿便宜的成衣而不想成天缝衣服。她想四处走动，想开动脑筋，想融入外面的世界，去留下自己的印记。时尚行业切切实实帮上了忙，它对女性感知到的需求给予回应，这不是简单的企业操控：女性同样从中获益。*

不过，在新的消费文化中，与女性进食问题有关联的是较为隐蔽的一个方面。从20世纪20年代开始，大众渐渐知道，"阳光少女（Sunmaid）"牌葡萄干能让年轻人活力满满，"棕榄（Palmolive）"牌香皂可以让肌肤永葆青春。葡萄干、香皂、乳液和样式，这些都成了平安、安全感和性感的载体。这些产品代表着青春、美貌和掌控力。可惜，青春与美貌都是留不住的，失望也是在所难免的，完完全全的掌控不过是幻想。发现产品并不能改变这些既定的事实以后，女性常常会责怪自己，就像被父母辜负的小孩子一样。其实，藏在这些新形象里的隐秘权威已然取代了男性和保守政客的权威。它披着羊皮悄然而至，它躲在卡路里的计算里、恐惧肥胖的形象里以及干瘪缩水的身体里。它的主要任务就是"堂而皇之"又"言之凿凿"地制造恐慌，以期赚取利润、操控社会。它点燃了这一代女性心中的自我仇视情绪，催生了泛滥的进食问题和其他自我伤害行为（例如，日益盛行的各种整容手术）。

美国人的历史始于无尽扩张，一边开疆拓地，一边消灭旧秩序，所以"美丽神话"对他们有着超强的控制力。他们一直都在对自己进行再造和动员，首先是西部大扩张，然后是努力向上的阶级流动。现在，身体成了新的疆域和市场，尤以女性的身体居多。为了让身体结实、纤细又紧致，腹壁除皱、面部提拉、肠管吻合、胸部植入和鼻梁填充，什么都能做；当然节食也是必不可少的。

从前，女性的身体被束胸勒过、被强奸过、被以千百种方式践踏过；如今，成倍增加的入侵方式藏在企业慷慨的笑脸背后，纷至沓来。被改变的不单单是女性的身体尺寸。大规模产业的目标是梦幻生活中的每一寸纤维。大

---

* 只要是能为生活带来便利的产品，无论男女都喜欢。这样的产品给了他们东挑西选、自我表达的机会，为他们的生活增添了愉悦、减少了阴霾，受到了他们一致的欢迎。塔克斯（Tax，1982，1990）的文学作品生动描绘了这些现象。

众文化瞄准了人们最原始的需求和更加成熟的对自由的向往，并在广告提供的心理学武装之下，围绕能为女性带来苗条与美貌的产品的销售，全力以赴地去实现梦幻生活的制度化与合理化。大众产业吃准了女性的真切需求和渴望，再借助广告和行业的暗示力量，变成了女性的好搭档。

共同的理想与主宰：变瘦

　　女性的身体与广告之间的搭档关系，把"变瘦、变紧实"打造成了在整体女性中和在文化中的不变理想。在导致两性（尤其是女性）恐惧肥胖和对变瘦持有执念的三大因素之中，这是最后一点。"极度苗条"这个理想之所以令人如此神往，首先是因为它代表了众多强大的个人符号和文化符号。在不同时候，面向不同的人，对每个人的不同部位，以及在整个文化里，它都有着不同的意义。崇尚变瘦的原因多种多样。

　　20世纪的20、60、70年代，男权束缚被打破，女性看到了摆脱日复一日的生育角色后的自由希望。很多女性都努力想要逃离家庭的孤岛；对于拥有些微独立性的商务女性、职场女性而言，皮肤光滑、身材轻盈、性格活跃就显得得体又有魅力。在这些思想激进的时期，变瘦也与工薪阶层和中产阶级打破阶层束缚的能力产生了联系。纤瘦的身体就是向上流动和阶层跃迁的工具与场所。大众文化认可的是：购买产品和保持苗条就是上进（尤其是甩掉移民的旧世界）的重要通道，消费主义仿佛一场平等向上的运动，"一场表面上的民主运动"（Brumberg，1989；Ewen，1988；Orbach，1986）。

　　可惜的是，工业发展挫损了民主的远大志向，"变瘦"符号的激进面与它们的初衷背道而驰。在广告的大肆挖掘之下，"变瘦"被妖魔化，染上了"贼喊捉贼"的颜色，成了永远无法企及的标准，肉眼可见地吞噬女性冲向解放的努力。广告中宣扬的"变瘦"的形象与美貌和"健康"紧紧相连，一个"好女人"就要"拼尽全力"长得好、过得好和做得好，而"变瘦"是这一切的核心思想。虽然这些广告表面上在宣传，只要"变瘦"就能"心想事成"——工作顺遂、家庭幸福和自由自在，但是其中最有力的秘密信息却在提醒女性，不要忘了自己的从属地位，不要忘了社会在透过她们的身体对她们进行评判审视。她们不能占太大的位置，要符合标准美貌规定的模子，还要节制欲望、管好自己饥肠辘辘的身体。发胖的女人就是"失控"的人，没人会喜欢。就这样，"变瘦"的理想吞噬、贬毁它自己的各个符号，尽职尽责地否定女性主义的抵抗。

不过"变瘦"也慢慢演化成了一个方案，可以解决更为普遍的社会难题，即以消费者为本的文化催生出的对自我表达和自我控制这一对矛盾的无限需求。公共生活与私人生活之间的截然割裂（前文探讨过）为这个社会幻想打下了基础；消费文化的持续发展又将它进一步放大。

人们既是消费者，又是生产者；消费文化在这两个角色的不同需求之间存在巨大的矛盾（Bordo，1993；Brumberg，1989；Ehrenreich，1989；Kovel，1981；Schwartz，1986）。

> 一方面，我们身为"生产者"，必须有能力提升、发挥和克制即时满足的愿望：职业道德是必不可少的。另一方面，我们身为"消费者"，发挥无尽的能力在为系统服务，向欲望屈服、对冲动纵容；时时刻刻都在渴求即时满足。对欲望的管束成了大问题，我们已经被各种诱惑重重包围，又因为过度放纵而身受社会的谴责……食物和节食就是这些矛盾的集中角斗场……我们一看见心仪的产品就容易失控，于是只能对它们严防死守来控制自己的欲望。苗条的身段隐含的信息就是最让人心动的理想：即便身处矛盾重重的消费文化之中，出色的自我管理依然能够让一切井然有序（Bordo，1990b，pp.96-97，引用了 Crawford 的话）。

于是，没完没了、永无止境的"变瘦"之心就是在努力解决所谓"身体政治"中蕴含的矛盾。食物和身体就是得到或没得到满足的欲望的最初场所和符号，是剥夺或享受的发源地。前有公共生活与私人生活的割裂，后有大众消费文化的发展，女性身体在它们的强化之下，也成了代表欲望、可能、饥饿、需求和脆弱的强大符号，同时暗藏贪婪、脆弱和无力。

　　个人与文化一起发出了限制进食、控制体形的呼吁，将之视为控制力的象征，却导致了进食和体形被玷污、被误解。进食与体内的活力——对内在可知节奏的回应——变了并停止了发展。女性在文化的重创之下，慢慢开始不知饥饱，对自己的体形也失去了准确的认知。文化裹挟不断变化的建议侵入她们的生活，过度影响她们与进食和身体之间的关系。就这样，本已困扰女性心理学的进食和体形问题，又轻而易举地成了表达无尽不安（也包括对如何进食的不安）的隐喻和方式。食物和身体总能带来强烈的绝望感。*

　　如今的女性总能听到这个世界在给她们承诺，说她们有权利也配得上"拥有一切"，还有声音在规劝她们"一切都要在掌控中"。如今的女性都是"女超人"。在家得是温柔体贴、心系家人的贤妻良母；在职场必须是精明能干、秀外慧中的女强人（Fraad，1990）。这难免让她们感到困惑，没有信心到男性的世界去竞争。当代女性心理学家提出，让"变瘦"成为理想的一个决定因素就是"女超人"，她希望自己的身体能像男性的躯体那样坚实，因为她不

---

*　虽然"变瘦"的大部分象征意义已经为人所知，它变得制度化的方式仍然值得一提。尤其是从20世纪的头20年以来，保险、家政、服装等行业成体系地将"变瘦"的理想和对肥胖的恐惧朝着标准化的方向推进（Brumberg，1989；Schwartz，1986）。"变瘦"开始变得官僚化，拥有相当的组织基础，还要尽力保持现状，维护其强大的拥趸。

　　保险行业发展至今，已经有了知名的标准身高体重表。业界专家声称不能任由体形自然发展，同时推销了新的身体测量工具和体形管理工具。体重秤和减肥餐变成了赚钱的营生，家庭主妇和母亲接受了有关科学营养的培训。"变瘦"与健康变成了女性的道德追求；肥胖（尤以女性为主）则与疾病、污秽和恶臭挂上了钩。

　　至于服装行业，我们已经看到，女性越来越喜欢成衣时尚，反感束手束脚的衣装。不过，服装尺码的标准化也对女性产生了压迫作用。今天的我们很难赞赏标准化的力量，因为我们没有经历过其他情况。但量体裁衣曾经是人们广为接受的做法，后来才被"以体适衣"取代。服装行业的标准化彻彻底底地摒弃了女性身材的多样化。只有小尺寸才算时尚，如果女性能够获得安全感，那么也只有苗条的身材能给她们带来这份安全感。

知道该如何出现在男性的世界里（Chernin，1981；Wooley，1991）；她希望自己的身体变得像男性的身体一样，因为女性的身体得不到尊重。

变得极度瘦削是一种远离责难与蔑视的手段，它在一切相互矛盾的角色之间搭起了沟通的桥梁：瘦削的女性符合女性特质的要求，能够消弭她的一些困惑；与此同时，她又有可能在用最极端的厌食症的形式，对女性角色中那些令人感到羞耻的方面表达隐秘的抗拒情绪。除此之外，女性被迫进入男性的世界，也就不得不离开家庭，离开那个相互联结、相互依赖的世界，离开用于表达与母亲之间的传承的那个角色，走进男性的世界。她们只得否定自己对关系的在意，而对于公共领域中抽象的工具性目标则要承担更多的责任。鉴于这些情况，女性常常感到无所适从，有时候还会莫名其妙地感到害怕，觉得背叛了自己的母亲（Chernin，1985）。

心理学家凯瑟琳·斯坦纳－阿黛尔（Catherine Steiner-Adair）做过一个相关研究，这个研究很有意义，其结果清楚地显示：如果女性完完全全、不加评判地接受这种文化，她是会生病的（Steiner-Adair，1990）。那些全盘接受了女超人神话、一味苛责自己的女孩最容易出现进食问题。相反，那些对于现今加诸女性的、矛盾虚无的社会期待和社会标准持批判态度的女孩，就不那么容易出现进食问题。

尽管"变瘦"的理想对女性的压迫尤其明显，但我们发现它对男性的影响也变得越来越大了，也因此在社会秩序中变得更加强大。对所有人来说，"变瘦"能帮他们消除恐惧，让他们看到希望，以及为他们解决摆脱束缚和满足需求之间的矛盾。"变瘦"既是一种文化幻象，向人们兜售真真假假的选择，也是一种制度幻象，让人们看到亦真亦幻的各种可能。

"变瘦"之所以能成为一种完美的解决方案，是因为它把需求缩小并掩藏了起来，让人觉得仿佛得到了满足。它以遏制和剥夺的形式来代表"拥有"，在人们感到失控的时候给人以拥有掌控的幻觉。"变瘦"象征着对内心脆弱的遏制，而脆弱的代表就是女性的身体。于是乎，这种文化开始收紧面向全社会的种种限制和脆弱，收紧的方式就是让需求的代表，即女性，变瘦。无论是社会还是个体，我们都回到食物和身体来进行自我表达，因为它们包含了最原始的记忆和意义，是本初的快乐与伤痛的根源。

至此，本章已经研究了当代进食问题的三大因素：女性、消费文化和环境推崇的"变瘦"理想。仍待认清的是女性为何以及如何"相信了谎言"，接受了文化下达的狠命令（如果还不是死命令的话）。

文化的内化：女性是如何相信谎言的

有一点可以确定：出现进食问题的来访者都对谎言深信不疑。在她们潜意识的最深处，她们都与消费文化中的关键符号及类目、产品和方法有着深深的纠葛。这里仅仅谈论与女性的身体和适度饮食相关的概念与符号。广告对这些符号进行了霸道的售卖、强化和支持，让它们渗入了流行文化——音乐、影视和小说——之中。这些媒介多多少少为不同形象的女性留有空间，但广告中的女性形象都是千篇一律，而且大部分是通过视觉手段来呈现的。下面的理论就应用在"得体"女性的单一画面符号中。文字和概念包括：肥、瘦；臀、颊、腿、胸；比萨、冰激凌、奶油夹心蛋糕、士力架、巧克力、哈根达斯；节食和体重秤；6码①、12码、22码；赘肉、肌肉；衰老、年轻——这些类目都在吸引着密集的心理投资。女性会一分不差地记得每一个当她们还是6码身材、当"掉秤"或者当变成12码身材的时刻。体重秤上的每一千克，吃下去的每一个甜甜圈、每一块巧克力，都是深刻的内心体验的记号。她们会对照广告上的理想身材，让所有这些形象和对体形、身材、食物的独家记忆最终形成个人与社会的发展路线图。

---

① 美国使用的一套服装尺码体系，码数越小意味着尺寸越小。——译者注

客体关系理论与消费文化中的女性形象

这些源于社会组织的形象究竟是怎样标记个人的主体性的呢？它会像"我们呼吸的空气"那样无处不在、无法分析吗？女性只不过是文化攻击的目标吗？女性会不会用主体特有的方式主动接触她们的文化呢？面对那些苛刻又带有破坏性的文化内容，女性的能动性在哪里？社会学理论通常视人为文化中的客体，相比之下，以客体关系为导向的精神分析理论会低估或忽视文化在塑造情感生活方面的作用（Craig，1990）。"能动性"概念——这里提到的是霸权主义符号系统中的女性能动性——对于纠正这两种偏见，打通关于个体如何内化文化的理解偏差非常重要。不过"能动性"并非只能理解为有意识的目的，它也可以是无意识的。

行为主义理论家关注的是通过习得行为和意识态度的文化传播。他们在临床上更强调对认知和行为工作的需求，并提出要教育女性，让她们认识到节食的危险，破除她们通过暴饮暴食来控制体重的幻想，等等。这种认知和行为上的干预非常重要，但是强调理性主动的选择却是低估了文化对无意识的自体所能产生的威力。

关于无意识在文化要求的内化中发挥的作用，女性主义客体关系理论家和主体间性理论家都在研究过程中做出了重大贡献。这些理论学家提出，文化是通过家庭无意识地传递下来的（Benjamin，1988；Chodorow，1989），由父系文化限制和打造而成的母女关系塑造了女性，又将她们置于危险之中，让她们离不开又摆不脱这个吃人的消费社会（Orbach，1986）。

对于将研究焦点从只关注恋母情结的构成转移到社会对母亲—孩子二元体的影响，女性客体关系思想家和主体间性思想家居功至伟。他们的工作没有将女性对心理成长的贡献边缘化，也不同意脱离女性的社会情境去看待她们。例如：艾肯鲍姆和奥巴赫提出，作为其他人的养育者，女性的这个身份令她们畏惧并压抑自己对依赖和个体主动性的需求。她们困在这个社会角色里，无意识地教导她们的女儿也去克制自己对关爱和掌控能力的需求。奥巴赫在《绝食》一书中进一步阐释了这个观点，她认为女性借由自己作为养育者的社会身份来传递文化，所以她们与自己的身体和身体的愿望之间的痛苦和限制关系，就传给了她们的女儿。这些理论大胆地将文化引入对母性影响的分析中，让我们看到了巨大的进步。不过，分析到此停止，也意味着母亲对于男性和女性的异常与脆弱承担了过多责任。不能否认，社会向她们的角色提出的要求令她们的责任有所减轻，但要看清文化（尤其是消费文化的单一价值观）如何造就个人的有意识和无意识生活，进一步的理论化还是有必要的。*

---

* 要减少对母亲的指责，有一个方法是探究同样存在于并受制于父权文化的父亲角色。本杰明的著作《爱的羁绊》（*Bonds of Love*）就在这个领域做出了探索。探究文化定位的家庭体系所产生的影响，这是纠正过度宣扬女性责任的另一条道路（Goldner，1991；Luepnitz，1988）。乔多罗与孔特拉托（Chodorow & Contratto，1989）、本杰明（Benjamin，1993）和巴桑（Bassin，1992，1993）等女性主义作家，都没有把母亲仅仅看作孩子幻想的反射，他们笔下的母亲就是她们原本的样子。

　　我们需要理论来阐释消费文化和它的支配符号如何与无意识生活直接产生关联，对比分析它们怎样被看作父母（通常是母亲）的内摄与补偿性客体，以及它们可以如何以建设性的方式促进发展。个人认为，如果缺少了这样的研究，那些关于母亲、父亲和家庭的病原性角色的理论——即便它们在社会中所处的位置已经代表了巨大的进步——最终都会言过其实。以奥巴赫的著作《绝食》为例，这样的思想就是该书的核心。

　　奥巴赫在书中首次深入展开分析了女性进食问题与消费文化中女性身体的商品化和客体化之间的关系。对于起到文化传递作用的母女关系，她的分析广度不够，没能包含她自己提出的关于当代文化中女性身体的全部观点。但也不是伊丽莎白·扬-布吕尔（Elizabeth Young-Bruehl，1993）说的那样："奥巴赫认为'母亲就是文化的同义词'。"不过，从精神分析角度形成理论，探讨女性如何直接从文化中内化了那些代表她们的身体与食欲的商品化的和客体化的符号，是很有必要的。如果不形成这个领域的理论，那么母亲自然而然地为传递消费文化承担了过多责任。女性主义者现在有必要发展这类理论，之后再探究母亲、父亲、家庭体系和文化符号等是如何在"现实"和幻想生活中拥有各自独立又交叉互动的角色的。

文化与个人能动性：象征作用的角色

消费文化就是社会学家所说的"大众文化"，这种文化相当看重外表。面对人或事，个体选择接受还是拒绝的决定因素，不是她对那个人或那件事的了解程度，而是那个人或那件事通过外表所宣扬的情况。不是所有"包裹"都表里如一，人们只能根据外面的包装来进行挑选。而且这些消费文化的"包裹"都是强行推入人们的无意识中的。现在向我们灌输信息的主角既不是母亲，也不是家庭；在消费文化中，电视和其他媒介才是主要演员，它们的风头盖过了教师和保姆。

在不同的家庭背景中，在没有家庭做中介的社会上，个体是怎样内化大众文化中的概念和价值观的呢？问题不在于人们如何学会行事和如何有意识地社会化，而在于，先进的大众消费社会中的文化生活是怎样进入内在表征和客体关系的无意识世界里，并扮演起重要角色的。推行这种文化不代表要忘记幻想在心理学中如何支持外部现实或外部环境的输入。人们"真实的"、客观的外部关系需要带入精神分析的思考中去。

但是，这并不表示内心的反复演习或幻想生活不重要。恰恰相反，对"真实"的影响理解得越透彻，越容易假设外部现实和内在幻想之间互动和相互影响的方式。

费尔贝恩（Fairbairn，1952）认为，个体并不只是被动地接受文化的影响，她是一个能够行使能动性的人，能参与身边的世界。人们都是不由自主地——且不论是依从还是抗争或是二者并存——与世界和主导文化产生联结，联结的方式就跟他们自然而然地与自己的母亲或核心家庭产生联结差不多（当然并不会一模一样）。"文化家园""文化家庭""文化母亲或父亲"这类的词汇就暗含这样的意思。"文化母亲"（1991年，劳拉·科格尔在跟人聊天的时候造出了这个词）或"文化父母"是精神分析里的新概念，有可能存在争议。所以，我们不仅要仔细比较人们与文化联结的方式和他们与亲生父母联结的方式之间的区别，还要分析这个概念至今仍未出现在精神分析思考中的原因。

斯蒂芬·米切尔（Stephan Mitchell，1988）认为，把野兽和婴儿的分析结构看作终身需求和终身问题的隐喻会好一点。同样，最好把"母亲"这个精神分析概念看作一个隐喻，它代表着在社会文化背景下提供的、终身所需的（有好有坏的）环境供给。"母亲"不仅是第一位真正意义上的母亲，而且只要文化还被视为有利环境，她就可以被称作"文化母亲"。"文化母亲"既是对一种（有利或不利于成长的）关系的称呼，也代表了一种生命力（其中包含丰富的精神幻想生活）。无论是在公共领域中还是个体与文化的整体关系中，拥抱和关怀、认可和亲密关系的可能性、掌控和协商等都是或多或少一直需要的。

关于母亲—孩子二元体的精神分析叙事，既是关于母亲与孩子的实际关系的首个二元体理论，也是人们对于与成年环境（也包括文化）的关系的一种终身需求的隐喻，意义重大。米切尔（Mitchell，1988）批评精神分析具有"发展性倾斜（developmental tilt）"，即精神分析倾向于看重早期经历，而对所有人终其一生都在承受的煎熬却没有那么重视。这样的问题包括融合与自主之间的拉扯，倾听自己的心声与依从之间的对抗，在认可他人与外部现实的同时发展出健康的自体夸大感受。在这些斗争的煎熬中，以及在很多别的人类投射中，人们只要生活在大众文化中，就会在不自知的情况下受到影响。我们的看法是：这种大众文化是另一个有利于心灵生活的环境，同样有利于人们感受相互之间的联结。

但是，文化显然不是人；它怎样做到或如何做不到提供这种关系上的可能性的？方法之一是创造各种机构性的机会，包括教育、工作保障、民权和人权。温尼科特提出了另一个方法，由文化领域的主要社会符号来发挥作用。

当我们探究人们依附于文化环境所使用的心理机制时，我们的出发点就是温尼科特关于象征化的研究：在使用统一的符号对女性的身体和得体的进食行为进行视觉呈现时，象征化的作用和威力。温尼科特（1971c）认为，婴儿象征性地使用过渡性客体（transitional object）的目的，是为了解决自己与他人之间产生联系时不可避免地出现的紧张、需求、恐惧和冲动（Ogden，1990）。婴儿与客观现实和内在体验之间的关系，也由此受到使用象征的能力和心理体验的调节。随着年龄渐长，孩童与婴儿期之后的世界，甚至与家庭以外的世界都产生了越来越多的联结，他们的象征化能力也越来越强，他们的心理命运则与文化符号和他们对文化符号的使用情况愈发密切地联系起来了。这里的关注焦点与在其他任何关系中一样，即客体、外部现实，与主体、个体意愿之间的平衡（Benjamin，1988；Flax，1990；Ogden，1990；Phillips，1988；Winnicott，1984）。

刚开始的时候，婴儿发展出象征的能力作为创造性反应，以约束情感，以及满足欲望与冲动。毫无疑问，母亲不可能——也不应该——满足婴儿的全部需求；婴儿也想要更有效地约束自己和身边的环境。温尼科特举例解释说：当婴儿想象自己用泰迪熊玩偶或小毯子来控制母亲的来去和距离远近以及自己的安全和危险感受的时候，其实就是在用过渡性客体来进行自我安抚。婴儿在使用象征化过程提供的游戏与幻觉的场所。婴儿在伸手去拿象征物——小毯子——并使用它、端详它、触摸它以及感受这种"非我"的外部现实的过程中，拥有了为自己连通内外部现实的潜能。只有婴儿可以在自己不受侵犯、不被主宰、得以生存成长的情况下，让她自己、她的主体性和她的能动性，与外部现实、外在世界和"非我"现实产生联系。用温尼科特的话来说：当婴儿伸手去拿小毯子的时候，她就从绝对的依赖走向了相互依存。

温尼科特认为：对象征的使用包含一个悖论，婴儿的失望和渴望恰是通过这个悖论来促进欲望的增长、带来实现的可能性的，而不是在太多的失望之后分裂样（schizoid）地撤退。这个悖论是这样的：对婴儿来说，这个客体-象征（例如，小毯子）就像是她自己创造出来的东西。一方面，是母亲把它放那儿的。但另一方面，换个角度看，是婴儿的主体性和欲望让小毯子变得有用处，所以它是婴儿创造出来的。如果婴儿自己创造了小毯子的这个幻觉没有受到挑战，如果母亲永远不问"这个是我给你的还是你自己创造的？"，那么这个客体就是一个过渡性客体。孩子健康的幻觉、欲望流动的地方就这样在玩耍中成立了。这个客体形成之后是有好处的。现实的和渴望得到的在真正支持性的环境中结合起来了。现在，经由这个过渡性客体，自己和他人产生了联结，同时相互分离，让婴儿可以自然成长、产生真实感受，不会只作他人的影子或产品。

由此，对过渡性客体的象征性使用，经由这个悖论打造出了一个"潜在空间（potential space）"，可供人在此学着让内在的想象体验与外部的环境和解。自己与他人，异与同，并存于这个潜在空间里；即便他人的现实、外部的不同现实已经得到了肯定，仍然可以一起展开玩闹式的协商沟通，帮助个体欲望得到健康发展，展现健康的自体夸大。自己与他人共同存在，在一起，又分离。

个体能够拥有潜力去创造性地转变内心和一些外部环境中存在的欲求，这个能力就是基础。从这个意义来看，个体，也就是"主体，不单是符号化的对象，还能够干扰或转变预先给出的链条"（Flax，1990，p.199）。不仅如此，这个玩耍的能力和跟它相联系的象征化过程，最终扩展到了创造性生活和人类的整个文化生活之中。也就是说，在过渡性体验的终身潜力发展过程中，以及在使用各种各样的过渡现象前，过渡性客体只是一个起步（Winnicott，1984）。符号是整个文化领域中的一部分，对于儿童、青少年和成年人而言，它既可能成为工具，也可能成为主体能动性和外部社会现实之间斡旋和对话的场所。符号是随着时间变化的，它跟幻想生活之间的关系也在发生变化，它的使用情况是创造性生活或不能拥有创造性的重要基础，而且文化或幻想会支配潜在空间（Ogden，1990）。

女性对文化符号的整合

本章重点讨论，女性的身体和食欲在消费文化中的视觉符号，与个体女性对那些符号的主观使用之间的关系。女性能否赋予新买的裙子和穿旧的牛仔裤以生命？唇膏和抽脂手术怎样对她的自我感知和人际关系产生影响？

温尼科特的理论认为，文化符号可以成为关系的渠道，也可以成为超越创伤性分离并继续活在现实（自己以外的、与自己分离的世界）中的方式。但它同时是人们互动的场所。关于符号这方面内容的讨论并不多见，不过，它通过内摄和投射将自己与他人拉到了一起（Finlay，1989），所以它是内心关系与人际关系的通道。外部生活的符号与内在客体世界产生了联系，尤其起着对自己的镜映作用。镜映是使用符号的初始阶段（Finlay，1989，p.64）。要理解个体与符号之间的关系，就需要搞清楚符号以温尼科特学派的方式镜映（即抱持和涵容个体）的程度，和更多以拉康学派的方式镜映（即对个体去中心化或从外部创造个体）的程度（Flax，1990）。但这个问题很难得到统一的答案；需要在人与符号的特定互动下展开分析。唯一明确的是：寻觅客体的主体会受到客体的塑造和定型。所以，了解与个体互动的符号是什么性质、有哪些特征，是很有必要。因为自己和"它用作表达途径的客体"（Williamson，1991）都能产生渴望。符号就跟与个体相关联的所有客体一样，自带电荷，影响自己与他人之间的潜在空间。

那么，当代广告中呈现的女性图片形象是什么样的？西方女性是怎么使用自己的这些形象的？肯定会有人质疑温尼科特针对过渡性客体提出的假设。温尼科特学派的符号都是善意的；它们既是母亲的礼物，又是母亲代表的私人生活领域的馈赠，不容置疑。小毯子和泰迪熊这样的客体，带来的信息都是关爱。温尼科特即便是在谈及成年人的生活时，也认为过渡区域是友善的，这个领域里的成年人都在使用和享受音乐与绘画（Winnicott，1984）。温尼科特使用了美术相关的例子，暗示人们只使用（或没能使用）环境中善意的客体，只使用会给个人的体验和本真留出空间的符号。虽然温尼科特身处战乱之中，他对过渡区域的文化给出的定义并未反映出这样的背景和历史。同样地，他对"平凡的好母亲（ordinary good mother）"展开的研究充满了同情心，将母亲的社会文化背景和资源的作用降至最小。这或许是因为，温尼科特假想出了公共和私人分离的理想状态，这样母性就能免受冰冷残酷的公共世界的伤害。也许对他而言，私人领域、母亲和家园都与唯利是图、炮火连天的残酷世界相距甚远。

尽管温尼科特对一种叙事进行了理论化、最终致敬了女性的工作和女性的抚育角色，但他的研究让母亲脱离了社会文化和政治经济的限制，即便用了"足够好（good enough）"这个概念，还是将平凡、用心的好母亲理想化了。这个母亲仿佛无拘无束，肩负了最不可能的责任。从这个意义上来看，温尼科特的研究是公共和私人分离的深刻产物。他表达了太多的希望、太多的渴求、太多的愿望，而且基本上都是向母亲表达的。只有母亲能让孩子感到真实与本真，或者死亡与中断。温尼科特以同样理想化的方式看待人们创造性地使用客体与符号；但对于那些符号的本质，或者对于文化赋予的符号和客体对一生中使用过渡现象可能产生的结果会带来的不同影响，他并没有加以分析。

不过，消费文化中的符号与善意甚至与中立都不沾边。电视发挥着保姆的作用；芭比娃娃通过换衣服来改变内心世界；甚至还没到潜伏期的小女孩就已经进入节食和锻炼状态了；而女性的形象都是千篇一律、难以实现的（男性形象也走上这条路了）。这些形象都是过渡区域里的主要客体，它们如何镜映呢？它们会否涵容、奖赏那些在它们的光芒中注视镜子里的自己的女性？抑或是，它们影响和主宰在主体与符号所代表的外部现实世界之间的潜在空间？

在回应这些问题之前，我们要强调一下：这些符号，这些当代消费文化中的形象，都是不容忽视的。孩子必须依附家庭，同理，后现代大众消费文化中的个体也必须找到某种方式，去依附更大的文化家园。这种依附的特征可能会随着个体的性格和经历的改变而改变；可能满怀敌意、叛逆难驯，也可能逆来顺受、老实巴交；但每个人多多少少都必须考虑消费文化的符号带有的客观属性。它们无一例外地对后现代大众文化中的人们（尤其是女性）所使用的过渡区域，施加了有力的影响。这些符号都是精准设计出来的，旨在渗透进私人生活和幻想中，所以它们都在积极地追逐着主体。我提到过的，个体在寻觅客体（Fairbairn，1986），同时，消费文化的符号也在寻觅主体，就是这个意思。

虽然人们试图用符号来相互联结、相互区分，去缓解、勉励、验证、表达侵略性的幻想，去争取掌控，或者自我引导，但是消费文化的符号都是精准地创造出来操控人们的需求和欲望的。女性的形象在消费文化中以视听的方式、通过象征化手段被刻意地、不自觉地、适时地灌输进了内心环境之中。所以，当它们实实在在地影响到自己的动觉和情感体验以及自己的形象时，也不用大惊小怪。这些用心构建的符号就是用来开发人类的需求（这里专门针对女性）与世界（精神分析会称之为"环境"或"社会家园"）的关系。

广告推销的符号刻意尝试去操控心理，以便能够提升销售业绩，赚取更多利润，巩固社会控制。打个比方，当消费文化用穿紧身牛仔裤的女性臀部形象来向人们展开轰炸时，它就在发出暗示："这样的女性大受欢迎，男人带她们出去有面子，女人模仿她们有范儿，她们尽享安稳生活、自信满满、魅力四射。"就好像牛仔裤能真正洞悉人心，还大方慷慨，能让注目这个形象的人有所成长。牛仔裤不仅拥有直击人心的魔力，而且"了解"女人，懂得她心灵最深处的需求和恐惧，愿意奉献自己，为她换来更多的幸福。牛仔裤的销售建立在心理交换的基础之上，而广告推销的形象已经为它打好了底。符号之于主体充当了一个家长的角色，并利用这个角色为符号制造者谋取利益。

换个角度看这种心理交换，符号就是一头披着羊皮的狼。它暗暗透出信息：受众（至少应该觉得自己）不够好看和不够有吸引力。在这个文化里，好看的外表跟加尔文教派里的好工作是一个意思（Brumberg, 1989）。所以，暗示一个人长得不够好看，就等于在说小孩子很坏、女人则是彻头彻尾地失败。

只要听进去了这样的暗示，之前的安全感缺失就会愈演愈烈，就会觉得这些牛仔裤才是救星。现在女性已经无法辨别牛仔裤在制造不安的交换中所发挥的作用，更别说去挑战它了。当女性开始兴高采烈地看广告时，就已经是这样了。即便是消费文化里被广为接受的观点，也认为广告满足了消费者的需求，顺应了消费者发起的对产品教育的要求。所以我们看到的是：消费者有需求，产品的形象能够用最权威的方式懂得这样的需求，还能够满足它和培养它。权威和培养——父母亲的两大职责（Poster, 1978）——都由"文化父母"借由消费者与形象的关系来履行了。

"文化父母"在这里被描述成自恋的、鲸吞掠夺的父母，这会招来一些研究流行文化的学生的异议（Bassin，1992）。他们可能会说：人们通过很多渠道吸收意义，并没有一个主要的、单一的途径来理解流行文化对男性和女性的影响。萨拉菲娜·巴思里克（Sarafina Bathrick，1991）研究了20世纪50年代电视对女性的影响，并提出：流行文化对女性的影响这个问题，只能用特定的史学方法来解决。例如，公共生活与私人生活的割裂在消费文化中对女性产生影响，这样的历史遗产是如何在非裔美国女性中传播开来的？这样性别化的历史是如何影响到不同社会阶层的女性的？它是如何对不同民族产生各异的影响的？女同性恋团体又是如何看待这一情况的？每一个群体都需要，也应当得到他们专属的史学调查。

不过，有研究分析了种族迫害和性别压迫之间的交集，发现通常会有相互矛盾的力量在发挥作用（Bordo，1993；Hooks，1990，1992）。消费文化一方面具有同质性，理想的状态就是年轻、苗条、结实和白皙。甚至越来越多的非裔美籍模特都把接近白人的理想状态视为完美。苏珊·博尔多（Susan Bordo，1993）举过一个非常好的例子：把一种美发产品卖给非裔美国女性，可以让她们的头发跟白人的一样，"随着头摆动的方向飘扬"（p.255）。只要非裔美国女性的头发、皮肤和体形跟理想型的白人不一样，有色人种的女性受到的压迫就会加倍。博尔多还提出，奴隶制度的客观遗留增强了对黑人女性身体的物化和商品化的主观感受。托妮·莫里森（Toni Morrison）的小说《最蓝的眼睛》（*The Bluest Eye*，1972），讲述了统一的白人完美形象对成长中的非裔美国女孩造成的严重伤害。大家都知道（例如Bordo，1993，p.262），现在的非裔美籍小女孩，只要有得选，她们基本就会在两种肤色的洋娃娃中选白皮肤的。

但另一方面，贝尔·胡克斯（Bell Hooks）曾在研究论文《反抗的凝视》（*The Oppositional Gaze*，1992）中指出，有些时候，黑人女性受到主导文化中完美形象的边缘化，同时遭受了男权和种族体制的压迫，这会让她们拥有更多的力量和更强的意愿，去反抗女性的统一理想形象所产生的归一化影响。胡克斯还说，有些时候，尤其是涉及电影的时候，黑人女性比白人女性更容易置身于完美形象之外，用批判反抗的凝视去看待它。面对广告呈现的完美女性的视觉形象，抵抗的空间可能会少一些。但是，非裔美国女性（或其他任何种族的女性）只要能够置身事外、凭轼旁观，在主导文化之外的团体中守望相助，她们受到的压迫就会减轻。

再回到针对完美女性文化形象的一般抵抗这个问题上，我们认为，尽管当代电影甚至电视给个体的抵抗留有可能，当下广告中的女性形象却没有这样做。当然那些出生于种族、民族和阶层分裂环境的，来自女权运动势力的，或源自个体差异的人群，也做出了零星的抵抗，但所有女性多多少少都得应对与广告中的女性形象之间的有毒关系。极少有女性能够毫发无伤地摆脱这个关系。每个人都会在心里与这些形象进行角力，最终几乎每个人的生活都会直接被打上烙印。

女性必须与加诸女性的食欲和身体的完美形象带来的影响进行角力。身处美国日益贫困、愈发多文化的群体中，大部分女性都在抗争，抗争的对象就是包括贝姬·王嘉德·汤普森（Becky Wangsgaard Thompson，1992）在内的多位学者所说的"压迫的同时性（simultaneity of oppression）"。女性需要不断地回应源于阶层的剥削，来自种族、民族和性别偏好的压迫，还有通过进食和身体仇恨引发的贫穷，或者歧视造成的创伤。治疗师在与工薪阶级女性、有色人种女性和同性恋女性展开治疗时，应该考虑到这些有性别要求的压迫带来的影响。

深层心理结构与社会结构的共鸣

这些内心的种种角力在技能熟稔、兴趣浓厚的临床工作者看来是显而易见的，也对临床实践有着深远的意义。如果女性来访者有机会进行解释，她们会讲述自己与食物和身体之间的紧张关系，她们谈及的假想景象会跟诸如费尔贝恩用来描述内心的幻想生活时提到的形象有几分相似。女性会一再描绘那些诱惑伴随着拒绝的画面，给人希望且激动人心的画面———一次节食、一场整形手术、一身衣服、一种新的思维方式——以及破碎的梦想、自怨自艾的画面——"我再也做不到了，我又变胖了，我真受不了自己，我不知道自己为什么停不下来，我为什么不锻炼。"这些画面循环往复，对来访者和治疗师而言都是考验。这样不可思议的韧劲来自三种共鸣：（1）消费文化传递出来的自相矛盾的信息；（2）她们与自己深层心理结构的吻合；（3）男女分工将最艰巨的任务分配给女性，这项任务代表了所有欲望的客体，也就是充当养育者，满足他人的需求。

第一，消费文化的符号自身就是诱惑，然后是拒绝。这些符号在动力学本质上，与费尔贝恩的力比多客体、反力比多客体和自我结构类似。一方面，这些符号和形象很会吊人胃口。例如："露华浓"口红跟紧身牛仔裤一样，（通过暗示）让消费者相信只要买来用，就能跟广告里的模特一样漂亮、优雅和魅力无边。但另一方面，这些暗示的信息又带着排斥意味：要是消费者没有买下这款口红来使用，她就会觉得自己不漂亮、不优雅、毫无魅力。广告里绝对不会提"露华浓"的销售。表面上这款口红——就好像敏感细腻、保护欲爆棚的家长——全心全意地想了解问题、解决问题；假装都是为了孩子好。其实，如果孩子没接受意见，就会受到惩罚。

第二，消费文化中的这些重要形象和符号组成的动力学使用，也会与女性已有的内心组织产生共鸣，托马斯·奥格登（Thomas Ogden，1990）继语言学界的诺姆·乔姆斯基（Noam Chomsky，1968）之后，将之称作"深层心理结构（deep psychological structure）"。奥格登认为，克莱因学派的概念就跟语言一样，最适合被当作几乎是天生怪异的来理解，就像是注定会铺在人类心灵里的道路，要用来作为内在的心理表征（Ogden，1990）。艾萨克斯（Isaacs，1952）为了反映费尔贝恩（1952）对梅兰妮·克莱因（1952）的重新思考，修改了奥格登的观点，他假定在一个深层的心理结构中，个体通过内化环境带来的挫败感来适应这种挫败感。那些欲擒故纵、令人感到挫败的外部客体的内在表征先发展了起来；接着，费尔贝恩所说的力比多和反力比多自我结构，即中心自我的一些片段，出现中断。这些客体与自我结构之间的关系会将中心自我的能量耗尽，让人产生孤立无援和分裂样的感受。这种内心结构就是完美镜映，与消费文化中的大部分重要符号都吻合。"露华浓"口红的销售就精准实现了一边吸引挑逗、一边隐晦地发出抗拒威胁。*

换言之，内在的心理结构跟广告媒体传递的信息是高度一致的，十分贴合。广告信息以"深层心理结构"为依托，这两个源头环环相扣，为如今女性身上普遍出现的、根深蒂固的进食问题提供了大量解释。

第三，这个一面自责、一面想象自己无所不能（其实又做不到）的趋势，表面上看来仿佛是与生俱来的，它在女性当中既与广告宣传的形象一致，又结合了公共生活与私人生活之间的割裂带来的结构性要求，这样的要求向女性发出同样的信息，也使这一趋势得到增强。工作与家庭、男性与女性、情感生活与工作世界，这些历史性的分裂导致欲望一面在刺激下疯长，一面又受到挫折打击。前面已经提到，公共与私人的分裂为私人生活和情感满足设置了极高的期望，而男女分工却让女性来为这些期望负责任（Kovel，1981）。

男女分工和消费文化里的霸权主导符号都让女性来当替罪羊，仿佛女性才是让无止境的欲望看上去可能实现的罪魁祸首。女性的身体也就成了社会景观和精神生活中得不到满足的欲望的客体，因为人类从婴儿时期开始就离

---

* 克莱因学派对这个过程的看法是：我们的文化符号逗引我们退回到了偏执的好与坏的分裂样状态中。女性要在这些形象中认识自己、思考自己：究竟是好是坏。好的自己和坏的自己很容易就转变成了二元对立：好看的身体或难看的身体，会吃的人或不会吃的人。女性在这个偏执－分裂的立场中做出自我判断，再寻求从"坏自己"中解脱，体验文化定义的"好自己"（即拥有完美的进食和运动习惯以及无可挑剔的身材）这样虚幻又容易上瘾的狂喜心情。研究福柯的批判社会学理论的学生，会从社会学角度提出假设：女性与自己相处的经验会约束她们，让她们继续朝着内化自我提升的意识前进，消费社会中的女性学会了约束自己的时间、金钱、身体和心理能量，让自己变得跟完美形象要求的一样。但是，这样的完美形象本身不可能实现，所以她们的自我约束变得永无止境。女性全都囚禁在福柯学派提出的"全景监狱（panopticon）"里，随时处在疑心重、要求高、满心嫌弃还吹毛求疵的狱卒的监视之下，而且，她们已经把狱卒内化了（Bartky，1988，1990；Foucault，1979）。

不开女性的身体，它拥有的力量是面向全人类的。这就像置身于游乐园里的哈哈镜厅，当代西方女性无论看向哪里，都只看见自己放大或缩小的样子，始终是失真的。只要她们能不断美化自己的身体，就能拥有无穷无尽的力量，她们既是性别客体，又是养育者，不仅能满足自己，也能实现他人的愿望，这样的信息一直在她们四周回响。女性从社会环境和内在体验中获得的认知告诉她们，在可能性与失败结局之间存在的沟壑，可以通过持续变美的身体和不断控制的胃口来填补。吃得越少，收获就越多。

尽管这一切是强大的、控制的和多因素决定的，但它本质上是个人和社会无意识生活的秘密组成部分，难以言传。它无所不能，但人们却不知道，这三种源头——消费文化、深层心理结构和男女分工——互相验证，它们传出的信息来回共鸣，制造出了我们今天随处可见的进食问题。每一个长期坚持的节食者，每一个对自己的身体和进食不满意、觉得羞耻的"正常"进食者，成千上万台可供随意挑选的整形手术，以及每年因进食障碍而死去的成千上万的女性，所有这一切背后都有这些震耳欲聋的共鸣。每个个体都有自己的情况——早期食物过敏、排斥亲密关系的父母、性虐待经历以及残酷的同辈压力——但这些力量无坚不摧，让所有女性不是暴食就是断食，对自己的身体满怀恨意。临床工作者需要反复了解，女性的进食体验和体像体验是怎样与"诱惑变味、希望升腾和理想受挫"的主旋律联系在一起的，以及女性的这些体验怎样在如下三个领域中被创造、支持和多方控制：（1）公共与私人的割裂以及意识形态；（2）消费主义文化；（3）个体内心对挫折的适应（此处称作深层心理结构）。

对于"个体怎样深入接受她的文化"这个问题，我们已经讨论了这几个方面的内容：（1）个体终其一生都在积极找寻文化家园的符号，并把这些符号当作过渡现象参与其中；（2）文化是一个心理矩阵，也是一个心理环境；（3）消费文化给予女性的符号都不是善意的。这些符号兼具诱惑力和排斥性，与费尔贝恩在内心结构和体验方面的看法产生了完美共鸣。

接下来，我们结合节食的戏剧性实例来看看具体情况。

第 二 章

节食：个人体验、社会环境与工业帝国

苏珊·古特威尔

无论何时，总有85%的美国女性在节食（Hirschmann & Munter，1988；Orbach，1986）。她们一年要节食好几次，而在两次节食的间隔期内，她们就被囚禁在我们说的"节食心态"的监狱里：每吃一口食物，都勉为其难、胆战心惊。女性节食的原因不尽相同：想变瘦，想被接纳，想达到文化对女性身材定下的标准。有时候她们节食是在表达她们的完美主义，有时候又是在表达对自己总觉得饿的愤恨。不过，节食不仅仅是一种个体行为，还是一门大生意，一种备受珍视的社会理想状态。本章的目标是探究节食者、节食生意以及对苗条身材与节食的狂热高估这三者之间的临界区域，这项工作对心理治疗至关重要。

个人节食体验

人们内在的节食画面看起来很熟悉，通常就像这样。

> 我烦得要死，心情特别不好，总觉得自己很恶心，老是静不下心来。我不知道自己到底怎么了。我要是没跟我妈（女朋友、老公、爱人）吵架就好了。别人都能把我今天要做的事情做好。可我一想到又要走进那扇门去准备晚饭，心里就特别害怕。天哪，我难受死

了……我太胖了。我昨天晚上为什么要吃饭啊？我把自己都吃恶心了。昨天去买衣服的时候，我看见自己的样子都受不了。我只要一翻开杂志，就会觉得自己越变越丑、越长越胖。我也不愿意这样想，我知道这样很不健康。我这样对待自己，算是怎么回事呢？我是不是脑子不好使啊？我知道冰激凌会给我的身体带来什么影响——更不用说会对我的情绪状态造成什么影响了。我为什么要这样做？我看见这腰、这腿都受不了。我其实都不用看；这些肉在晃，我完全可以感觉到。我太让人恶心了！我必须变好看，必须振作起来。绝对不能这副样子去参加宴会（婚礼、聚会）。

新的减肥计划说了，可以两周瘦5千克。我以前比现在瘦5（25、50）千克，那时候多好啊。那个时候的人生都不一样，我记得清清楚楚。我可以变完美、变性感、变自信——只要我能减肥。我以前瘦的时候，自己都没太在意。这一次，我一定要好好珍惜，保持住身材。

只要我能减肥，其他都不成问题。我一刻也受不了自己了。我要花钱去参加减肥计划。我要是自己都觉得不配花这份钱，还有谁会在意我？真的，还有什么比这更重要的？这就是我的底线了。我明天就打电话去参加。

我这会儿心情好多了。我已经想好了。

采取行动的决定能带来片刻的力量，但没得到满足的需求并不会就此沉寂，反而会以暴食的形式表达出来——通常紧接着就会发生——"就吃这一次"，吃完再节食。

这样的强迫式精神录像带会一放再放，哪怕节食过程已经肉眼可见地惨淡收场。超过95%的女性节食者，她们的减肥结果都是体重增加（《消费者报告》，*Consumer Reports*，1993a；Hirschmann & Munter，1988）。每个有过节食经历的女性都知晓这个结果，全体女性也都明白这个情况。可这个以她们的个人体验和集体经历为基础的真实情况却受到她们的压抑，进入了无意识的状态里，就好像女性都戴着眼罩，把关于节食的一半真相屏蔽了。女性一方面知道要怎样减重——她们也会身体力行。你走进任何一间全是长期节食者的房间，一定会发现她们一个个都对卡路里、营养知识如数家珍。节食者并不缺乏"正确进食"的相关信息。各种各样的节食计划，从液体蛋白质到"合理"、适度又均衡的节食餐，就没有她们不知道的。大部分女性都参加过无数次五花八门的节食计划，也都减了体重。她们就只记得这一部分。另一部分经历——回弹的体重比她们减掉的还多——照常从记忆中抹去了。

从心理学角度看，这种现象就是合理化、否定——更有甚者，解离——的例证。绝大多数节食者需要割裂掉增重这个真相、循环中的失败部分，这样才方便牢牢抓住另一面：我节过食、掉过秤，再来一次我照样能行。

对节食失败的现实视若无睹的不只是绝望的女性节食者。整个文化，尤其是那些"专家"，也一样拒绝把自己的亲身体验和关于节食的科学研究结果好好利用起来。比如医生，他们知道自己开出的节食处方并不能带来长期效果，反而会让人增重，但他们还是跟节食者的强迫性节食一样，非要给患者开出节食处方。不仅如此，社会心理学、临床心理学、社会学、医学等领域都已经总结出了成体系的可靠知识，证明节食除了会引发进食问题之外，别无他效。研究结果显示，节食会让进食者产生绝望和恐惧的情绪。节食之后，狂热的节食者又会暴食，而且会刻意对饥饿和饱腹发出的身体信号不管不顾。他们会像战争中饥不择食的囚犯一样，靠吃东西来弥补内心的缺失感（Bennett & Gurin，1982；Hirschmann & Munter，1988；Polivy & Herman，1983）。这从精神分析和发展的角度来看是解释得通的。人一旦受到吃不上食物——这可是关系、生活、抚慰的最初媒介——的威胁，自己的无意识最深处一定会奋起反抗。食物是安全的基石。

节食的过程无比痛苦而且终究会失败，这是证据确凿的事情，可即便如此，"眼罩"为什么依然存在？对节食的痴迷为什么能战胜个体与科学的智慧和经验？首先，节食行为很明显是对我们文化中粗暴无情的变瘦强迫症的恐慌反应。这种社会性的强迫症依附于个体已有的焦虑、羞愧、缺乏自信等情绪，同时催生出新的种种情绪。节食幻想能在顷刻之间缓解这种焦虑，并满足对缓解焦虑的渴望。幻想的内容是这样的，"节食之后，我就会变好，整个人都会变得不同，我就能够得到救赎了"。节食者就像赌徒一样，觉得只要这样做，明天就会好，不会再有这个丑陋的当下、难看的身体、可耻的自己留下的印记。所以，各种关于节食不安全的佐证都会被忽视，原因之一就在于节食能够缓解羞耻和焦虑。

但是节食拥有的让人欲罢不能的力量，并不仅仅存在于它缓解焦虑的幻想中。真实的节食体验也会让人上瘾。只要开始节食，对它的需求就会只增不减。来仔细看看，在一次节食的客观体验过程中，节食者身上发生了什么。

节食的动力学

开始长期节食的原因有很多：感到恶心、想要寻求解脱或者（有些人）出于对自己的怨恨。不管何种原因，表面看来好像都是因为体形，但实际上是因为个人对与自己的关系和与他人的关系感到不自信。比方说，跟人发生了争吵、被朋友伤害了、考试没考好、害怕被拒绝、厌倦了照顾身边所有人、生气等，这些都可能引发自怨自艾的情绪。不管怎样，最初的动机在恐惧肥胖和节食成瘾的文化催化之下，顷刻间就在无意识中转变成了肥胖、食物、身体等词汇。不好的感觉一旦变形并得到文化的接受和理解，那就只需要下决心剥夺自己吃东西的权利，这些感觉就没那么强烈了。在剥夺中获得救赎。节食者就此诞生。可惜，剥夺进食权利的行动和决心最后都只会以反抗式的暴食告终。无论暴食的是一颗"违规的"葡萄、一顿饭，还是五块比萨，所有人的节食最后都会中断。节食会带来暴食，但它们的关系不会反过来。节食者按照规定进食，不会听从内在的饥饱信号，所以就跟那些可靠的信号失去了联系。当她远离了内心的信号，又想弥补被剥夺的权利的时候，她就把自己变成一个失控的暴食者，对节食和节食监督小组的需要也会越来越强烈。

节食已经污染了自然的人类进食环境。个人最初的挫败感和由此引发的感受并不会停留在进食者这个角色上，这些感受会转变成对自己的言而无信和贪得无厌的笃信。就这样，长期节食毁掉了一个人的自我感知。如果一个人连喂饱自己这样一个基本又深刻、无处不在且无法回避的能力都不具备，那么由此导致的安全感缺失会让这个人体验到更为广义的饥饿与迷惑：无法拥有对自己的基本信任。

节食行为的心理动力学

从心理动力学的角度看，理解节食行为的最佳视角来自罗纳德·费尔贝恩（Ronald Fairbairn，1986）对客体关系理论的解读，前一章已经对此展开过探讨。节食行为和节食心态都是社会创造的模式，个体用它们来获得对生活中所有挫败和失望情绪的掌控感。力比多客体和力比多自我都是始作俑者。

"来吧——试试节食。要……要是……我表现够好、付出够多、够性感、够可爱、够苗条……要是我坚持节食，我就会变可爱、招人喜欢。"在这样的内心对白中，节食代表着刺激的、挑逗性的客体，允诺只要变瘦就一定能拥有幸福。力比多自我坚信总有一天，这一切都能实现。但是，拒绝性客体与反力比多自我之间的关系又有着相反的暗示："可真相是我表现得不够好；我自私、肥胖、愚蠢、贪婪、丑陋、无力。我活该现在这副样子。都是我的错。"这就是注定会出现的拒绝，费尔贝恩称之为道德防御（moral defense）：将最初环境带来的失败归咎到自己身上，然后采用文化建议的节食方式（Fairbairn，1986）。女性就这样与最初无意识地存在于心中的糟糕经历保持着联系，这些经历的表现形式不论好坏，都是假象，但女性觉得自己需要对这些经历的产生负责任。节食在这里代表了一种割裂—— 一边是希望与需求，一边是断然地拒绝。

因为节食行为终究会以失败告终，并引发自怨自艾，所以它也毫无意外地表达了与差强人意的内在客体关系之间的联系，同时鼓励了这种联系的加强，主要特征就是欲望得到刺激，再遭受无情打击，如此循环往复、愈加紧张。节食会实实在在地增强自我中敌意的一面，侵蚀费尔贝恩所说的"健康的中心自我"，即自我中远离全部诱惑或所有自责的部分。随着健康的中心自我越变越弱，能用以生活和关联的就越来越少，而反力比多自我和力比多自我就越变越强大了。个体在节食的过程中将这个内在客体构造一再地重复、再现、投射到外部世界。就这样，个体通过长期的强迫性重复，把这场人尽皆知（也许痛心切骨）的闹剧一直演下去。

长期节食行为之所以能对女性的心脏和头脑造成影响，是因为它的力量源泉来自：（1）强大的心理动力学，（2）心理动力学与节食的实际影响之间的完美契合所产生的增强作用，（3）节食行为在消费社会的文化话语和政治经济中所处的位置。

节 食 帝 国

节食行为是一门大生意，失败越多越挣钱。每年至少有6500万美国人节食［《消费者报告》（*Consumer Reports*），1993a，1993b；《新闻周刊》（*Newsweek*），1989；《美国新闻与世界报道》（*U.S. News & World Report*），1990］。很多节食者没有购买节食计划，他们靠自己节食，但还有很多节食者在三类节食机构当中的某一类中办了会员：（1）流质节食餐，例如"优体纤（Optifast）"；（2）减肥中心或其他类似的入住场所，例如"普里特金（Pritikin）"；（3）本土连锁节食机构，包括"慧优体（Weight Watchers）""营养系统（Nutrisystem）""节食中心（Diet Center）""珍妮·克雷格（Jenny Craig）"等。目前，整个节食产业的年产值估计能达到330亿美元①。即便反节食的意识正在崛起，这个产业的利润依旧从1988年的290亿美元增长到1995年有望超过500亿美元（《消费者报告》，1993a；《新闻周刊》，1989；《美

---

① 美国货币单位，根据实时汇率换算。当前汇率，1美元约等于7.2元人民币。——译者注

国新闻与世界报道》，1990）。

大多数人反弹的体重都超过了他们减掉的重量，这个令人失望的现实被广告业掩盖了，这个行业也从中获利丰厚：仅在1987年一年，就从电视、报纸和杂志的广告中赚到了2.85亿万美元（《美国新闻与世界报道》，1990）。广告对节食行为的真实情况避而不谈，它们给出的虽然不是彻彻底底的虚假信息，但也都是误导性内容。直到近期，美国国会才召开了针对节食产业的听证会，调查罗恩·怀登（Ron Wyden）议员口中的"全国减重产业之根本"（O'Neill，1990）所存在的健康风险、虚假宣传、牟取暴利等情况。

不仅如此，节食产业还催生带动了其他相关产业，包括技术媒体和大众传媒、运动、食品、饮料等。这些都是利润巨大的产业——都在以现象级的速度扩张，又进一步加强了追求苗条的大众文化。20世纪80年代出现的一个例子，是这些潮流的有力证明，而且一直延续到了90年代（《消费者报道》，1993a，1993b）。截止到1984年，美国共出版了300本关于节食的书籍；1980—1984年，《家庭妇女杂志》（*Ladies Home Journal*）、《家政》（*Good Housekeeping*）、《时尚芭莎》（*Harper's Bazaar*）三大杂志平均每期就有1.25篇关于节食的文章；仅在1980年1月，22本当代杂志上就刊登了66篇节食相关的文章。

围绕运动和相关牟利行业的文化也加重了肥胖恐惧症和追求变瘦的大众文化强迫症。1947年，全美所有健身房一年的总收入是5000万美元；而到了1959年，单是维克·坦尼（Vic Tanny）健身俱乐部就赚了2100万美元，斯莱德拉（Slenderella）赚了2500万~3500万美元，斯托弗（Stauffer）系统赚了4000万美元（Schwartz，1986，p.246），这些事实都证明健身房在增多。

减肥食品的销售也在持续上涨，1960—1980年的年增长率为10%。减肥软饮料市场的年增长率达到了20%。1984年，减肥食品和减肥饮料的销售发展速度是其他食品饮料的3倍，预计1995年能达到650亿美元的市值（Schwartz，1986）。

节食产业不断发展，执着地推动着人们对苗条身材的追求，越来越多的人对于自己是否会被定义为"肥胖"感到万分纠结。女性无疑承受了最多的痛苦，而男性也开始对自己益发挑剔。对比多项调研结果可知，1950年有21%的男性和44%的女性觉得自己肥胖；到了1973年，已有38%的男性和55%的女性有这样的想法（Schwartz, 1986）；再到1980年，有70%大学生年纪的女性都觉得自己体重超标了。节食和肥胖已经引起了全美范围内的强迫症状，美国国会甚至在1977年放话说要禁止生产糖精，因为它可能是致癌物。"由多个人造甜味剂的工业用户和减肥组织组成的联盟——'热量控制委员会'在华盛顿展开游说活动，反对这项糖精生产禁令。大概有10万封愤怒的信件寄往国会——据称，信件数量超过了越战时期任何与之类似的阶段。"国会也就"顺应民意"中止了这项禁令的颁布（Schwartz, 1986, pp.265-266）。以上事实不禁会让人产生疑问：节食处方里面到底有没有认真考虑健康的问题？1990年的一项研究发现，有78%的女性觉得自己体重超标（这是体重体积表定义的体重超标人数的3倍多）（Jacoby, 1990）。很多人可能都不相信，研究发现（跟我们的临床经验结果一样），这些女性中的绝大多数人不敢穿泳装、排斥社交活动、逃避性行为、格外害怕被拒绝、不敢穿亮色的服装、不敢穿短裤以及对体育活动没兴趣——就因为她们觉得自己胖（Jacoby, 1990）。像这样作茧自缚的女性，开始呈现出越来越年轻的趋势了。

节食行为与医疗文化

如今开节食处方的情况很常见，还都打着健康健身的旗号。变瘦意味着健康，肥胖会带来疾病，这两对因果关联由来已久。人寿保险公司整理的寿命数据也在一定程度上提供了佐证。保险行业原本是想找出与寿命相关的因素，用来进行预测。他们的原始图表呈现的是用总人口中不具代表性的样本（即要买保险而且符合条件的人）进行的死亡率和发病率的保险精算分析结果，所以遭到了批评（Polivy & Herman, 1983）。这样的研究既没有考虑总人口，也没有控制年龄、性别和身高的差异。

更加可靠的信息来自一个新的医学领域，它研究了肥胖与心脏疾病之间的关系，以及肥胖与高血压、糖尿病之间的关系。结果表明，心脏疾病的风险不是单纯与肥胖相关联，而是由肥胖与其他危险因素共同造成，其中包括高血压、糖尿病、吸烟等。波利维和赫尔曼（Polivy & Herman，1983）在《打破节食习惯》（*Breaking the Diet Habit*）一书中写道：不是所有体重过大的人都是过度进食者，所以对健康有危险的并不是简单的肥胖，而是过度进食这种行为和体重的快速增长。这些危险因素会加重心脏病、糖尿病和高血压。现有的假设把肥胖与体重跟心脏疾病和糖尿病（或别的健康问题）联系起来，也不无道理。但如果单用这样的信息去激励一个人摆脱进食问题，却不会有多大作用。其实，大多数出现进食问题的患者都用这些信息去强化反力比多自我憎恨，而不是用它们来提升中心自我的作用。例如，女性会对自己说："你看看你，根本管不住自己，脑子还不好使，简直没救了。"负罪感、羞耻心都让她们不可能为自己的健康做出理智有用的决定。

体重超标人士还面临一项潜在的风险，就是对他们的污名化：我们的社会是有肥胖恐惧症的，所以肥胖人士得不到正常的医疗关注。大部分情况下，他们都没勇气去看医生，而医生们只会简单地把肥胖人士出现的病痛归为肥胖造成的问题。所以肥胖人士一贯遭受医疗行业的歧视。

不仅如此，很多人都认为肥胖是不太可能改变的，有证据表明，身体有一个"设定值"或一个"自然体重"（Bennett & Gurin，1982；Polivy & Herman，1983）。这个体重就是每个个体的自然体重，也是每个人的身体努力要维持的，早已刻在了基因里，而且因人而异。许多研究都证明，人们很容易就保持在这个设定体重上下。一旦他们想要减掉或增加与设定值相去甚远的重量，他们的身体就会反抗，会要求更加极端的手段。这也可以解释为什么长期节食总是失败，因为身体在努力回到设定值，于是新陈代谢会通过降低卡路里消耗来把体重保持在设定值上，用这样低消耗的方式去适应长期节食。节食者就必须吃更低热量的东西来保持体重，更别提减重了。所以就会出现一个奇怪的现象：体形非常大的人吃得非常少，体重仍然很难减。除了拥有遗传的胖体质，人们可以把设定值降到极低，用最少的进食去支撑身体的大重量。

另外，由于节食行为让人丧失了对饥饱的身体感知，节食者的体内信号就没有了，这必然导致她们比正常进食者吃得多。研究也已证明，长期节食者跟非节食者的进食状态是不一样的（Bennett & Gurin，1982；Polivy & Herman，1983）。节食者无论胖瘦，都对真正的饥饿不那么敏感，很容易就会进食失控。节食无疑会导致暴食，会让体重像溜溜球一样忽上忽下。体重的波动，以及导致体重波动的过量进食和进食不足，就是损害健康的幕后元凶。于是，肥胖的危害被过分夸大，而"溜溜球综合征"的危害却没得到应有的重视。个人的疼痛，尤其是女性的疼痛都得不到承认，就同节食行为带来的伤害得不到承认一样。医生们在这个问题上如此缺乏批判，他们自己同样频繁地受到变瘦的困扰，对于没有通过节食获益的女性，他们仍然愿意反复为她们开出相同的节食处方。我们问过一位熟识的医生，为什么他明知道不会有效，还要执着地开处方，他说他接受的训练就是这样，就算他知道完全没用，也想象不出如果不开节食处方会怎样。医生给肥胖女性开节食处方，在很大程度上就像给遭受虐待的女性开"安定片"，而对于加害女性的、全社会认可的暴力，却没人愿意与它对峙（Stark，Flitcraft，& Frazier，1979）。

长期节食极其荒谬地剥夺了女性为自己的食物和营养做出健康选择的能力。节食行为带来的不是健康，而是病态，节食行为就是一种障碍。

节食文化中的食物和食品行业

要好好体会食品行业对节食的危险性所做的"贡献"，首先就需要思考食物最初的根本意义。食物代表了关系：对食物的期望、体验和恐惧。于是，与食物的关系就像是对依恋（产生联结、产生接触）的能力和个性化的深层需求与恐惧，也像是对个人的独特得到认可的需求。食物的这一经久不衰的重要意义为食品行业的发展赋予了力量。除此之外，也不要忘记食物对母性角色的重要作用，女性与食物的关系密不可分。奥巴赫曾说：

> 食物中始终隐含着母亲的形象。几乎可以说，食物的形态千变万化，唯一不变的是它代表着母亲。从小孩的视角来看，母亲的本质就是从食物中提炼而来的。母亲的性格通过她准备的食物来实现。食物就是她对爱、对力量、对她为家庭的付出所发出的宣言。食物就是母亲的化身，食物被接受与否，代表了母亲是否被接受。就这样，食物脱离了自身的生物学意义，成了具象化投射的三棱镜（Orbach，1986）。

食物是女性劳动的产品。但大部分时候，劳动是隐藏不见的。广告中展示的都是母亲从纤尘不染的厨房里拿出精心准备的食物。女性也明白，食物是为他人准备的，准备的过程要看起来毫不费力，她们应该剥夺自己享受的权利。这种种矛盾内嵌于食物之中（Orbach，1986）。食物充当了与自己、与他人、与更宽泛的文化之间进行沟通的媒介。它既代表了生理上的进食，也代表了情感上的进食。进食对婴儿来说，是一种变革性的体验；它改变了存在的心身状态。即便对成年人，进食也是一种表达性行为，既承载着当下经历所包含的全部意义，也充满了对早年经历的和终身持续的种种关系的记忆。进食与食物不仅意味着个人的喂养关系，也暗含着文化和社会对人们的喂养方式。饮食文化接替了母亲，将喂养关系拓展到了更广阔的文化环境中。

在此背景下，一定要认清现代食品行业的三大变化所隐含的意义（Brumberg，1989；Schwartz，1986）。第一，20世纪六七十年代出现的不同生活方式和天然食品运动引发了激烈的批评，这让食品行业不得不做出改变。为了吸收和开发"小即是美"素食运动的市场，食品行业真正神化了自然一词。"自然"叠加上"减脂"食品，这个词的意义已经被彻底颠覆了。减脂食品（又叫"低热量"食品），是食品行业发展的主力军。这两大影响仿佛赋予了当代食物以魔力，让你可以保持苗条年轻、健康美丽和活力幸福。只要你做出正确的选择，你的命运就由你做主，挑战自然、永葆青春和健康永驻都不是问题。

第二，食物的多样性极大提升。现在，各式的民族风味食品（甚至可以是快餐）、冰激凌、速冻食物、面酱等应有尽有。美食主义极大地促进了食品消费，让它成了社会地位和品位的证明。

第三，食品行业发生的变化意味着——对有钱人来说——随时随地都有海量的食品可供挑选。传统的进餐时间和场所都不再成立，想吃就吃才是"时尚的"新进食方式。市场让以前的进餐模式不再受欢迎，还打造出了新的进食模式，琼·布伦伯格将之称为"混搭进食"模式，结果就是个体对怎么吃和吃什么好都感到迷失了。

可能有些批评意见把进食障碍归咎于"混搭式"食物，但真正危险和有害的绝非大量可选的食物、进食地点或进食时间。所以，我们反对"混搭"这个提法。正是因为关于什么时候吃、吃多少、吃什么的内在信号已经不再可靠，这个文化里的进食才变成了一件让人痛苦又令人困惑的事情。

食品行业这三大变化的含义同前文讲述的大众消费文化的普遍趋势是一致的。食品文化与总体的消费文化一样，让欲望得到强烈的刺激又遭遇挫败，唤醒了公共与私人之间割裂的重要矛盾。食品行业呼唤享乐主义，但节食产业又要求高度自律。这两种姿态之间的强烈冲突就是各种成瘾性障碍的原因，尤其表现在它打造了一代存在进食问题的女性，以及对自己与身体之间的关系感到迷茫的人群。他们眼中的食物，无比危险又极度诱人。

这个冲突之于女性的严重性更甚于对男性（Bordo, 1993）。正如奥巴赫所说，女性受到的教育就是面对丰富的食物不动摇、让自己饿着。

> 大家现在想一想这些让人震惊的事实吧：一位女性发现，自己为他人精心准备了食物，这是爱和关怀的表达，但这些食物对她本人而言却很危险。女性每天在报纸杂志上读到的内容都是要克制欲望、不能老想着吃这些食物。纵观历史，女性一直扮演着双重角色——既要喂养他人，又要否定自己。她们亲手为人烘焙蛋糕，自己想吃却要忍住，只能吃点配了减脂菜的罐头盐水金枪鱼。节食、

剥夺、否定，这些就是女性接收到的信息……

> 对亿万女性而言，食物……是战区，是极度紧张的源头，是炙热渴望的客体，是无尽恐惧的制造者，是将善恶念头的投射一并盛装的容器（Orbach，1986）。

社会环境给人们喂食，文化则为人们哺乳。这样的"喂养"拥有了文化的社会安排特质。今天，给予女性的文化"喂养"在精神分析师看来，可能就是"虚假喂养"：满足了需求但没得到快乐。这些喂养形式都是矛盾的：吃一点儿吧，就吃一点儿吧。文化一边喂着她们，一边又饿着她们。面对过度丰富的食物与想吃而不得，女性感到困惑又空虚。所有困惑的焦点都是食物——爱的初始客体、最初的抱持环境，这一点意义重大。文化不仅提供了象征性的"喂养"，也给了成年人抱持的环境。于是，这些矛盾的、释放着诱惑与抗拒信号的信息依附于食物之上，让食物变成了欲迎还拒的客体。食物是一个象征地位的物体，它许下的承诺都不可能兑现。节食则坐在审判席上，一边发出谴责，一边许下更多虚假的诺言。食物好像无所不能；节制同样无所不能；战争即和平。在这个生活中最重要的领域里，人们同时面对真实的丰富与虚假的诱惑。希勒尔·施瓦茨（Hillel Schwartz）曾说过如下的话。

> 日复一日，月复一月，每个盘子上，每一份看不见的奉献中，都漂浮着包裹糖衣的话语，这些话总能激起无尽的渴求，可等到真正的饭菜上桌时，我们很难感到满意……在丰富的美食中选择节食……这也是渴求的另一半。节食并不能打败渴求，只会将它压制下去。追求苗条的文化拥有无穷的力量，这力量来自渴求，以及渴求催生出的两大"恐惧"：一是恐惧食物太丰富，二是恐惧永远得不到满足。（Schwartz，1986，pp.306-307）

消费文化的符号和处方如何利用人们已有的心理结构——这也是他们在早年的生活中发展出来的，已经通过节食的例子做出了生动有力的说明。

运用费尔贝恩的理论重读"深层心理结构"概念，就能提出一个以反应模式为特征，排斥与诱人并存的心理结构。这些模式依附在自我的一些部分上，让人们强迫性地重复被诱惑再被无情拒绝的体验和感受。一旦这个结构牢牢地掌控了中心自我的活动，这些"空心（empty core）"体验就会愈加诱人（Seinfeld, 1991）。消费文化还有一个心理结构做搭档。文化推崇节食行为，兜售带着虚假魔力的诱人的节食行为。事实上，它们创造出的强迫性过度进食彻彻底底地背叛和打击了力比多需求、愿望和向往。就这样，节食行为的真实体验与节食的广告文化，合力地支持和增强了早期心理结构的分裂样客体关系，无缝融合。这些令人抓狂的矛盾冲突还有一种替代情况，本书的后面部分会有详细阐释。

女性虽然无法走到她身处的文化之外，但她可以在文化之内为自己找一个更舒服的位置。她能够，也必须与自己的身体培养出有内涵、有营养的关系，容许身体拥有自己的信号、欲望和限制。她能够，也必须留意和承认文化对她产生的影响，同时为它带给自己的伤痛而感到哀伤。

第 三 章

追踪发展进程：喂养体验与身体

卡罗尔·布卢姆和劳拉·科格尔

食物在早期发展过程中的意义与功能

活着就要吃东西。这个不争的事实让食物成为生活中一股强劲的力量和一个强大的符号。伴随着关心、温暖、涵容和适度的激励，食物成了抱持环境中的一个重要方面，助力婴儿的成长和发展。饥饿、得到喂养、吃饱，这些是每个人对渴望、需求、抚慰和满足的最初且最基本的体验，它们都出现在最早的亲密关系之中。不仅如此，与食物、进食和身体的关系如何发展，也会影响个体对于不同事物的感受，包括：自己想要什么，自己对需求、兴奋、能量和创造力的体验，他人的可靠程度和稳定程度，他人能够共享自己的兴奋的能力，自己感到满足和抚慰的能力，等等。因此，食物和喂养体验总是能够与每个人产生共鸣，因为它们会唤醒强大、感性和怀旧的记忆，这些记忆能够反射和塑造每个人与自己、与他人及与宽广世界之间的联系。

我们可以认为：食物与喂养之间的关系自有其发展路线。喂养婴儿开始于生物的无差别依赖状态，之后自主性和相互依赖慢慢增强。这条发展道路上会出现几个重要路标和关键步骤，要把它们都记住，当来访者讨论她们面对食物的挣扎时会派上用场。一个人过去如何得到喂养、现在怎样喂养自己，这两者之间并没有明确的一对一因果关系，但来访者当前与食物之间存在的问题，总能追溯到过去她们得到生理和情感喂养时出现过的问题。所以，食物有一个隐喻维度的意义，因为它包含又表达了与发展和关系有关问题。

对婴儿来说，食物跟母亲没什么不同。婴儿喝奶，然后在无数次地重复饥饿与饱足、需求与回应之后，她渐渐有了内与外、自己与他人的意识。奶不会想要就出现：它是另一个人提供的，所以与奶一起咽下的还有更多的东西。母亲和（现在多起来了的）父亲对婴儿的感情、对食物与喂养的感受，婴儿自己得到母亲抚育和喂养的经历，还有总体上婴儿内、外部有意识的、无意识的现实，这些都是婴儿一并消化的内容。在松弛的喂养过程中，婴儿一边吸收营养，一边摄入美好的情感：怀抱、关爱、养育和（生理与情感上的）支持。生理上的关爱与情感上的关怀在根源交汇。这些美好的喂养循环往复，在体内扎根，搭建起一个"大本营"，让舒适感和安全感恣意生长。随着照护者对饥饿和饱足的协调适应，婴儿慢慢感觉到身边的环境安全可靠，明白食物是对饥饿的适时响应，能够让人最终学会自我抚慰的心理过程就此开始了。"我的（父）母亲能够按需喂养我，所以我知道我是值得关爱的，我也会好好照顾自己"（Kogel & Munter, 1986, p.9）。自爱的发展与早期的喂养经历密不可分。

饥饿是最初紧张的、迫切的、一再重复的内在体验之一。如果饥饿之后能很快获得饱足，婴儿就知道饥饿是可控的。随着时间的推移，照顾得当的身体感知变得有序、可知、鲜活和私密，甚至会生出愉悦感。饥饿感也有了存在感，慢慢作为明显的内在需求状态得到认可。其实饥饿是需求整体得到了解的一条最基本、最不连续的通道。通过由食物带来的饥饿和饱足的重复体验，一种需求模式就建立起来了。婴儿产生了需求，能够得到理解和满足；体验的两部分内容——需求本身和回应——都能产生愉悦感。刚开始的时候，婴儿要依赖他人来理解和辨别需求以及得到回应。

这个过程很微妙。弗洛伊德（Freud, 1961）和温尼科特（Winnicott, 1971b）提出的假设是：饥饿被乳房或奶瓶满足的那一刻，婴儿觉得是她自己创造了她想要的东西。从发展的角度来看，这样的全能感是合适的，它意味着孩子并没有意识到与母亲之间的分离，那是母亲的主体性，而此时孩子尚不能从心理上去掌控这一事实。全能感让孩子得以发展出内在的掌控感和创造力，以及最终构建象征。随着食物——营养的精神形象和满足的象征——慢慢与实际的供给者联系起来，婴儿也渐渐从情感上明白，自己有需求，以及自己依靠这个人来满足需求。如果喂养者值得信赖，婴儿就能逐渐明白这一点。全能感的逐渐减弱，由喜悦来给予补偿，这份喜悦来自与提供养育的他者之间建立的情感纽带、逐步增强的影响其他人的力量以及满足需求的能力。这样，需求、饥饿、欲望和要求（例如要求喝苹果汁而不要奶），还有在可靠的依赖关系中发号施令的力量，全都与愉悦和稳定的权力意识产生了关联，安全的自我感知就像搭积木一样，一块一块地拼凑起来了。

　　如果身边的环境不可靠、不一致，婴儿就需要紧紧抱着全能感活下去。要用全能感来展开防御，否认环境中的不足，否认对照料者的依赖，抵挡令人窒息的无助、无力和混沌感。有的来访者对巧克力、薯片、意面和面包等有强迫表现（使劲吃或控制着不吃），要理解这背后的原因，关键的一点是要明白：她们一直在制造幻想，希望自己拥有魔力，可以创造和再造解决自己内在冲突或满足自己内在需求的方法——满足的象征。同不幸的婴儿一样，这样的魔法创造只是一种防御方式。在真正需要依赖他人和与之产生关联的时候，或者在辨别和满足其他需求的时候，如果这些需求得不到满足，痛苦就会加倍，幻想也需要重造，新一轮循环就又开始。

　　如果喂养与饥饿协调得不好，即要么在婴儿不饿的时候也喂食，要么长时间地让她感到饥饿，那么婴儿就无法把饥饿感固定为何时进食的信号。饥饿变成了令人害怕的破坏性体验。成年来访者眼中的饥饿通常就是这样，令人害怕、具有破坏性，她们要么以厌食症的形式否定这种身体的体验，要么就以强迫性进食的方式回避它。而对婴儿来说，就是对环境失去信任，不再相信它能供给食物、满足需求。在不饿的时候提供食物或用食物去回应其他需求，带来的都是侵犯式的体验，本质上就是"虚假喂养"。如果悲伤的时候得到的是糖果而不是拥抱或宽慰的话语，小孩子就会觉得食物是亲密关系和抚慰的替代品。那些选择或逃避食物的来访者就是很好的证明，她们在为自己寻找可以带来片刻满足的东西，同时否定自己真正的需求。而小孩子则陷入了这样的境地：其他需求（例如拥抱、激励、安抚焦虑或悲伤）越来越难辨识，因为这些需求需要的不是食物。早期的否定导致孩子走上了最初的迷惑之路，让她无法辨别自己的需求，只能依赖旁人来解读自己的内在体验。与饥饿分离之后，与身体和身体的基本运转之间的联系也随之开始切割。早期的迷惑加上以后长期的节食行为，就能解释这样一个夸张的事实了：在有进食问题的来访者中，100%的人对于何时进食和该吃多少都不通过或很少通过过饥或过饱的感知来做引导。

正是因为食物是早期关系的核心，所以本文提到的正常进食并非一件顺理成章的事情。也就是说，直接愉悦地用食物来满足生理饥饿是发展而来的成果。由于进食行为与最初的照顾无法割离，所以即便已经长大成人，也可能一不小心就踏上了退行之路，直接用喂养自己的方式来解决心理的悲伤或给自己照拂。

所有婴儿刚开始都是被喂食的。随着肌肉协调能力的发展，所有宝宝都开始给自己喂食了。婴儿和照料者进行着"我和非我（me/not me）"的区分体验，食物跟食物提供者也在这个过程中区分开了。接下来是固体食物和断奶，在不同文化和不同年代里，这两样开始的时间千差万别，但对喂养的双方而言，这是非常重要的发展过程：不仅标志着更高的分离程度*，也意味着要寻找新的方式来保持联结。过去食物完全离不开照料者，现在几乎是真正意义上掌握在宝宝自己手中了。关于掌控、区分、自主、对自己需求的识别等问题，全都浮出水面。宝宝坐在高脚椅上（不再是躺在照料者怀中），食物摆在她面前，任由她摆弄、挑拣、抗拒、吐出和甩开，这样的情景就是分离和区分

---

* 本书中的"分离（separation）"用于描述一个心理过程，其中个体通过持续与他人产生关联、相互依赖，发展出对边界和自体性的更好认知。女性主义者首次提出这一观点（Chodorow，1978；Eichenbaum & Orbach，1983a；Stone Center，1991），向以个人主义的男性体验为基础的分离模式发出了挑战。

的开端。虽然留意到需求并满足需求的根基是在婴儿初期就打下的，但孩子自己主动与饥饿、食物和饱足产生联结的能力，基本上要在两年之后才能培养起来。这个过程进展很缓慢。一开始，婴儿只能通过吮吸动作或哭喊来发出信号。慢慢地，她也许可以伸手去抓食物，抓不到就只能嗷嗷叫。要把生理上的饱足感或饥饿带来的不适感转化成对食物的口头要求，需要生理和认知达到一定的成熟程度。

例如，一个正在学步的宝宝脾气开始暴躁、小脸儿涨得通红，照料者就知道可能她是生理上饿了，会用给她食物的方式帮她解释这种独特的难受。慢慢地，孩子会学着说"我饿了"；她会发现，饥饿跟食物都在她的主场里，它们跟她自己的联系比跟母亲的联系更紧密，她的味蕾是她一个人的。把食物跟母亲或父亲分离之后，就该挑选食物了，这是建立自己身份的一个重要步骤。例如这个叫吉娜的孩子，她喜欢草莓，不喜欢桃子。如果她的选择和行为得到理解与尊重，她就可以被允许成为一个喜欢吃豆子、不喜欢苹果酱的人。大人把食物放在盘子里，她又把它扔掉，就代表她已经吃饱了。这些时刻都见证了自体性得到的强调与肯定。宝宝正在逐渐成长为一个有需求、有愿望、有权利和有边界的完整的人。

即便食物已经与喂养者区分开，食物与喂养的初期发展任务已经完成，食物依旧是一个重要载体，在每个年龄和每个阶段传达更为普遍的个人发展问题。4岁的尼基只吃按照爸爸切橙子的方式切出来的橙子；5岁的亚伦不吃蔬菜；8岁的杰西突然开始只吃花生酱和果冻三明治，就跟他的好朋友萨米一样；9岁的路易丝不想坐在原来的位置上吃饭；还有12岁的萨拉一定要在吃晚饭之前给凯特打电话，聊会儿她们最爱的肥皂剧。每个情景中的孩子都在用食物和喂养场景来解决正常的发展问题（例如父母的认同、叛逆、独立和同辈认同）。如果这些问题的本质——对自主、掌控和需要联结的表达——能够得到认可，那么食物阶段就顺利过去了。而如果进食行为本身变成了问题的焦点，势必引发角力，结果就是让食物拥有了更大的魔力。

父母会把他们自己的问题带入喂养情景中。他们对待权威、掌控、需求、自主、亲密和供给欲望等的态度与感受，会对孩子正在发展的早期自体的总体关系和形成产生明显影响，但他们同样能够打造喂养场景，塑造对待食物的态度（Hirschmann & Zaphiropoulos，1993）。

父母的民族文化传承就像一张大挂毯，一个家庭会在上面编织出自己家的花样。这个花样的创造是全家所有成员的功劳，但所有的针线活儿通常又是某个家庭成员——世代以来都是母亲——的主要任务。她不仅要为全家人做饭，还要安排每一顿饭的内容、购买全部食材、计划食物开销，如今她还要操心全家人的胆固醇摄入情况。喂养是父母抚养和关爱孩子的方式之一。但对母亲来说，这可能是她表达爱意、刻画身份以及行使权力与掌控的主要方式，也是她感受接纳或拒绝、引入多种有意识或无意识的人际互动的基础。

安娜·弗洛伊德（Anna Freud，1965）和马拉·塞尔维纳·帕拉佐利（Mara Selvina Palazzoli，1986）都谈过，母亲如何在孩子拒绝食物的时候准确得知自己遭到了拒绝。尚不明确的是，拒绝究竟只是阶段性的，还是标志着整个关系遭到了破坏。不过，还有一个可能性她们没有讨论：拒绝并不是针对母亲，只是生理和心理自主的宣言。有些人就是爱吃四季豆而不爱吃西蓝花。例如：母亲花了4个小时的时间把鸡肉、米饭、西蓝花做好，又摆好了桌子，洗完了锅，结果爱丽丝和杰克什么都不想吃，这样母亲就会觉得很沮丧，感到辛苦全白费了。她丈夫还跟孩子们站一起，这让她很恼火。现场的氛围迅速升级，成为战场。这个例子让我们看到，食物是怎样获得意义并卷入家庭动力中的。这里的父亲不知道该如何与妻子共情才能既支持孩子们礼貌地拒绝不想吃的食物，又能让妻子感觉到她被认可和被欣赏的需求得到了回应。

母亲和女儿在家庭系统中承受着特有的压力，食物给那个二元体增加了更多麻烦。母亲会通过与女儿的认同或有时候与女儿的融合，把自己对身体和体形的焦虑与恐惧投射给女儿。她很可能会控制女儿进食的数量和种类。很少有来访者关于吃甜食的记忆是不与争吵相伴的。母亲为女儿吃多少操了不少心，因为女儿的胃口可以代表母亲自己的胃口、需求和热情，而她花了大力气才学会对它们进行控制。出于对自己的体重和对女儿的体重的担心，母亲会把节食的想法早早地灌输到女儿的头脑中，严重干扰了女儿识别和解读自己的饥饿感的能力，让女儿无法依靠自己的内在需求来决定何时以及如何喂养自己。

有些母亲很努力地让自己不对孩子挑三拣四，但她们对自己的身体和进食却始终不满意，这样还是向孩子传递了一个什么样的女性才能被接受的狭隘形象。孩子在与母亲的认同中也开始为自己的体重和进食行为担心起来了。

虽然母亲与孩子的关系（尤其是母女关系）有其独特的动力学，很多时候，父母双方都会强行制定规则，例如：不管吃没吃饱都必须光盘；难吃的食物也必须吃；不顾孩子的反对或需求，强制分配食物；严格按照时间表进食；无视个体需求或欲望，要求无条件服从。在特别夸张的情况下，食物行为不仅是内心和二元斗争的媒介，也是家庭病理学的表现。例如，来访者讲述了太多这样的场景，小时候，他们被逼着吃自己讨厌的食物吃到吐，边打瞌睡边被喂吃的，被要求长时间忍受饿肚子；食物（尤其是"不好"的食物）受到严格的限制，橱柜也给上了锁。这种极端的紧张氛围死死笼罩着餐桌，她们要么狼吞虎咽，要么一口也吃不下，记忆中没有哪口食物是吃得开心的，每嚼一口都有父母在虎视眈眈，全家人唯一的联结就是食物和用餐时间。正在节食的父母有千百种方式把压抑的怒火和剥夺感发泄在孩子身上，或者强迫孩子加入他们古怪的进食方式。施虐型父母会利用食物来施行虐待。

食物与进食能够也应该让养育变得赏心悦目和爽心顺意。但食物、照顾和照料者从一开始就有着密不可分、错综复杂的关系，所以只要亲子关系出现问题、遇到困难，那么接受喂食的体验、慢慢学会自我喂养的过程以及食物本身的意义都会出现问题和遇到困难。喂养的一方可以把给或不给食物用作操控、惩罚、买通、偏爱、奖励和联结的手段，而不是用情感上的同调来建立关系。而被喂养的一方可以把接受或拒绝食物当作接受、拒绝、抗议、认同、同一性、顺从和愉悦的表达方式。

食物在不同的时候可以拥有不同的意义，但总体而言，食物始终包含的是第一照料者的好与坏。成年人独立之后，会再现这对关系的两个方面，因为她同时拥有了喂养者和被喂养者双重身份。

当存在进食问题的女性在治疗室里道出自己的人生经历时，执业者一定要请她讲讲那段与食物和喂养相关联、有时不易察觉但始终影响巨大的生活。讲述本身就是一次有价值、有启发的旅程，因为会谈及过去与现在的重要关系，发展中的问题，现实家庭中的食物和喂养行为，以及她目前象征性地用食物来赋予生活意义的方式。来访者在谈到食物和喂养的时候，可能会直截了当地把治疗师带入她们的情感经历核心中。即便她们在讲述时遇到了困难，这背后也有故事。聊聊食物有助于照亮隐藏的、未触及的事情，为接下来的漫长岁月扎下根基，让执业者和来访者一起去发掘问题的核心。

身体的体验、发展和形象

婴儿期

在一个人的身体里居住，包括学着精确表达饥饿，其重要性不容忽视，因为这也是发展的成果。温尼科特（Winnicott, 1972）精准地使用了"安住（indwelling）"和"个性化（personalization）"两个词来称呼这个过程，也有人称它为"身体和自体的整合"，只有当照料者用深情的双手和全情的投入来支持孩子长大成人的时候，这个漫长的过程才得以发生。孩子必须感受到自己独一无二的外形与性格得到了接纳、珍视和爱，这样的发展才会出现。温尼科特曾说：

> 健康的个性化感受（存在于身体与心灵之间的称心有效的安排）是以父母对待孩子的身体的积极态度为根源和基础的。如果没有这样的积极态度，就会导致孩子对待自己身体的态度严重受损或降格；也就是说，他只有一个脆弱的基础用以在体内形成对自己合理满意的感知。（Winnicott, 1972，p.1）

刚开始的时候，宝宝的身体和心智没有完全从母亲的身体与心智中分离出来。丹尼尔·斯特恩（Daniel Stern，1985）的研究找到了新的证据：分离和整合的状态从一开始就是交替出现的。宝宝需要好几个月的时间才能稳定地明白，那双能动的手，有时缩在被子下面、有时疯狂挥舞的手，是她自己的。宝宝在未成一体的状态中进出徘徊，慢慢接近身体部位与身体功能的完整结合。在接下来的一年里，伴随孩子对自己的躯体外形和边界认知的发展，身体的心理表征也串联了起来。皮肤和嘴是第一道重要的边界，既形成了接触与联结，也产生了分离。对一个人的肉体的感知；对内在的感知，先是一大堆生理知觉，后来会变得有序；以及对身体的感知，刚开始是可渗透的、未整合的，后来是有边界、已整合的；这些认知构成了心智的核心。弗洛伊德（Freud，1961）曾经说过：自我最初就是身体自我。

温尼科特在《母亲和家庭在童年发展阶段的镜映作用》（*The Mirror-role of Mother and Family in Childhood Development*，1971a）一文中提出了重要观点，从某个方面阐释了我和非我的分辨是如何发生的。他认为：对宝宝来说，镜映的初期形式是母亲的脸。他指出了母亲的脸是如何发生作用的，她的模样以及她的脸在看着宝宝时所反射的样子，就是宝宝用来认识自己的方式。宝宝需要从母亲的脸上找到自己，这样她才能感觉到被识别出来了。如果母亲（家长）照出的不是宝宝的状态，而是她自己的状态，那么宝宝就无法认识自己，在对自己的存在进行个性化时就会遇到困难。如果宝宝首先看到的是一张挑剔的脸、憎恨的脸、空洞的脸、难过的脸，体验到的本质上就是对宝宝的不接受，那么最后的结果多多少少是不令人愉快的。家长的脸无法用作宝宝自我发现的镜子。没有了镜子，就很难（甚至没有可能）感觉到自己被他人看见和识别，而这正是一个人体验自己的主观性的方式。最终的结果就是，这个人永远在挣扎，想要被他人看见，想要从他人那里找到自己的存在感，想要得到他人对"我是"的确认。

当宝宝被迫用一种与年龄不相符的方式去关注母亲或父亲的状态，或者他们对她的不接受时，她对待外部世界的态度就会变得高度警觉，得不到由联结感而形成的丰沛情感，宝宝会慢慢精疲力竭。这就是假自体或假性身体发展的开端，真实的联结感奉献给了他人的需要。

被真实地看见，对于接下来的讨论非常重要，因为"被看见"承载着心理和生理的意义。如果一个人在生命开始的时候，她的躯体没能被看见和接受，她的自体也不会被看见。同理，如果自体不被看见和接受，躯体也是一样。正常的发展会呈现出这样的身心统一。但这个统一可能在婴儿期或之后的任何发展阶段遭到破坏。成年女性把感受转化为与心理活动基本没关系的身体状态，或者反过来，把身体状态或关于身体的想法转化为跟身体活动没关系的感受，这些都是身心统一遭到破坏的表现。例如，一个人觉得失落的时候，她可能会通过身体感受到难过。可如果对失落的反应被感受为身体太胖或太难看的时候，身体就在对情感状态执行防御功能了。

温尼科特在《躯体自体的基础》（*On the Basis for Self in the Body*，1989）一文中写道：即便是身体残疾的孩子也能感觉到正常和完整，只要她的模样和外形从一开始就得到了爱和接纳。这其实也是她在日后接受自己的残疾，并将它融入自己的精神形象的唯一途径。理解性别对宝宝和照料者的重要性，对于更好地认清早期心理和躯体的发展至关重要。性别身份由文化塑造而成，而性别又以不同的方式深刻地影响男孩女孩对心身形成道路的选择和社会身份的发展。

女儿的外形中有一个重要的组成部分，需要通过与母亲的认同发展得来。本书定义的体像包含三层意思：身体的心理表征，对体形（尺码和身材）的感知，对身体是否满意。母亲是女性，她们自身的经历以及同为女性的她们母亲的经历都被带进了与女儿的关系中。累积的经历与性别一起，对于母亲如何"看待"女儿以及女儿反过来如何"看待"她自己，都产生了强有力的影响。

令人难过的是，虽然真正被看见和被识别对女性的健康发展至关重要，这样的看见和识别却常常浮于表面。从古至今，女性的价值就体现在出现、反映、充当他人的镜子、涵容他人（家长、男性和孩子）的欲望，以及支持男性的激情和他们人生目标的实现。女性只有在为他人服务时才拥有价值：不是在满足他人的需求，就是在充当他们的美丽客体。就是在这样的大环境中，女性获得了看见自体和他人的能力。女性怎么看、看什么，这些都由文化说了算。正如体验由语言充当了中介，是一种文化交流，所见（vision）也是一种文化的产物。女性没有被看见，所以她们学不会看见自己真正的或可能的模样；她们也做不到为自己行事，她们眼中的自己就是伯杰（Berger，1972，p.47）说的"所见的客体：景象（a sight）"。

儿童期

在我们这个文化中，小女孩跟小男孩一样，会在早期发展过程中经历自恋和裸露期，会炫耀自己的身体、利用自己的体能；这是性别整合的核心内容。一个小女孩在展现（而不是行动或存在）和关注自己外表上的使命，并没有被视为一个为了接受、整合部分性别身份而必经的阶段，而是被确认为她们与生俱来的任务，其重要性与做一个好女人不相上下。

古典精神分析文献多沿着阳具的思路来解释，为什么小男孩更好动而小女孩更在意饰物。小男孩玩阳具游戏时会使用他们的阴茎——枪、剑和赛跑；但小女孩没有阴茎，只能靠打扮自己的身体来补偿——摆弄头发、穿漂亮衣裙和化妆等。我们认为这样的解释没有太多说服力，因为这些活动从一开始就是由男女身份的强大所见塑造而成的。现在有研究发现，宝宝出生头几个月就拥有的辨别体验能力要比过去认为的更强（Stern，1985）。他们能分辨父母的声音和气息。所以小女孩很早就有办法感知、接纳和认同母亲以及"女性文化中的母亲"。

过去，不管是广阔世界里的所有可能性，还是自己身体里的私密世界，都没有人会鼓励小女孩去探索。如今的文化则是狭隘又反常地把关注点放到了外表上。小女孩在满足这些文化期待的同时，把自己锁在了成人世界的桎梏中："哇，你真漂亮（或真瘦）啊。"这是送给小女孩的最大方的称赞。要是她敢不一门心思把自己打扮得好看，她就会挨骂、被排挤，最后对自体的感知越来越差。

与此同时，禁止小女孩展示自己的身体，也是她们一直在抗争的强大势力。来访者能回忆起很多这样的例子：把腿交叉起来，别那么野，别炫耀了，赶紧遮住。这样的警告反映出文化和父母对女性的力量、位置和萌生的性别意识的焦虑与恐惧。这样的警告也证明了现有的对女性身体的暴力威胁。

女性要与唯外表论斗争，又必须在自己的裸露愿望和相应的禁令之间找到平衡。一方面，女性一直在努力通过重造身体来改变自己的外表——重新做头发、做指甲、修复肚皮、修复大腿和很多其他，让自己看起来还算过得去。可另一方面，女性又不得不隐藏或抹杀自己的身体。不过，这两种行为背后都隐藏着最深的饥饿，渴望完整的自体被看见，渴望自己的需求、欲望和性别被接受，渴望作为一个复杂的人被完完全全地理解。

过去几十年里，随着小女孩身体的发育，她们感受到的焦虑越来越强。婴儿期和童年期都已不能为她们提供庇护，让她们远离更加成熟的性别身份带来的压力、焦虑和要求。过去，对身体的担忧在青春期才出现，小女孩的身体到那个时期才真正开始出现生理上的转变，对更加成熟的性别意识的兴趣才开始苏醒，而现在这样的担忧灌输到了越来越小的孩子心里。

变瘦等于接受，等于好女人，等于具有性吸引力，这样的想法让母亲和父亲都开始过早地关注起了女儿的体形和身材。在超模崔姬（Twiggy）^①的阴影下长大的父母，大部分都有自己的进食和体形问题。母亲会有意识地或无意识地把自己对女性身体的焦虑、恐惧和憎恨投射或注入给女儿。于是她们早早就焦虑地给小女孩断奶（Belotti, 1975），让她们喝脱脂牛奶，让她们减量进食。好几位来访者都提到，由于父母的恐惧，她们在婴儿时期是真正挨过饿的。

肥嘟嘟的模样不再是可爱的婴儿肥或养得好的标志，也不是青春期前必不可少的体脂了。它代表着父母和孩子的失败。小女孩会对自己的身体和胃口产生越来越强烈的不安与焦虑，因为总有声音在提醒她们，不能再吃第

---

① 崔姬以短发、大眼、瘦扁、像小女孩那般天真无邪的风格成名。——译者注

二份了、要小心了、别增重了……很多小女孩都只能眼巴巴地看着父亲和兄弟大快朵颐，她们自己只能吃减肥餐、被拖去看减肥医生、吃减肥药片和参加减肥锻炼营。一位来访者讲她曾去一个朋友家，看见朋友3岁的女儿独自跟着电视跳健身操。孩子的母亲从旁边走过时，还会说："哇，你的身材真好啊！感受脂肪的燃烧吧，乖宝贝！"

　　小女孩被暴露在当下的锻炼热潮中，但她们并不能感受到愉悦、享受、肢体的灵活感、力量和技巧，而只是一味在追求"完美的"身体。无论这些关切出自谁，是一心为了女儿好、希望女儿不会格格不入的家长，或者是把它当作憎恨、妒忌（嫉羡）、施虐、焦虑和病态自恋的工具的焦虑的家长，最终的结果都是对自我造成侵蚀、对积极的自体和体像发展产生干扰。小女孩对自己的身体越来越不满意，愈发觉得被束缚在了身体里。这些干扰让小女孩对体形、身材和自我价值的困惑与日俱增，她也越来越不明白究竟是谁拥有这具躯体，它到底是在为了谁、为了什么而活。如果问成年来访者"你的身体属于谁？"，很多人都会毫不犹豫地回答："我母亲"或"我父亲"。躯体和自体完整性没能实现；"安住"的过程出了错。

青春期

　　青春期在年轻女孩的生命中是一段易燃易爆、活力无限的时期，她在这段时间会面临心理挑战，身体也会拥有新的外形和力量。青春期发育要求更多的分离和分化，这常常会重新激发个体内在和家庭成员之间的早期模式与冲突。这段时期对每个家庭而言都是一个挑战。其中一个问题是：家庭是否足够健康和足够有安全感，能够让女儿离开他们、加入同龄人去独立生活，以及女儿是否有足够的内在资源和自体感知，让她愿意且能够迈出这一步。

　　青春期的女孩满心热情地找寻着自己在世界上独一无二的位置，努力与母亲求同存异。母亲的角色又一次变得重要，她需要接受年轻的女儿既想要亲近又想要分化的需求。认同（"我可以穿你的毛衣吗？"）的感觉非常好，温暖又亲密；分化有时候就会（其实可以避免）显得咄咄逼人、针锋相对（"我恨你！你根本不理解我，我才不要跟你一样，我也不要跟你长得像！"）。如果母亲坦然接受自己的身体和性别，就能很好地教导女儿。她可以为女儿做好自我接纳的榜样，涵容女儿的恐惧，这有助于打造一个环境，让母女双方都能在女儿的日渐成熟和母亲的全新位置里感受到愉悦和幸福。如果母亲能秉持接受的态度参与其中，那是相当值得尊敬的，这也能帮助女儿巩固自己积极的躯体形象，让她能够更好地抵御针对女性形体的文化执念。临床实践中有一个极为明显的现象：比起那些无法摆脱文化规范、施压让女儿就范的母亲或家长，支持女儿独一无二的体形和身材的母亲或家长有更好的心理发展。这一临床体验证实了斯坦纳-阿黛尔（Steiner-Adair，1986）的研究：能够让自己与当下的文化期待（女性都成为"女超人"）分化的女孩，出现进食问题的可能性比较小。

大部分家庭都是由女性抚养起来的，所以母亲和女儿性别相同的事实就让分化更难实现了。大部分时候，母女之间的边界是模糊的，甚至融合在了一起；母亲害怕被拒绝，有的母亲还害怕被抛弃，甚至害怕崩解。母亲发现自己在对抗身体焦虑和年龄焦虑，同时因为对女儿的张扬青春和无忧无虑产生了竞争感和嫉羡心而无比纠结。母亲自己在青春期经历过的困难和没能解决的冲突，势不可挡地卷土重来；再结合女性在社会中的次等地位，所有这些问题使得母亲很难帮助女儿怀揣自信心与安全感踏上旅途。

在有父亲的家庭里，如果父亲可以扮演另一个认同形象，那么他在这个分化过程中的角色对女儿就很重要。如果母亲和女儿过度亲密，父亲可以作为分离形象（因为他是一个他者）来改善情况，尤其可以帮助女儿同母亲实现分化，并且像本杰明（Benjamin，1988）说的那样，帮助女儿意识到自己的主体性，这至关重要。父亲是男性，所以他是女儿生命中出现的第一个重要男性，可以引导她形成对男性的预期。如果他接受并尊重女儿的自主性和她萌芽的性别意识，就会对她的自尊和积极的自体与体像大有裨益。

不过，父亲对女性的身体和力量以及他们自己的性欲和依赖需求也怀有无意识的恐惧。随着女儿慢慢成熟，这些恐惧会被唤醒，而且会变得性别化，这一点非常可惜。女性来访者常常会谈起，这个时期的父亲有多么地不友善，许多人在这个年龄阶段还经历过与父亲的关系骤然变差。有些父亲的态度非常决绝，行动上，也是象征意义上，不再让女儿坐在他们的大腿上了。仿佛一夜之间，她们的父亲就变了个人，从父女关系中撤退了，全然不管她们还想继续"坐在爸爸腿上撒娇"。而有些父亲则在情感上参与过度，还有些父亲则逾越了女儿的性别和生理边界。

与性别和解对青少年尤其困难，因为它与分离和依恋的两难与挣扎交织在一起，同时，生理上和性别上的巨大变化在内心和在外部世界都极其复杂。臀部和胸部的发育，第二性征的出现与月经的到来，都需要身体和心理模式产生变化。女孩本来就觉得与身体之间的关系缺乏安全感，而这些生理变化又会引发恐惧和困惑，她们既担心失控，又害怕在别人眼里自己已经失控。这种恐惧的表达方式就是身体状态与心理状态的混淆，就像有进食问题的来访者所表现的那样。

文化交给女孩的任务是"展现"，再加上"符合要求的身体＝自体价值"这个等式，轻易就让女孩使用自己的身体与世界谈判，并得到接受。吉利根和布朗（Gilligan & Brown）以及"哈佛项目（the Harvard Project）"都谈到过文化对女孩的影响：让她们的声音更少被听见，让她们的存在更少被看见，也让她们更少被想起。女孩们的反应则是进一步"失声"，渐渐与文化脱钩，尽管她们曾经依靠它来了解关系和存在于世的方式（Gilligan & Brown，1972）。

于是，女孩的身体愈发变成了工具或货币，她努力用它来获取力量和重要感，并在同龄人中获得地位。当女孩开始在特定的社会环境中寻找自己的位置时，不仅符合要求的身体，还有恰当的发型、服装、造型（嘻哈、朋克、硬朗、不同性取向气质、学院感等），都在表达更加成熟的女性身份的过程中变得越来越重要了。如果她得到允许，也有能力分离和分化，这个同辈世界就是她尝试创造一个二级抱持环境，让她可以（在这个环境中）练习长大成人的一次机会。这样，她就可以达到新的情感发育、人际关联和性别成熟水平。但是这个新的抱持环境是由广泛的文化打造和保持的，它依赖于文化中的符号、存在模式和对可能性的所见，所以这个同辈群体是不充分的。

金·彻宁（Kim Chernin）在《执念》（*the Obsession*，1981）一书中指出：西方文化里没有欢迎年轻女孩加入成年女性的成人礼。节食行为和外貌得当的要求填补了这个空当，让女孩们可以联络感情、在困境中相互支持、分享各自身体的秘密，并在长成女性的日常挣扎中彼此照顾。年轻女孩获得了这些有营养的、积极的人际特质，就能把它们带入成年时期——带给日后进入她生活中的男女老少。但是这些仪式和符号同样代表着束缚与限制；它们要求年轻女性通过外界的标准来找寻定义和尊严。女性之间建立联结，想要找到力量和团体，但是她们不是从母权制度中积极、强大的符号里找，而是从父权统治下的消费文化中找，后者培养女性通过身体与自体之间的互不满意，甚至互相憎恨来实现联结。

对存在进食问题的女性而言（某种程度上对所有女性而言），分离、分化和性别整合这些重要的事情，都被迫让位给了控制胃口、减少进食和改变形体的痛苦挣扎。身体渐渐不再是住所，而是成为他人以及自己的客体。年轻女孩早已不是当年那个看见母亲眼中有自己的小婴儿，现在她直接凝视镜映中的自己。她对世界有了更丰富的体验，她的批判、情感和认知才能也都（在青春期）得到了极大的提升，她可以充分地运用这些来评价自己。可惜的是，在父权统治下，镜映得到的画面很少有整合的整体，基本上都由碎片拼凑而成，还都是吹毛求疵、求全责备、严厉苛刻的。

所以，青春期的女性会节食，这在美国很常见（如果尚未在全美广泛存在）。对一部分女性而言，节食属于短期的努力，目的是不让自己格格不入，"做个好女孩"，努把力，把伴随荷尔蒙变化而增加的体重减掉一些。但对另一部分女性来说，节食行为和对体像的在意就像与日常生活紧密交织的无声对话，这种消声的应对焦虑和不自信的方式会持续多年（甚至一辈子），得不到心理治疗的干预。还有另一部分女性，对她们而言，对食物和食物摄入的执念，节食行为和奇特的进食行为，以及对转变体像的急迫感，都已经不是与生活相伴，而是生活的内容。

有些女性的进食问题并不在青春期出现。有些人的进食问题会在晚一些的发展阶段，在经历分离和更复杂的依恋之后，突然出现，这些情感遭遇包括离家求学或工作、同居或结婚、怀孕以及失去挚爱等。遭受过强暴或殴打的女性，或者在对童年遭遇的乱伦进行自我修复的女性，会尝试用控制身体和食物的方式掌控成为受害者后的强烈无力感，以此来回应创伤。鉴于进食问题与性虐待同时出现的情况极为普遍，本书的后半部分会集中对这一现象展开讨论。

成人期

女性在发展对身体和自体完整性的感知的过程中，一直受到文化与心理的冲击和干扰，要在拥有性别特征的身体内恣意生活是很具有挑战和很艰难的事情。在年轻女孩从青春期迈向成人期的过程中，女性身体究竟是什么，拥有什么意义？女性主义理论家、临床工作者、社会理论家都对女性身体的力量和意义进行了研究。在这些研究中，女性的身体是文化媒介，是社会控制的场所，是消费文化的标志，也是勇敢抗议和痛苦服从的场所（Jaggar & Bordo，1989；Orbach，1978，1986；Szekely，1988）。博尔多（Bordo）曾说："盛行的自体性、欲望、男子气概、阴柔气质的社会形态，对我们的身体进行了训练和塑造，给我们的身体打下了烙印"（Jaggar & Bordo，1989，p.14）。女性与自己的社会地位和由此产生的性别要求有着复杂的关系，这些关系镌刻在她们的身体里，在日常的社会活动（例如节食、化妆、关注时尚与美容、锻炼等）中得以体现。

虽然每个历史时期都存在统一的关于女性的和为女性树立的文化理想和形象，但每个女性都与这些符号有着独特的关系。女性与这些符号之间普遍的和独特的关系形式，经由家庭和自体的调节，为每个女性个体构建出了关于身体意义的多个层面。发展中的大量问题都是身而为人的巨大挑战，女性紧盯着身体"外表"的细枝末节，将这些问题解读为自体的表面呈现。所有女性都被这些事情以及想要转变与掌控的愿望耗尽了心力，但对于存在进食问题的女性而言，它们实打实地侵蚀了她们的情感生活，降低了她们的生活满意度。

容纳精神生活的任务让身体不堪重负。身体代表了自体，它就是主体——虽然这是个狭义的定义。但是，当日常行为都是对欲望和需求的控制，而非拥有身体并舒适安住的时候，身体就变成了客体，拥有了物态。身体和自体越是崩解，身体就越成熟，越能作为场地和容器代替情感生活和社会关系。而对存在进食问题的女性而言，真实的关联、真切的关心以及协商需求与欲望，这些都移到了身体里。于是，充满关系需求的身体变成真人的替身，有时候还代替了生活中基本的和迫切的关系。在治疗过程中，需要对身体使用的一些表达性的或防御性的方式进行解构，其中包括：作为内在客体关系（令人激动的、拒绝性的）的身体；作为虚假身体的身体；作为性客体的身体；作为没能很好表达的需求和情感（即分离、独立、自主、力量和分化的载体）的身体；作为受到憎恨的自体的身体；作为记忆容器的身体；以及，作为躁狂防御的身体。这些心理活动相互之间并不排斥，也不是固定不变的。矛盾竞争的力量和关系有时候可以存在于同一个人身上。

从临床角度来看，要理解身体的意义，需要进入患者关于身体的话语中，主要提取的内容就是关于胖和瘦的（Orbach, 1978）。胖和瘦无处不在的形象，对变瘦的追求，以及对肥胖的憎恶，这些就是女性组织并感受自己身体的主要方式；是形成女性使用的、与自己身体相关的语言的伞状结构；是吸引其他所有与身体相关的意义和心理活动的磁石。

胖和瘦的文化割裂，以及由此产生的这些僵化形象的内化，欲盖弥彰地传递出了强烈的厌女倾向：女性不配住在自己的身体里。关于胖瘦的谈论最终都是退行性的：它将世界过度简化为非黑即白、不好即坏的形象；阻碍了更为复杂的思考过程、语言表达和符号化的发展。对胖和瘦有执念，说明这个人受外界标准的控制，从他人那里寻求肯定，用自己的身体永不止步地提升自己。对身体的高度关注就这样耗尽了她的能量，让她无力再去进行真实的社交互动和产生社会影响。

女性进入工作世界（一直以来这里都受男性的领导）之后，除了追求变瘦，还面临新的紧迫任务。紧实、健美、健康和苗条的身体，比浑圆、柔软和丰满的身体更受欢迎。新的二元对立代表了自主、竞争、理性和对需求的掌控的男性价值观，与被污名化的照顾、养育、感性和关系的女性世界之间的割裂。

虽然变瘦代表了成功、在市场上的力量和战胜需求的意志力，但它还编码了另一种同样重要的情绪对立。如果仔细倾听话语的弦外之音，还能听出力量的缺失、脆弱、对欲望和胃口的压抑，以及对性别（肉体）的恐惧。在代表意义的层面上，胖被看作弱小、失控、无力，但它同时代表着截然相反的意义。真实、力量、实力以及在世界上找到自己的位置的愿望，这些共同构成了深层的、难以撼动的内在体验，但女性只有在得到允许去接触自己的完整体验时，才会将它们揭示出来。胖与瘦、好与坏、强与弱、成功与无能、有性与无性、独立与依赖、阳性与阴性，这些对立都需要更多的流动性，少一些等级差别和价值负载。这些属性需要拥有自己的名字，摆脱胖和瘦的身体状态。只有这样，自我才能对它们进行整合与使用。当自体状态整合到了自我（自体）之中，身体就真正能成为身体——一个可以居住的地方。

❦ 第 四 章 ❦

食物与身体的象征意义

卡罗尔·布卢姆和劳拉·科格尔

- 不考虑生理饥饿，大吃特吃或什么都不吃
- 咀嚼食物但不敢咽下
- 醒来时心里想着不吃东西
- 钻研节食的书籍
- 跟同事一起吃午餐，再溜进厕所吐掉
- 吃光剩菜再狂吐
- 把泻药和减肥药当魔法药剂吃
- 痴迷于身体、过度执着于身体
- 为了身体曲线连续锻炼6小时

对于存在进食问题的女性，在她们的象征语言中，以上种种都是重要标志，尤其对于无论什么食物、什么锻炼策略都无法减弱的、经久不去的、万蚁噬心的情感饥饿。它们的形象、行动和思想如同乱码一样，必须得到破译。

虽然每个女性和每个患者的治疗都是独一无二的，但仍然可以概括总结：存在进食问题的女性既不能完全依靠自己，也不能彻底依赖他人。她退缩回来的内在世界里充满了差强人意的关系，这些关系虽然不好，却已经将人取而代之，还提供了一个她在过去或现在所处的环境都没能给予的抱持

环境。

一位来访者令人心痛地讲述了这个现实："食物就是我的生命线(lifeline)。我只有紧紧抱住它，才能不让自己沉入恐怖的黑暗空虚之中。我的嘴是内在的我与外在世界之间的大门，而食物和我对它一刻不停的念想就是吊桥——可以连接它们，给我续命。"

这些症状的严重程度非常之高，甚至完全取代了一些女性的生活。每一天的（心理与生理）活动焦点都围绕着吃或不吃、跑步、偷吃和暴食。对于这些女性，防御和症状都是在对抗更严重的焦虑、崩解以及害怕将自己的需求暴露在自己和他人面前，而这就让她们更加无法接受被拒绝和被抛弃了。

不过，大部分女性还没有被她们的症状和执念完全"拿下"。她们记挂着那个诱人的念想，一旦内在或外界生活中的诱因被触发，封存的"疯魔"就会现身。对于这些女性，症状不是对崩解的防御，而是对焦虑、需求状态和尊严起到了调节作用。

女性如果与自己的需求（本文将之宽泛地定义为身体的、自恋的、性别的需求，以及对力量、自主、舒心、抚慰、认可、联结等的需求）没有直接联结，或仅有部分联结，就会用食物来代表它们、控制它们，或者彻彻底底地否认拥有它们。她害怕让人觉得她有需求，所以会想办法（例如节食）确保没人——包括她自己——能看见她的需求。这个有需求的小女孩的部分会显得太稚嫩、太自私、太不理智、太有威胁、太脆弱，所以这部分自己会被割舍掉，留下一个无法找到充实的自己的女人。

有了进食问题，她就可以解释为什么自己会如此愤怒，会觉得人生大错特错、忍无可忍。相较于承认"我一直被忽视"并直面它带来的痛苦、羞辱和愤怒，说一句"我有进食问题"是一个不那么痛苦的、更为熟悉的、意料之中的、自我涵容的"灾难"。而且，她觉得比起掌控对内在需求、恐惧、混乱或关系的感受，她能更好地控制这份体验和后果（即少吃、多吃）。她借由这些症状在心理上扛下去并解决问题。就这样，她有控制地、不为人知地崩溃了，对环境失去了信任，不相信它能给她更多关爱。但这些技巧却一再让她失望。

因为没有真人和真正的联结，它们满足不了真正的需求，她就只能上瘾似的重复我们这里说的"行动症状"。

（有苦有乐的）情感体验作为行动得以释放，去象征得当的或不当的照顾。她也因此可以打通心智与躯体。但也有一些极端的案例，患有严重厌食症的人永远无法闭合这个缺口。乔伊丝·麦克杜格尔（Joyce McDougall，1989）曾经描述过，这个群体比较接近那些出现心身失调症状的人。令人窒息的焦虑只能通过身体来表达，因为创伤过早出现，都没有相应的字词或符号来表述。

许多存在进食问题的女性并没有极端反应。她们的精神与身体尚未割裂到只有身体能表达愿望和恐惧的地步。她们的体验仍然比较破碎，需要用食物作为一种精神建构，一个关爱的符号。她们用这个符号去接触、谈论悲伤的心理内容，用关于"食物与身体"的行为或想法来传达痛苦的本质。这样，她们的症状就是通往她们的内在生活的桥梁。存在进食问题的女性只能使用症状来表示她的悲伤，以及她对过去与现在、内在与外界的世界发出的抗议。

虽然所有进食问题都具有一些共同的因素和动力学，但强迫性进食、厌食和暴食之间仍然存在明显的差别。可以从关系矩阵的角度来分析这三个类别：与真正的照料者——内化的照料者（内在客体）在其照顾他人时伴随的情感状态——之间的关系，以及与自体需求（认可、舒适、能动性、联结、力量和性满足等）之间的关系。食物是满足自体需求的物质，同时是自出生以来关系交流的媒介。对食物的需求可以代表一切需求。

虽然可以把这些综合征看作彼此分离的独立存在，但许多女性会在不同综合征之间来回转换，依照不同的需求而使用不同的行为来表达不同的、变换的心理状态。厌食的女性可能暴食；暴食的女性也可能突然厌食；一年之后她又成了强迫性进食者，等等。

强迫性进食者

大部分有进食问题的女性都是强迫性进食者，她们进食是因为情感方面的原因，而不是生理饥饿。强迫性进食的行为多种多样。有的人在跟别人一起时会强迫性进食，有的人主要是自己一个人的时候会强迫性进食，也有人不分场合一直在吃，有的人白天可以饿了再吃而晚上会强迫性地吃（大部分强迫性进食者会在晚上出问题，因为白天将她们抱持住的框架到晚上就没有了），还有的人半夜两点不吃东西就熬不到天亮。有的人吃甜食，有的人吃淀粉，有的人只在乎吃了多少。在一部分人眼中，吃是头等大事，比生活更重要。另一些人明明工作、关系和性生活都不差，却还是需要在很多的体验过程中穿插一份冰激凌。例如：朱莉刚跟她上司进行了一次简短的、无足轻重的互动。当咖啡小车经过身边时，她忍不住买了两个甜甜圈吞下，平时她都只喝咖啡的。上司的语气让她不舒服，可她又觉得自己太傻、不该觉得不舒服。

再举一例：黛比和她的爱人一起度过了一个愉快的夜晚。他们做爱了；她的身体很满足，但她的内心像是有蚂蚁在啃咬，那种感觉说不清道不明，但她知道，一块蛋糕能够让这种感受消停。她说自己有点饿，虽然生理上并没感到饿，但她还是起身吃了块蛋糕。这下她就能入睡了，不过睡前又在心里埋怨了自己一番。

这两位女性都用行动症状——进食——来对某个时刻的情感做出了反应，这也是她们可以用来回应感受的唯一方式。咀嚼或吮吸食物是一些强迫性进食者的行动症状中最重要的内容；而对另一些强迫性进食者而言，真正重要的是味道、满足感、不停的反复思考（这已经变成了一个忠心的伙伴），或者是行为本身——起床，打开冰箱，四下找吃的，烤奶酪饼干，如此反反复复。整个体验就这样为许多强迫性进食者构建起了时间，填补了空白，成为她们与自己相处的唯一方式。

强迫性进食者用食物作内化客体和自体需求的符号代表，这样的理解范式为治疗方法提供了新的视角和基础。强迫性进食者缺少一个可以忍受焦虑的、内在的抚慰性存在；她们把食物当作好母亲的象征，向它寻求舒适与联结，减缓焦虑。除了这种普遍存在的情况，强迫性进食无法由诊断确定，因为在每一个诊断类别、每一个家庭系统、每一份性格描述中都能找到它（不同于暴食或厌食女性的案例）。对于每一位个体来访者，诊断问题在他们通过进食所反映的心理问题中扮演着不同的角色，包括：有人是对崩溃的恐惧，有人是因为丧失，有人是出于自恋创伤，还有人是由于冲突。五花八门的念头或情感状态、不经意地瞄一眼镜子、各种冲突、一次良好的或不如意的互动、压抑的感受、难辨的需求，所有这些都可以把人推向食物。

虽然食物在一段时光里象征着母亲与宝宝的融合是一次令人舒心的体验，现实中的食物其实是受自己掌控的、具体的独立物质。食物是唾手可得的、合法的，还是相对便宜的（Thompson，1992）。没有什么可以取代食物。爱人、伴侣、朋友、工作、运动和性，这些也许有所帮助，或者可以短暂地抵挡一下进食或暴食，但强迫性进食者最终总会回来用食物抚平那些她心理上无法代谢的、内在与外在的伤痛。食物就在那里，她想吃就能吃，不会反过来向她提要求，对她无欲无求；它也没有任何自身需求。这样的情况下，可以把食物看作过渡性客体（Winnicott，1971b）——虽然并不成功——或者看作自体客体（Kohut，1971）。

食物跟所有的过渡性客体一样，它用自己来满足女性从出生伊始产生的所有需求。在后来的生活中，食物可以用来在过渡空间里去反抗和抗议针对食物和更加圆满的情感生活的剥夺。暴食行为是在宣布：她的需求与欲望拒绝被消音。虽然她可能没有意识到自己在象征性地吞下什么，也不管她的反应有多错位，她都是在确认：自己拥有体验、进食、满足需求和更完整地存在的权利。

不过，无论吃下一块"照顾"给她带来多少抚慰，很快这份抚慰就会遭到来自心理的其他部分（反力比多自我或拒绝性客体）和文化的内化破坏者的嘲讽与拒绝。这些对关爱的抗拒让她无法切实地将过渡性客体的功能结构化为自我。自责削弱了她努力做出的拓展和自我养育。每次坚持了自己的权利和需求之后，她都会立刻吼自己："我就不该吃蛋糕的！""我要是把节食坚持下来就好了！"她一边因为食物和照料者辜负了她而难过，一边又气自己需要回家寻求支持。她很生气，因为现在她已经吃掉了蛋糕，可是需求或糟糕的感觉还在。她对自己有需求感到生气。在她为进食行为自责的背后，还藏着她对于驱使自己去吃东西的原因——伤害、冲突、丧失、恐惧——的自责。她努力去听自己的"吼声"、自己的"责骂声"，想办法把需求压抑一段时间，不去吃蛋糕。但接下来她就会气自己没吃蛋糕，需求又重新抬头。她又去吃东西。再次吼自己，无法接受自己合理的抗议和愤怒。就这样循环往复。对于一些强迫性进食者，"吼声"或"责骂声"既代表了也加固了与拒绝性客体或创伤性客体之间的关系，侵蚀了中心自我。文化符号与标志一直在加强这样的内在批评。这种情况下，过渡空间既不能充分过渡，也不是良性的，无法帮助自我得到成长。

厌食的女性

厌食的女性把女性应该"出现"而不该"存在"这个任务执行得相当夸张。她通过自己的综合征拼命寻求认可，想要给自己内在的空虚以形状和物质，（有充分的理由）相信爱、联结和食物都只意味着危险。她的力比多能量是向内的，她与内在的恶魔之间有着热切的联系。

有一些关于女性阴柔气质的反常要求，而她的厌食症就是对这些要求的逻辑延伸和夸大。她以束缚自己的方式去延展和推进自己的限制与边界，摆弄自己的心智与身体的界线，把关注和留意自己的需求、欲望、胃口的警示信息带向极端：她想有条不紊地将它们斩草除根。

当我们惊恐地看着她瘦弱的身体时，怎能不满心恐惧地看向男性主宰的厌女文化的灵魂？这样的文化会对女性做些什么，她就是活生生的说明。她狠狠地接受了文化定义的可以接受的女性形象，还出人意料地把它转向了对立面：无论年龄大小，她既不能，也不愿加入成年女性的生活和性别。她的厌食症不是对成长的拒绝，而是对身为女性不得不接受的生活的反对和反抗（Orbach，1986）。

对需求和食物的否定以及想要转变自己的愿望，都在厌食的女性身上得到了惊人的展现。在她看来，良性的过渡性客体是不存在的。食物代表着拒绝性客体或创伤性客体，它们被内化为不当的、侵入的、有毒的、控制的、过分亲密的照料者。奥巴赫（Orbach，1986）指出，厌食症是由对尚未出现的自体的保护和存留引发的。由于环境不尽如人意，这个自体不仅无法发展，还会觉得遭到攻击或淹没，需要把自己割裂开来、继续隐藏。为了保护这个隐藏的自体免遭进一步的暴露、拒绝、抛弃、湮灭，女性建造了复杂的防御和屏障。厌食的女性认为，自己的体积越小，留给内在攻击的内部空间就越少。照料者带来的入侵、控制、亲密让厌食者在自我否定、自我贬低中喘不过气来，这同样需要防御。为了保护自己，她以拒绝进食、不断美化身体、偏执地组织自己的精神生活的方式来获得掌控。她就这样遏制住了自己极端的脆弱以及无力、恐惧和焦虑的感觉。自我控制变成了她的人生目标。

她的体内掀起了一场战争。体内的自体成分在移向客体成分的时候，会面临被客体融合、湮灭或完全控制。自体成分在逃离这个状态的过程中，又面临被抛弃和孤独。厌食的女性就在体内从一个状态移向另一个状态，将这些（最初在外部世界中体验到的）状态投射回外部世界，并在人与人之间重新体验它们。执念与对完美的追求都想从这两个可怕的地方通过。

作为客体的食物是很危险的。她的身体作为骇人的需求、感受、要求和愿望的容器，也会遭到拒绝、受到控制。但她并不气馁。既然手头没有别的工具，她就用同样的东西（即食物和身体）创造出一个更容易被接受的存在；她一门心思只想成为一个"完美的"存在。她对身体反复磨砺、调节、雕琢、开凿，直至无懈可击。肥胖——一个在文化中令人胆寒的女性特质——对她而言不复存在。她的生活要过得无可指摘，她的身体对食物、性、舒适什么的完全没需求；它必须做到真正意义上的无欲无求。需求、感受对她而言都是不可取的，心无挂碍，便可以清清白白。

厌食症给了她答案，让她可以解决这些强烈的糟糕感受、实现近乎不可能的目标。当她战胜自己的需求和欲望的时候，她就仿佛获得了力量。因为她被禁止分化，而她需要获得认可、需要感到特别，这些需求就成了她保持厌食姿态的强大动力。"我有厌食症"，这就是展现自己与众不同的一种自我肯定方式；为她提供了一个身份。她剧烈运动，否认自己需要食物和睡眠，这些独特的方式能让她感受到片刻的成功、获得一些成就感。她枯瘦如柴的身体（却永远瘦不到令她满意的程度），既是她渴望已久的奖励（即联系着她终于被爱的幻想），也是成就与主宰的象征。她真实的自体藏在暗处，她却全能地创造出了一个果敢独立、固执无畏的虚假自我来行走于世。

厌食者的反力比多自我处在胜利的位置上。但它不让她体验任何满足感，所以她永远觉得做得不够好，必须继续努力变得更加瘦削。她一直不明白，无论她的身体多瘦，都改变不了她的内在现实，也不会让她觉得世界对她抱有善意。如果不采取治疗干预，这种依靠战胜胃口来争取自尊的挣扎就不会有停歇的时候，最终只会将她引向死亡。

暴食的女性

暴食的女性被困在了戏剧化的往复循环里：暴饮暴食，再（用泻药或呕吐或过度运动的方式）催吐催泄，然后不吃不喝饿着自己。长时间来看，她跟强迫性进食和厌食的"姐妹"有很多共同的问题和特征。女性会通过暴食行为来回应各种各样的心理伤痛、创伤体验与剥夺，这样的行为与她们的年龄、性取向、阶层、民族种族背景全都无关。女性通过控制进出身体的物质，努力掌控无法控制甚至难以名状的一切。她们把难过或创伤转变成围绕身体展开的争斗，无意识地希望能够治愈忽略、自恋剥削、贫穷、恐同和种族主义等带来的伤害。

如今，暴食的年轻女性越来越多。这一现象的出现，既需要社会文化分析，也需要了解个体的发展历程。身在职场的或在大学里准备步入职场的"新"女性面对着无比的压力和超高的要求，暴食症可以看作她们应对压力与要求的反应。这些年轻女性努力想要在飞速变化的社会里找到方向、为自己找准角色，但她们性别化的内在心理并没有为她们完成这项任务做好准备。

我们可以在许多暴食的年轻女性身上看到性别化生活的雏形。那些习惯上属于男性的、与职场关联的特质与价值观——独立、竞争、距离、理智、没有感情——都已具体化为个体的一个部分。与家庭、灶台相关的女性特质——养育、互相依赖、关联、情感、非线性思维——构成了自体的另一个具体化的部分。这些成形的自体保持着分离的状态；并不会交缠形成一个更大的结构。它们代表了不同的自我状态，拥有不同的存在形式、价值观、抱负、幻想和互动模式。暴食的女性会与每一组特质进行角力，在它们之间来回游走，努力找到适合自己的位置。每一次移动都代表着一部分的牺牲，所以没有哪一次移动是完全正确的。暴食的女性体验着这些相互对立的自我状态，所有的矛盾都好像无解，令她喘不过气来。

现实中，这两个世界有时候是相互对立的。梅琳达的老板吼了她以后，她说按照"常理"，她应该哭一场。可她不仅没哭，还"像个男人一样"站在原地，努力装出没有失控的样子（也许她这样做是对的）。让女性呕吐不止的正是这两个不同世界之间的不可调和。女性的身体既要涵容矛盾，又要根除矛盾。她们只能到治疗室，通过治疗关系来承认和了解矛盾，学着面对想在每个世界都做到完美的幻想，架通两极化的性别割裂，学着在外部世界的真实限制之内尽可能地掌控它。

直面这些矛盾让我们不禁要想，如果角色期待发生了变化，职场由女性来主宰，育儿任务有了平等分工，男性与女性的刻板认知变少，不再有女性要把工作干得比男性更好的压力，容貌得体的任务也发生变化，那么生活会是怎样？如果没有丝毫变化，女性就会继续依靠催吐之类的夸张手段，牺牲内在的安全感来换取在外部世界的成功。

除了社会分析，很多暴食的女性（不仅是前文谈到的一些年轻女性，也有其他女性）还讲述了一种普遍的家庭模式。她们口中的家庭体验都没有把她们视作完整的人而为她们留出心理空间。她们不可以占据空间、不能够提要求。她们都是好女孩，正常的愤怒、主张、叛逆的感受统统要藏起来。大部分情况下，她们的家庭里另有一个人存在严重的生理或情感问题、消耗了所有的空间和关注。暴食者在家中的角色就是一个照料者。她自己的需求无足轻重，但她的照顾角色对于维持家庭的正常运转至关重要。她完整的自体体验正在浮出水面，却得不到识别，她也无法以此为基础进行自我发展，所以只能用照料者的角色进行自我定义。为了稳固自己在家里的位置，她只能按照家人想要的样子来做自己：机灵、懂事、完美、性感、有性别、成功或不太成功……她用这些方式来满足父母的情感需求。这样的家庭模式让"好女孩"综合征一直持续，也让女性的关系世界与男性的个人主义世界，更难在更为广阔的世界中实现整合。

我们在临床实践中经常发现，这个功能良好、涵容又能干的"好女孩"体内住着一个狂怒的"野"孩子，她在绝望地呼喊着，希望得到认可。她跟厌食的姐妹一样，内摄了所有有声的和无声的来自父母与文化的要求与期待。她强迫自己成为最好的（虚假）自体，帮助她抵御内心的空虚、需求、愤怒以及被抛弃和无力的感受。

暴食综合征完美镜映出了暴食女性的基本挣扎。即便在煎熬，她也不能引人注目、不能挤占空间。没人知道她的这个秘密，她的正常体重或过大体重掩盖了她的问题。没人看得见她在大把地吞药片，没人知道她为什么会在工作报告后或工作聚餐后不见踪影，没人懂得她的绝望、混乱和羞耻。她的症状让她拥有了隐私——专属于她的情况，卫生间成了"她一个人的房间"，她可以不为人知地走开、不需要帮助。这种"病症"是社会的完美隐喻，小小的家庭单位将一个人的欲望点燃，又觉得它具有破坏性、不合情理，在家庭里、文化中都是见不得光的。

在内心层面，她的需求、冲突、恐惧、痛楚、欲望和感受（愤怒、性欲、嫉羡、爱恋等）全都被割裂，再转移到食物之上。因为进食或有感受始终是不对的，所以她总觉得食物可能不会再有了，同时因为她可能真的会饿，所以她就偷偷摸摸地胡吃海喝。如果她不能吃东西，食物也不是真正为她准备的，那么她唯一能进食的方式就是偷着吃、放开肚子吃。（强迫性进食者也是如此。）暴食的女性偷食物或偷别的东西，这样的情况并不鲜见，因为购买行为需要有意识地承认欲望和需求。

她每天（有时候一天十次）都在竭尽全力抵挡这些感受和情况。有时候她觉得自己成功地与内心的骚动和绝望分离开来，能够远离食物。但剥夺和对情感生活与食物本身的否定所带来的压力逐步累积，令她不堪重负。她的需求喷薄而出，全都表达成了对食物的极度渴望。她靠近食物，可能是想要唤醒母亲养育的美好体验，这一点跟强迫性进食者是一样的，但更多时候，食物是一个令人兴奋的客体，可以点燃欲望，带着养育和救援的承诺（虽然不可能兑现）、充满诱惑。

食物一旦进入身体，立刻就能击穿她为了抵挡迫切需求和坏客体而搭建的防御，引发恐慌状态（Bloom，1987）。她一直在努力疏远的那些感受和冲突此刻入侵，将她攻占。她感受到了内在边界的丧失：她身处的状态与一个侵入性的、压倒性的、湮灭性的客体产生了融合。她很快就把自己的恐惧和混乱转变为对自体的强烈憎恨。她输了、失控了、长胖了、面目可憎，对自己的反应满心羞愧。下肚的食物和对长胖的恐惧，代表着她对被永远困在这个不胜其苦的境地的恐惧。

不过催吐给了她一个解决办法。她可以采取行动；可以对自己的痛楚、恐慌以及令人惧怕的肥胖下手。通过严苛的节食、呕吐、滥用泻药，或者三管齐下，她对创伤性客体展开了拆分和消除，重建了自己的边界，由此重获平衡。她短暂地看到了希望，觉得自己总算是冲走了这些可怕的感受，但过不了多久，它们又会卷土重来、开始新一轮循环。

有些女性会经历更长时间的边界或自体的丧失，她们会把暴食（边界丧失状态的强化）当作催吐的引子，用这样的方式再次创造边界。她们讲起这个情况时会说，她们在呕吐之后，会有那么一阵子能清楚地知道自己的存在，感觉到自己还活着。

暴食的女性在象征性地重复：她已经得到的与将继续得到的远远不够，而且有毒。同样地，根据她的自体感知受损程度以及她的症状与实际情况的侵蚀性影响，她或多或少会被暴食症压倒，变得越来越孤立、越来越沉默。暴食再催吐就是她用以应对孤独和绝望的唯一方式。

❧ 第 五 章 ❧

开启关于进食与身体的工作: 姿态和工具

卡罗尔·布卢姆、劳拉·科格尔和莱拉·扎菲罗普洛斯

第五、六、七章讲述的治疗模式全都基于精神分析的关系框架,治疗师和来访者这一对二元体就是框架中的媒介,用以修通来访者的各种问题。这个过程复杂、充满挑战且特殊,始终由治疗师和来访者二者的主体性共同塑造而成。

治疗进食问题时,治疗师必须始终牢记:来访者的食物和身体行为的确(与其他事物一起)活现了客体关系以及与消费文化之间的关系。治疗搭建起来的舞台是为了把食物、身体、饥饿、性别、内在客体关系、人际交往及自我功能等全部交织在一起,主要依照的是协调的进食模式和住在身体内与活在消费文化中的模式。

传统的精神分析思想认为:症状性行为反映了潜藏的缺陷与冲突,如果冲突没得到解决、缺陷没得到修复,症状性行为就不可能减轻。文献讲述了大量因为关注症状而干扰了分析的情况,充满警示意味。但我们发现很多人在进展良好的分析治疗结束之后,其进食问题却依然如故,这恰恰就是因为没有直接针对症状和深埋在症状里的互动交流展开治疗。有些来访者觉得,治疗已经大大改善了她们的生活,但她们很多时候还是在沉默与羞耻中承受着自己与食物和身体之间混乱的关系所带来的巨大痛苦。我们认为,从分析的和心理教育、行为、认知的角度来处理症状是至关重要的。

治疗之初，不同来访者对症状和自己与症状之间的关系有着不同的认识。有的就是为了症状来治疗，因为她们需要对应的帮助，或者症状"牢牢攥住了"她们，让她们无暇谈及其他。在一些人当中，症状制造了她们内在的混乱；另一些人的症状则定义了她们的身份。有的来访者对症状闭口不谈；她们可能没把进食看作最严重的问题，或者不相信谁能帮上忙。一些来访者对自己的进食或体形感到无比羞耻，没办法一开始就揭露它们。治疗师是男是女、有没有女性主义的批判和感性、是不是进食问题专家，这些因素都会影响对症状的揭露；有时候，治疗师在这个领域的专业水平会让来访者放下羞耻感，说出自己的症状。

一位女性以讲述自己对食物的执念作为治疗的开端，她可能是在揭露自己最深层的私密需求和自己的心理组织。从一开始，她就需要治疗师关注她的症状。而另一位女性虽然也揭露自己的症状，但如果治疗师先笼统地关注她生活的其他方面，再直接应对她的症状，可能效果更好，以及更能为她所接受。治疗师需要仔细倾听，再做出相应的临床判断。例如，一位体形庞大的女性也许需要谈论体重包含的或带来的羞耻感，而另一位女性可能始终不想因为肥胖得到关注和干预。无论如何，到了治疗过程中的某个时间点，进食问题、身体问题和正在进行的操作都必须揭露出来，最终成为分析的核心内容。治疗师需要了解一个人的体重历史以及她的原生家庭对食物、进食和她发育中的身体持何种态度。探索这个领域可以打开核心动力学的大门。此外，治疗师应该提出协调性进食模式作为替换，让来访者看到在身体里舒适居住的可能性。分析症状的同时，还要提供解决方案。

姿态与详细问询

与存在进食问题的人一起工作，保持同情、好奇、共情、注意边界的姿态是必不可少的。治疗师必须展现出开放、好问的态度，既不能评判来访者，也不能将她们的症状归于病态。在面对来访者强烈的羞耻感的时候，或当她们弱化问题的时候，治疗师必须创造一个安全的场所，让问题能够得到清晰的阐述、受到重视，最终得以修通。在对进食行为以及触发和伴随进食行为的感受进行详细问询的过程中，让症状得到了认真的心理调查，给予了它足够的重视。治疗师需要传递出对症状本身、对感受的强度以及对症状的象征性内容的承受能力，只要在治疗对话中纳入真实的生活体验就能够做到这一点。

　　治疗过程还必须强调对症状全方位的好奇。共情与好奇催生出的详细分析能够触及来访者长期被隔离的体验。来访者与治疗师之间的以下交流，展现了问询以及对来访者关于自己身体的常见陈述表达共情的简单方法。

来访者：昨晚聚会后，我在床上躺了几个小时都没睡着，我一直在想，要是能减掉5千克，我肯定看上去不一样了。

治疗师：能不能再说点儿，长着多余的5千克是什么感觉呢？

来访者：我的大腿粗得吓人！

治疗师：这么吓人？为什么是大腿呢？我完全可以想象，如果你活在世上，每时每刻都觉得它们吓人，该有多难受啊！是别人说你的大腿粗得吓人，还是你自己这样觉得的？

　　检查这些进食事件和感到身体变形的时刻，是女性治疗之路的一部分根基。这些分散的时刻一再地被讲起，听上去好像每次都一样，只是在不断重复对潜藏的抑郁或焦虑的执着强迫的掩饰。很多时候，讲述时一再重复的、仪式般的语调甚至会让治疗师觉得，听过一次就跟听过无数次一样了（Gutwill，1992）。治疗师可能会认为不需要继续追问任何事件的细节了。事实上，精神分析训练的教导是：如果让来访者沉浸于自己吃了什么和觉得自己有多胖，以此来满足她们，就是反治疗的。这个说法没错，但仅限于，在以摆脱它所抵御和代表的执念为真正目的的时候。治疗师必须仔细倾听内容，最后超越执念，进入意义层面。治疗的成功离不开与执念（有时候可能包含弱化它的重要性）之间的精准工作，以及理解执念本身是如何既带防御性，又有适应性的。

对这些事件单调或歇斯底里的陈述掩盖了它们包含的深刻且丰富的意义。分析师面对的挑战是，如何向持续扩展的意义存储里添加内容，需要对每一次进食体验或身体变形体验抱有一定的假设，但与此同时必须有能力对每一个时刻都感到新鲜与好奇——就像比昂（Bion）说的那样，"不带丝毫记忆或欲望"（Bion, 1967）。她每创造出一次好奇的态度，就有可能获得新的信息，并在治疗关系中拥有一次新的机会。

治疗师在详细的问询过程中，参与到来访者的关注、核心体验和自体的解离部分中。治疗性的提问引导来访者慢慢发现：还有另外的思考和存在的方式。治疗师用这样的方式把自己与普通的文化假设区分开来。"有没有可能你对糖果的执念是因为你家里的种种桎梏，你还把它们带入了你的成年生活？"或者，"想想你和姐妹在家里的处境，再想想你弟弟的待遇，你在家里得到得更少是否跟你是女性有关系呢？"不仅如此，这些问题需要精神上的详细阐释，这为感受与思考（而非行动）开辟了心理空间。开辟心理空间让来访者可以在这里体验和反思自己的感受，对来访者掌控自己的行动症状至关重要。相信来访者的问题绝不只是5千克体重的事，可以让治疗师在面对把来访者压得喘不过气的自信缺乏与失败感时拥有希望，带来解脱和最终获得内在整合的希望。最后，这些探索性的问题存在于关系情景里；恰是这段关系能为来访者带来改变。

来访者想要融入文化，成为一个可以为人所接受的女性，拥有"得当的"身体，又害怕被文化中带压迫性的那些负面部分攥住、取代，治疗师需要抓住这两者之间存在的拉扯。来访者的症状里藏着她的欲望，想要增加对自己的认识，以此为自己在世界上争得更完整的位置。治疗师必须在心里定下一个锚，这样才能抵抗住来访者带入治疗中的那些改变自己身体的强烈欲望。来访者会向治疗师施加巨大的互动压力，让她帮助自己减轻体重。治疗师必须拒绝这一诱惑，因为只有在分析了这些愿望之后才能明白它们的意义。移情和反移情尤其容易在这里发生，因为治疗师很容易忽视或认同与体形相关的文化任务（详见第八、九两章）。（"我的来访者当然得减重。她超重了25千克啊。"）治疗师需要放弃（至少是监控）自己想要改变来访者体形的这个野心，这样才能运用反移情去理解来访者的无意识生活，而不是把反移情当作真相，去思考需要帮来访者对她自己的身体做些什么。治疗师可以为来访者的体重感到担忧，但如果把减轻体重看作目标，那就是跟文化和内在的破坏者站到一起了。如果来访者的体形出现了变化，那么治疗师需要了解清楚，这究竟是因为建设性的自然发展，还是出于对治疗工作的防御；对这一点的了解能够对治疗师的行动起到引导作用。

　　建立一个体重框架，有助于治疗师在与存在进食问题的来访者一起工作时，管控可能会一直伴随的医疗状况。私人执业的治疗师需要清楚自己能够处理的限度。体重34千克、身高1.62米、情况稳定、功能良好的一个人，也许适合某一位治疗师治疗，但不适合另一位治疗师治疗。换作一个超重50千克，还有心脏问题的人，也是同样的道理。治疗师要清楚自己的底线，清醒地对每种情况进行评估。建议跟厌食的来访者签订一份合同，确认低于双方认可的一个体重就中止治疗，否则医疗和心理风险会加大门诊治疗的难度。来访者有责任把自己的体重维持在双方商定的数字上。这一策略对于帮助厌食来访者主宰自己的身体、恢复健康非常关键，也让治疗师得以安全地开展治疗工作。如果来访者无法维持体重，就要接受住院治疗。维持框架的另一条要求，就是让高危人士（无论体形大小）同时接受医院治疗。

四大治疗工具

　　除了普通的心理动力学治疗的基本方法，还有四种工具可以用来处理进食问题：（1）心理教育工作；（2）探究症状各个方面的适应功能；（3）识别内在和外界的诱因；（4）直面内在客体，修通顽抗的症状。

　　治疗师采用了认知、行为和心理教育方法之后，必须评估和追踪来访者对直接的教育和建议（以及同时给出的动力学概念化）做何反应。这个过程需要密切监控移情和反移情。

心理教育工作

很多接受治疗的来访者对于热量和各种各样的减肥餐了如指掌，但她们必须学习一些关于身体、食物和进食的基本常识。有时候治疗师可以在治疗一开始就带入这些信息，但有的来访者很多年都不愿意听这些内容。文化和家庭的虚假信息（有时候还有错误信息）太普及，治疗师需要找出来访者深信不疑的关于进食和身体的内容中哪些是真的。接下来，治疗师需要慢慢让来访者看到，相信这些荒谬的思想、抱着这些根深蒂固的幻想会带来的矛盾、无效和害处，同时提出协调喂养自己的其他模式。

例如，可以充分讨论催吐、挨饿、滥用泻药和长期节食带来的体重忽高忽低等医疗问题。长此以往，这些行为对身体有害，会引发如下问题。

- 电解质失衡
- 牙齿和食道损伤
- 血管破裂
- 正常的蠕动和括约肌功能受损
- 蛋白质缺乏
- 肤色变化
- 脱发
- 体温变化
- 易疲劳
- 心脏内膜受损，可能引发心脏病
- 新陈代谢变慢（维持体重所需的食物越来越少）
- 认知功能受损

还需要提醒或告知来访者长期节食行为的后果。

- 节食会引起暴食，激发食欲。它们是剥夺的监狱，最终导致暴食的越狱（Orbach，1978）。

- 溜溜球式节食行为会改变新陈代谢，调整设定值。有研究表明，在不考虑设定值（自然体重）的情况下强迫人们增、减体重都很困难（《消费者报告》，*Consumer Reports*，1993a）。

- 节食会破坏饥饿这个可靠信号，导致内部感受到丧失和混乱。

来访者还需要一些与体重相关的信息，它们可以挑战对超瘦的执念。

- 800 ~ 900卡路里是第二次世界大战时期集中营里使用的饥饿饮食标准（Wolf，1991）。如果你已经很瘦了，那就要靠多吃（而不是少吃）来减重。

- 人是可以过瘦的。体重不足会影响月经、更年期、孕期的母亲和胎儿，阻碍骨头发育和正常生长。

- 体重超标不一定就是不健康。

大部分来访者都迫切想要得到医疗专业人士的帮助。以下内容有可能帮到她们。

- 存在进食问题的来访者常常遭受偏见和不公平的待遇，要么被轻视、要么过度恐慌。她们的体重成了所有医疗问题的罪魁祸首。

- 鼓励来访者，让她们知道她们可以拥有饱含尊重的医疗关系，可以展现所有的生理问题，体验相互沟通。

- 倡导患者权利，使她们可以获取所有想要的信息。帮助她们建立信心。有勇气去听取其他诊疗意见，带着提前写下的问题和本子以记下答案，在治疗过程中要求详细说明，批判性地听取那些把问题草率地归咎于体重的解释，不纠结于体重的数字（即知道体重会带来不愉快，那就不去量体重）。

- 深入了解在进食问题方面具有专业知识和哲学理念的医学群体。

- 很多医生并不理解进食问题的心理学，只把它当作节食、营养、体重问题，这就会进一步导致医源性问题。一定要避免，由别的健康专业人士全权负责患者的食物和进食，而不与治疗师沟通就制订治疗计划的情况。

反节食方法

了解这些情况很有用，但心理教育工作一开始会重点教授反剥夺（anti-deprivation）——喂养自己的"真实"身体法。这个方法包括教会来访者认可生理饥饿，这样才知道什么时候该进食，以及让所有食物得到识别、不再神秘。来访者要学着分辨与特定的饥饿体验相匹配的食物是什么，识别饱足感，并用它作为停止进食的信号。对这些行为的心理意义的理解要穿插在整个治疗过程中（详见第六章）。理解胖瘦状态的意义、努力接受体形、实现身体和自体的完整性，这些也是心理教育工作的部分内容（详见第七章）。为此，心理治疗可以在适当的时候，将有引导的幻想工作、体像工作、食物日志、日记和推荐读物整合到精神分析框架之中。同样，治疗师必须追踪这些建议对来访者的意义，以及来访者的反应有何意义。例如，某位来访者觉得治疗师提出的记录食物日志是对她的关心和理解，她觉得自己可以面对实实在在吃下去的东西了。另一位来访者却觉得同样的建议带有破坏性，甚至有惩罚意味，治疗师只有通过近距离观察"衍生材料"才能确认来访者的这一反应。

探究症状的适应功能

进食问题的症状就是来访者搭建的主要防御，可以让自己不用体验和检查某些感受、想法、冲突、认同、需求、幻想和物质情况。同时，症状表达了同样的感受和认同等。这个关于症状的扩展观点说明了，为什么治疗室必须接受和欢迎症状的进入。症状可以成为"泛化防御"（Kogel & Munter，1986）：一种对所有想法和感受的反应，一种嘈杂的干扰，让人无法看清显而易见的症状内容。另一方面，症状的目的可以是为了抵御特定的、非常明确的感受（例如愤怒），或者推开或隐藏自体或体验的特定方面。症状的心理功能或目的，即它与自我和内在客体之间的关系，可以在生活过程中和治疗进程中发生变化。解构了症状，所有的防御以及自体和客体的构造都会浮出水面，供分析所用。

治疗师要想理解症状的目的或其中的一个方面，就必须在来访者快速的陈述过程中，要求她逐帧地对进食时刻或对身体憎恨体验给出更完整的叙述。这样的详细描述至关重要。来访者经常像时速200千米的火车一样，一口气讲出自己的故事，所有的注意力都放在最后的终点：内心的纠结自责。自责虽然是这个循环的一个重要部分，甚至对一些来访者而言是首要部分，但它常常会掩饰或隐藏一些重大的心理问题，如果只关注责备，而总是绕过这些问题，它们就得不到处理和整合。治疗师需要"让火车慢下来"。他或她需要仔细检查每一节车厢、寻找有价值的内容，还要思考能不能把沿路的风景也看作旅途的一部分。在来访者细细讲述自己的故事时，治疗师需要找出症状背后的想法或行动是出于什么样的心理目的。这样的找寻是解决所有沉迷的关键，因为消除症状并不是唯一的目标。

例如，48岁的来访者雷尼首次接受治疗，她在完全不饿的情况下吃掉了一整盒甜甜圈。这个细节是她跟治疗师讲到更多的内容时提起的，治疗师不想中途打断她，但治疗师在心里记下了，必须找个机会把雷尼带回这一刻，问问她伸手抓甜甜圈这个动作是怎样解决掉一些无意识的心理问题的。在治疗师想要挖掘这次进食体验时，雷尼可能只想讨论当时有多气自己吃了那么多甜甜圈。这个时候，治疗师必须更深入地剖析这次体验，这是工作中很常见的关头。治疗师指出：雷尼所讲的对自己的怒气好像是在进食之后出现的，是对进食的反应。她又接着问雷尼：在伸手抓起甜甜圈再把它吃下的时刻，她还没有生自己的气，那一刻她是什么感受？雷尼想了一下，发现自己一直处于极度焦虑状态。突然之间，她明白过来，食物让她得到了抚慰。她对自己说的话感到很吃惊。治疗师为她做了阐释："这就是你让自己平静下来的方式，明白这一点很重要；也许你就是努力在用自己的方式或这种唯一的方式照顾自己，抚慰自己的焦虑。"雷尼第一次因为自己在无意识地为自己努力而感动;在雷尼的眼中,食物就是好的外部客体,需要把它消化成自体的一部分。对一部分来访者而言,慢慢了解食物的抚慰功能可以带来质变的效果。但另一部分来访者还需要更充分地探究抚慰本身对她们意味着什么。来访者经常告诉治疗师,她们觉得自己不应该产生想要得到抚慰的需求,这就打开了另一扇大门,可以去解决依赖、需求、相互关系这几个关键问题。很多来访者发现,她们不知道该如何抚慰自己,这就反映出她们缺乏早期的协调性抚慰体验。

找出症状的适应功能,也就突破了自我憎恨、认可了脆弱性,尤其是拥有并表达需求的脆弱性,也确认了对自我照顾和能动性的需求。治疗师满足了来访者一个关键性的发展需求:得到一位重要他者的理解、镜映、识别和肯定。治疗师用这样的方式帮助来访者建立了自体体验的资格和所有权。于是,来访者可以先欣赏、再内化防御的积极适应功能,同时拓展她的自我功能范围。也就是说,来访者必须先承认症状的自我调节功能,之后才能将它构建到自我之中。慢慢地,治疗师代替了食物的功能,来访者把对食物的依赖移情到治疗关系中,让感受得以在人际间获得加工、识别、哀悼和满足。

展示症状的适应功能的另一个例子是琼的案例,她常常说她的进食有麻痹作用,而不是雷尼体验到的抚慰感。进食对琼来说就像吃药一样。食物是她用以防御的主要武器,防御在情感上承认原生家庭的极端情感忽视。在移情过程中,琼用食物来对治疗师产生的影响感到麻木。

有时候适应功能可以反映短暂的冲突或想法,但它还可以表达整个症状出现的原因。例如,一位名叫乔伊丝的厌食症来访者讲过,她的家庭一直都在湮灭她的个性,挨饿为她在家里提供了心理空间。拒绝食物就是她获得掌控、得以生存的唯一方法。治疗师一再对这个适应功能予以承认,终于开始与乔伊丝产生了联结。这就为来访者提供了一个积极的环境,可以展开解决内在迫害焦虑的艰难工作。

另一位名叫马西娅的25岁暴食症女患者,她连续三天待在家里呕吐,她的注意力全都集中在罪恶感、自我厌恶感和对评判的恐惧感之上。治疗师让她慢慢来，仔仔细细地讲出自己的体验。马西娅最后终于找到了合适的词汇来描述自己有多害怕走出家门、走进世界、与他人打交道。马西娅和她的治疗师一起发现，暴食和催吐占据了她所有的时间，让她找到了一种比走出家门更让人感到安全的活动。马西娅觉得轻松了些，因为这种可怕的行为能够被理解和解决。

诱因的认同

马西娅和她的治疗师接着探讨了她最近一次是怎么发作的。暴食前几天，马西娅做了一次非常成功的工作展示，这是3个月之前她根本不会尝试的事情。她在讲述时飞快地提了一下这段经历，几乎是一带而过。治疗师"让火车慢下来"，回过头询问了她更多关于展示的细节。马西娅在展示之后好像非常焦虑，担心自己"作为女生"，是不是表现得太耀眼、太强大了。她害怕引起同事们的嫉妒。现在马西娅开始思考，是不是这些感觉让她回家待着，因为太害怕而被困在了自己的才华之中，一心只想让自己变得弱小。对这一诱因——展示成功——的识别开启了一段治疗，她们把重心放到了"被看见以及力量对马西娅的生活意味着什么"这一点上。这段工作最终让马西娅明白了她暴食的诱因：害怕遭到嫉妒（这一点需要更进一步的分析）。

雷尼在讨论了吃下一盒甜甜圈的适应功能是抚慰自己之后，又在下一次会谈中讲述了她做的一个梦，梦的主题是抛弃。感觉被抛弃好像很奇怪，因为前一次会谈时，雷尼应该已经觉得治疗师是懂她的。她们又回到吃甜甜圈事件，看着这片"风景"。当她们讨论起暴食之前发生过什么的时候，雷尼想起半个小时前，她跟她的爱人索尼娅通过电话，最近她们联系过很多次，每次都会让她觉得有点"好玩儿"。雷尼在治疗师的帮助下，清楚地讲出了自己在这么多次的联系中一直害怕被抛弃。因为过去的经历，她明白了自己为什么会如此迫切地想找到抚慰自己的部分。雷尼和她的治疗师都承认，在前一次会谈时，她们了解了食物的"适应功能"（抚慰），但没有找到触发她的原因（诱因）。雷尼觉得，没有完成这个发现过程就好像是被治疗师抛弃了一样，这种感觉和跟索尼娅在一起的经历是相似的。在讨论抛弃主题的时候，雷尼进食的另一个方面和与之相伴的动力学也引起了她们的注意。只要雷尼想要什么又没有完全得到，她就会感到失落或被抛弃；别无他法。她强迫性地需要爱人全部的关注，又通过一次性吃掉整盒甜甜圈，活现了拥有一切的强迫状态。

因此，诱因可以是有意识或无意识的冲突性想法、感觉、记忆、行为、行动、人际场景、物质条件和内在客体关系等，可以是照了一下镜子，闻到了一种食物，看了一眼某个人，一种"无法接受的"感觉，以及一个发展阶段，等等。诱因可以是多种的，可以是变化的，也可以是治疗内容或治疗过程的一种功能。

找出诱因，一方面有利于引入患者的精神生活与人际生活之间的关联，另一方面，也对认识患者的症状对他人的影响有所帮助。治疗师与患者一遍又一遍地制造这个联结，也就为患者的精神生活创造了更多空间，而当她的精神生活的存在得到了确认，就会愈发地可知、可控了。来访者有了新的洞察和体验之后，那些她们曾经觉得失控且怪异的症状慢慢变得清晰起来，可以加以理解和控制了。她对防御的需求减弱了。来访者对自己的体验有了更多的认识，她的自体感知也得到了增强，可以保护她免受自我憎恨的伤害。她对自己生出了更多的怜悯，也发现了更多在行为上和情感上管控诱因的方法，与此同时，她也越来越好奇自己会在哪些时候感到自责。

对于一部分来访者而言，需要找出每一种诱因，才能帮助她们建立情感生活。但也有一部分来访者，她们进食（作为泛化防御）是为了回应每一次的情感刺激，因此很难区分个体诱因，对于这类来访者而言，这种方法就不那么管用了。这种情况下，从了解来访者的生活和往事入手，效果会更好。首先要理清她的生活，了解她是如何变成今天的样子的。在这个前提下，找出诱因才会有意义。针对另一部分来访者，顺序要颠倒过来：首先要理顺食物和进食，然后才能深入了解有意义的生活。这种情况下，第一步要教会来访者分辨饥、饱、主动选择，再有针对性地进食。当她开始体验饿了再进食之后，就可以利用没有这样做的那些时候来寻找诱因。过去的泛化防御开始更多地执行信号焦虑的功能了。但是，仅仅识别诱因，对来访者是不够的。心理治疗还必须探究适应功能，这样来访者才能（如前文所述）把行动症状的自我调节功能内化到自我中。

直面内在客体，修通症状的顽固性

从客体关系理论（尤其是与令人失望的、拒绝的、创伤性的客体之间的关系）的角度审视精神生活和心理结构，能够从理论上认清来访者的挣扎与痛苦。父母照顾和文化影响的消极方面全都藏在心里了，如果得不到治疗，就会遏制来访者的发展，扼杀她们发展出令人愉快的关系的能力。痛苦的思绪、感受、想法、行为和关系会破坏另一部分自体的需求，纠结与沉浸其中对治疗师和来访者而言都是痛苦的挑战与折磨。与内在客体的长久纠缠会以食物和身体症状的形式经历又一次的心理转变，这也造成了工作的复杂性和长期性。治疗师要做好准备，反复与看上去似乎没什么变化的素材一起工作。正是在这样的重复过程中，新的意义和关系转变就慢慢出现了。

来访者对食物、身体和锻炼的使用始终包含一个悖论。她的症状一边在抵御自己的感受，一边又象征性地表达着这些感受。同样地，她一边用进食和身体的行动症状来抵抗移情，一边又揭示了移情的发生。她在抵御感受的同时，又在活现自己的内在客体关系。治疗师要明白一点：自己的角色已经被理解为抛弃的或全能的家长，而来访者需要摆脱这个角色的控制。治疗师要在缓慢复杂的工作过程中证明：自己比食物和来访者之前的照料者更可靠，即便她唯一能够展现自己的可靠方式就是可靠地理解这个动力。只有这样，来访者的依赖程度才能相应地慢慢减弱，因为一段更好的照顾体验得到了内化，可以探究新的关联方式和应对办法了。

例如，每次会谈之前，患者都可能会大吃一顿或呕吐一通，传递出"我不需要你"或"我要把需求或希望存起来或清空，如果你辜负了我，我也不会太受伤"之类的信息。还有些患者可能会在会谈之后暴食或催吐，用这样的方式赶走关爱，埋葬接受与联结的冲突方面，向所有强大的控制性权威表达抗议和反抗。

存在进食问题的女性都建造了强大的防御来抵抗关爱、依赖和亲密。她们一再阻挠自己对他人产生依赖，再把这样的情绪投入食物、体像的失真或锻炼之中，用这些代替可靠的人际关系。来访者对依赖的需求和她对这些需求的强力禁止，都毫无疑问会出现在心理治疗关系中。她会对来自治疗师的接触和关心产生矛盾的心情；虽然这样的关心和接触最终能起到治愈的作用，但治疗过程中会让人感到非常痛苦。来访者在重复早期的亲密关系时，常常会提到她们的恐惧，害怕自己想要的太多，害怕自己会吞噬治疗师。她们还害怕被自己的需求吞噬，消失在与治疗师的融合之中，或者被治疗师剥削利用。

来访者要体验和忍受的情感不仅有需求和依赖，还有肯定和自主，而且她不知道治疗师对待她的方式会不同于以往她的遭遇，这对她来说是极大的冒险。治疗师的关心、理解、共情、洞察、愉悦、游戏和镜映等回应，会让回忆、痛苦、剥夺、快乐时光、希望、欲望连同狂怒一并倾泻而出。来访者总是害怕自己用食物堵住的怒火会冲出来把治疗师、自己或双方一起毁灭；或者害怕自己会淹溺在痛苦中，无计可施，只能重新经历过去独自承受的痛苦。如果她让自己再全部感受一遍，结局会不会不一样？该不该让治疗师（而不是安全的食物）进入可怕的痛苦中；如果应该，要怎么做到呢？

女性来访者面对与治疗师之间的真实关系，第一反应通常是觉得自己自私和不配——害怕她们的"拥有"太放纵，会剥夺他人的所需。随着对食物之外更多东西的权利意识逐渐增长，她们的虚假自体组织受到了威胁，于是她们会害怕遭到报复和抛弃。"好"和"拥有"带来的感受太强烈，不同于以往，这让她们感到分离，觉得不符合女性的身份。一个正常的女人如果不靠剥夺和自我否定，她该怎么去跟他人产生关联？从小到大她学会的都只有这一种方式啊。

来访者与治疗师一起给了自己更多的照顾。来访者回想起曾经得不到照顾，曾经失去或从未得到的东西，曾经遭受的种种，这些强烈的痛苦被压抑、解离，现在都想起来了。此时已无法体验的痛苦得到了承认，她终于可以悼念过去发生的事情或未能实现的愿望，让这些丧失脱离食物和对身体的执念。她开始感觉到需求能够得到满足，但没能满足的需求并非不好，而她有这些需求也没有错。

不过，来访者接下来通常会在这些新的存在方式和关心中退缩，重返暴食或挨饿状态。她们会想要守着自己安全熟悉的处理方式，克制欲望和胃口，压抑自己想要和拥有更多的恐惧感与罪恶感。她们坚持着自己对内在客体的忠诚。当来访者与治疗师建立起更加积极的关系之后，会威胁到这个内在关联，而这曾经是她的全部。关联变得松散，会带来无尽的焦虑，以及背叛感和罪恶感。来访者不停地制造又打破与内在客体的分离，通常的表现形式就是体重的增和减，以及症状的一些方面重新出现。这些经历都必须得到容忍、讨论、保留以及修通。

因为食物和身体象征着一种客体关系，所以学会好好喂养自己、接受自己的身体，就是让自己从消极的父母内摄和文化内摄带来的影响中解脱，或至少能够将影响减轻。来访者能够慢慢地负责识别并满足自己对食物的需求，她们也就学会了真正照顾自己的一种范式。这让她们可以更好地掌控生活中的各个方面；让她们拥有更大的力量，培养、加强了她们的自我和自尊的发育。

与内在客体的工作也必须以它的文化形式进行。同文化坏客体一起工作，不代表一定要将人政治化，或者成为空想家或变得教条，但这的确意味着意识的培养，能够识别内化文化中的理想女性形象带来的坏处。全能的"有益的"虐待者——谁落在他手中都不会有正确的时候——通常就躲在健身、健康和"均衡"饮食这些概念里。下面的例子生动展现了，与这样的内在文化的内摄展开工作的情形。47岁的女性来访者安妮，讲述了她一生都在承受喂养自己的痛苦。她试过用自我协调的方式进食，但最近"失控了"，体重也涨了。她还提出想去"慧优体"。接下来的讨论发现，安妮是去年才开始把食物放在中心位置上的，她维持了6个月"饿了才进食"。事实上，她已经渐渐可以等待饥饿感出现了。不仅如此，她总共只增长了两三千克。治疗师认可了安妮取得的积极进展，安抚她夸张又带有评判意味的陈述。

安　妮：但我的体重没有减啊！所以，我一边觉得应该接受自己，因为我真的很爱吃蛋黄酱金枪鱼，可我一边又觉得蛋黄酱热量太高，我应该参加"慧优体"那种有组织的训练项目。

治疗师：你吃蛋黄酱金枪鱼的时候，一部分的你在说"没事"，另一部分的你在说"不该加蛋黄酱"。所以其实你每咬一口，都把其中的快乐带走了，因为附近总有一家"慧优体"在等你。

安　妮：没错，我脑子里就像在放录音带，赶也赶不走的声音在一遍又一遍地说"我很坏"。我不知道该怎么办；我真的喜欢金枪鱼和蛋黄酱，但觉得自己不应该吃。

治疗师：我很好奇那个说你很坏的声音。这个声音跟叫你去参加"慧优体"的声音是同一个吗？

安　妮：是，它说"我很坏""我管不了自己""我一点都不好""我应该去'慧优体'，让她们来管我""别吃蛋黄酱"。这个声音跟家里的一样，跟过去的一样，一直都在脑子里响。

治疗师：也就是说，"慧优体"跟录音带是同一样东西。"慧优体"代表了你体内的一个惩罚性的和剥夺性的声音，而且这个声音不敢信任你？

安　妮：（非常激动）但我不想输给录音带，我真的很想吃蛋黄酱金枪鱼，我真的很想听从自己内心的选择。我想要来自自己的东西，我想接受自己，我想真正做自己！

治疗师：你的这个部分充满了渴求和欲望；我还注意到，你在表达做自己的愿望时非常激动。

安　妮：我想要渴求，我也读过《肥胖是一个女性主义问题》（*Fat Is a Feminist Issue*）这本书，但我不想一直增重了。

治疗师：感觉你的心里已经是炮火连天了，金枪鱼和蛋黄酱说的全是这件事。一方是你的欲望、你的渴求、你的激情、《肥胖是一个女性主义问题》、自我接纳和不想让自己像个疯子的愿望；另一方则是你的一部分觉得自己很坏，跟它同一阵线的还有父母对你的惩罚、你对自己的不信任、"慧优体"、节食产业和应该长成什么样子的文化压力。这场战争让人感到沮丧又矛盾。你只要一吃蛋黄酱金枪鱼，内心的大战就会爆发。你如果吃了自己想吃的东西，就是在与家庭和文化为敌；或许你还会觉得自己背叛了它们，因为你内心的一个部分会觉得它们是正确的，而且就算它们错了，谁又敢冒这个险？

安　　妮：我就是这样想的。我能感觉到两个阵营，我也真心希望这一方（她指了指接收的、真实的一方）能赢。

治疗师：但你暗暗担心另一方可能是对的。

安　　妮：对啊！万一我做不到呢？万一这样我会长胖呢？

治疗师：你的意思是万一你真的很坏、不能信任自己了怎么办？如果身边每个人都认为你做不了选择，而你自己也动摇了，那就没法坚守自己成年女性的声音了。

安　　妮：而且，我一辈子都听到身边的人在告诉我"做错了"。他们都是对的，我不能自我感觉良好。

治疗师：所以我们眼下要做的不是你该选那一方，而是要学会欣赏你内心冲突的深度与痛楚。我们一起来好好把两方都认识一下吧。

　　纳入文化批判，可以对外部和内在世界产生更加深刻的认识，也有机会发展出更好和更多样化的反应。人们可以生气，发展出幽默感，更有意识地做出妥协，采取有政治意义的行动，改变友谊和恋爱关系的本质，创造不那么具有压迫性的亚文化，并由此过上更真实和更有活力的生活。

第 六 章

学会自我喂养：心理动力学模型

卡罗尔·布卢姆、劳拉·科格尔和莱拉·扎菲罗普洛斯

强迫性进食的动力学深埋在所有进食问题综合征之下：进食资格的缺失，禁止了解和利用内在心理符号，缺少能够自我抚慰的内在结构。即便在厌食症和暴食症的案例里，在分析了防御之后，也会出现跟强迫性进食一样的情况：一刻不停地找吃的，仿佛失控的行为，以及执迷的思想过程。所以，所有存在进食问题的来访者都必须学习饥饿、饱腹、食物选择的知识。尽管教人怎样协调地进食听起来像在说教，但还是可以把它看作一项精神分析任务，因为第五章刚刚讨论过修通冲突与防御，这对于重获完整的身体自体过程中的每一步都是必不可少的。在分析关系中，处理症状就是我们所说的处理食物和身体的工作。本章将详细阐释这项说教或精神分析工作的各个组成部分。

与作为心理组织者的节食心态工作

治疗师必须面对一个现实：大部分存在进食问题的患者在开始接受治疗的时候都在节食。其实，很多患者都在意识层面上寻找更好的方式来克制自己。长期的节食行为有多种功能：从帮忙组织食物摄入，到帮忙组织内在和外在生活。节食发挥着躁狂防御的功能，以最高水平的"坚定"和控制，抵御着失控生活中令人抑郁的方面。节食行为是文化给外表和自我照顾开出的处方，是女性人际关系和身份的一个方面。作为心理组织者的节食行为是对焦虑甚至解体的一种防御。对长期抑制者而言，节食联结了令人失望的、创伤性的内在客体。因此，放弃节食这份熟悉的、来自家庭的安全感，标志着深刻的内在转变。

来访者也许会说："我是谁？""如果不节食了，我又会是谁？""我能想吃什么就吃什么，做出这么激进的、几乎与女性对立的行为吗？""这样的满足，我真的能拥有、配拥有吗？""我真的配得上这种自我接纳吗？""我信不过自己的内心。""我知道哪些食物有营养，但我不相信自己会去吃这些食物。""我的反应只配挨骂和受处罚。""我必须管好自己，否则我就会撒野，做很过分的事情，变得又贪又坏又肥。"治疗过程的最终目标是要让节食从自我和谐变为自我失谐，这个变化需要治疗师找到节食行为的有害作用以及它在心理组织中被使用的情况。

节食行为在心理结构中的牢固程度是一个很好的诊断指标，可以显示精神痛苦和用协调的方式自我喂养所需的心理资源。从那些可以轻易放弃节食的人，到很多年都无法放弃节食的人，再到有些一辈子（甚至在走向死亡的那一刻）可能都放弃不了节食的人，这中间有一条发展线。

有的女性在接触到女性主义批评和反节食信息之后，不管这些新想法来自书本、治疗师、自助群还是朋友，都会很快发生变化。这些新想法可以帮助她们果决地打破节食—暴食的循环。她们慢慢找到自己的饥饿感，再自我喂养，就可以相对轻松地平静对待进食和自己的体像。

例如，简是一位年轻聪明的女性主义者，她不明白为什么自己的体重会出现波动。她以为节食和暴食会相互平衡。然而，在一次历时六周的工作坊里，通过集中了解进食和体像问题，她获得了重要的启发。听到不节食反倒可以让体形稳定的时候，她非常激动，立刻放弃了节食，感觉自己一天也不能再节食下去了。她很快就拥有了饿了才吃的能力，不过准确地挑选身体需要的食物还是花了一些时日。简在工作坊里表现出的状态是：朋友很多，上课很开心，离开家也没有不适应。她只是需要帮助，变成升级版的进食者，这也对她在生活中的基本生存姿态给予了肯定和褒扬。关于反剥夺方法的说教式信息就是最好的工具，帮助简找到了与食物和身体舒适相处的方式。她在这条道路上的第一个发现是胃感觉到了饥饿，又在帮助下开始尝试饿了就进食。她有低血糖，组长就建议她随身带点食物，尤其是身体所需的富含蛋白质的食物。这样简在需要喂养自己的时候就不必等太久，也可以避免其他不适的生理反应。她的身体饥饿得到了缓解，同时，简在心理层面上证明了自己是信得过的，能够做到为自己提供坚实可靠的照顾，满足自己的特定需求。简还认识到，强制吃得少和保持身量小就是对女性的一种压迫。明白了这一点，她终于不再束缚自己，不用再挣扎着摄入少于实际需求的食物。

不再节食和拓宽食物选择范围的想法能让简和其他人深感释怀、激动并得到肯定。简是很好的例子，证明有的人从心理上欢迎自由、自我协调、养育和接纳等想法，有兴趣跟随治疗工作完成任务。

莉萨的情况跟简相似，但存在更为复杂的心理情况。26岁的莉萨是一个精力充沛的研究生，她接受治疗的时候，问题比较多：职业同一性与性别同一性都有冲突，潜在的低水平抑郁，以及长期的内在孤独感。她进食不规律，抑郁的时候会吃很多袋饼干，又经常在隔天什么都不吃，希望这样能够抵消前一天吃掉的饼干。很多时候她会去吃大餐，并不考虑饥饱感受。她的体重波动范围常在10千克上下，非常在意食物和多余的体重。

莉萨参加了一个反节食的进食主题小组，这个小组还在进行中。她很享受食物，她喜欢并接受了这个新方法的理念。在治疗的时候，她提过好些问题，其中一个是："你怎么知道什么时候该吃东西？"饿了就吃这个想法很让人激动，饥饿时应该被食物满足的念头更让人开心。虽然莉萨用了很多年才修通引起强迫性进食的心理问题，但她立刻就开始了协调性喂养。治疗师和新的想法都让她找到了一直在找寻的关怀和抱持。小组对于减轻莉萨的孤立感和羞耻感起到了至关重要的作用，它的意识唤醒功能帮助莉萨和其他成员认识到，他们的很多选择和行为都被内化的文化常态和期待支配着。

　　有了其他女性的支持，莉萨觉得自己拥有了尝试新的进食方式的力量，这些方式符合她的需求和欲望。例如，每次饿的时候，她都喜欢就着一大杯牛奶吃一种特别的丹麦巧克力。疗程进行到第四天的时候，她很惊讶地发现自己疯狂地想吃沙拉，于是开始更仔细地倾听自己身体的要求和节奏。她的困惑、羞耻和焦虑渐渐消退，她也开始在探索进食体验的过程中找到乐趣。

　　简和莉萨都发现，要停止节食、回应内在信号，只要找到一种替换的方法就可以。她俩都从小组治疗的形式中感受到了充分的支持，她们都敢于与饥饿、饱腹、食物及身体建立全新关系。简不再需要后续治疗，莉萨则进入了长程个体治疗，去修通她的症状所包含的问题。进食主题小组是一种有用的模式，它可以向来访者介绍这种新的进食方式。在小组全体成员都支持和乐于分享经验的环境中展开心理教育工作，是一个处理食物、进食和身体问题的良好开端。这样的抱持环境是对消极文化内摄的有力挑战。

　　然而，很多人跟简和莉萨不一样，如果不付出巨大的努力和没有透彻的分析，她们就无法放弃节食。由于内在和外在的种种问题，她们经常在节食行为和依赖身体的饥饱信号之间来回摇摆。压力降临时，她们又会转向节食寻求保障感、安全感、持续感和关心的可靠感。但是节食这个照料者非常棘手。节食带来的安全感是那种总在责备客体的安全感："克制！管好自己！别要求太多！不能随心所欲！照着我的样子做！"在这种情况下，来访者需要很长时间才能接受治疗关系提供的另一种安全感，它有限制、有结构且可靠，没有那些伴随着节食的关怀而来的一刻不停的剥夺、惩罚和躁狂。

　　例如，乔安娜会在节食和暴食之间往复循环。她偶尔会进来说："我知道我再也不想节食了。我想饿了再吃东西，但我得先减掉10千克才行，要有一个跳跃一点的开始，找到一点自信，对自己的身体感觉好一点。"几周以后，她又会说："我已经连续5天靠自己觉得饿才吃东西了，但我就是放不下手里的叉子。你看我这样子！我简直一团糟。我根本没办法在我的专业领域（公关）找到工作。本领当然重要，但'样貌'才真正有用。"乔安娜在讨论中讲了她最近这段时间在面试新工作，非常焦虑。

治疗师：我发现你非常难过，觉得自己完全失控了。不过，你能不能讲讲上
　　　　次见面以后你又经历了什么呢？

乔安娜：我去参加了那个面试。他们用的电脑我不熟悉；但我不用电脑也能
　　　　干活儿。最讨厌的是，那儿的人个个都那么年轻，那么瘦。

治疗师：你担心要学习新系统吗？

乔安娜：我肯定学得会，那个人也说了会培训，但如果我学的时候旁边有人
　　　　盯着，我就会很焦虑。我知道你觉得我疯了，可我坐那儿就全程在
　　　　想，要是我能再瘦下10千克，这就根本不算事儿。

治疗师：似乎你在担心自己能力不够，然后想用改变身体的想法来安抚自己
　　　　和保护自己。你知道这个想法为什么这么有诱惑力吗？

乔安娜：（大笑）我想起了我父母最喜欢重复的一句话，"只要你看起来像那
　　　　回事儿，你就能行"，不管什么事情。他们从来不知道怎么给我实质
　　　　性的帮助。他们总说我想干什么都能成功，但从来不引导我或给我
　　　　任何有用的意见。（乔安娜开始流泪。）我真心喜欢我的工作；当我
　　　　做出成绩，表现很好的时候，我会觉得自己充满活力。我想要干出
　　　　成绩。（她大笑。）可能我不饿的时候吃东西，就是为了"得到更多"。

治疗师：这个想法很有意思。也许多吃就是"多得"；也许那真的是你让自
　　　　己感到成功的方式。你想要成功，想得到尊重，甚至想成为充满吸
　　　　引力的女人，而努力改变身体成了你应对恐惧和欲望的方法。

　　乔安娜非常不自信；她觉得自己"做得不对"，又对最新的技术不了解。
她对自己的外貌很依赖，又觉得已经保不住了，因为没有节食害她增重了不
少。节食行为就是她束缚焦虑的方式。她希望得到一张文化处方，告诉她在
食物和身体的竞技场上怎样才能"做得对"，这样她对自己的感觉就会好一
点。节食行为活现了她早年家庭生活的基本动力学：她的父母总是夸她长得
好看，鼓励她去做自己想做的事情，但无论做什么，他们都会告诉她按照他
们的方式去做（而不是引导她）。节食在进行了几周后总会继续不下去，因为

她受不了限制，包括食物和她觉得自己没有得到的指导。慢慢地，她明白了为什么食物和身体成了她各种挣扎的竞技场，治疗师则一直努力去理解症状的适应功能——节食与强迫性进食。

乔安娜的专业（以及其他诸如表演、舞蹈等专业）非常看重外表。这个事实不容否认，但也要让来访者明白，她需要为这个现实付出的心理代价。针对乔安娜这个案例，需要提炼出由家庭动力学和价值观带来的对外表重要性的过高估计。真正要问的问题应该是：如何保证职业操守？换句话说，在适应更广阔的世界时，要如何做到不迷失本心？

在"从能放弃节食，到不能放弃节食"这个连续谱上的下一个例子是，19岁的大学生蕾切尔。（第六、七两章会数次提到她。）她的案例展示了如何用节食作为主要心理防御，应对自体的解离部分。蕾切尔觉得自己非常胖，尽管她其实很瘦。她的进食方式相当混乱：她13岁就开始节食了，还严重滥用泻药。莉萨一开始的问题是，什么时候该吃东西；蕾切尔不一样，她带着焦虑脱口而出的第一个问题是："我要怎么节食？该不该再去'慧优体'？"在首次会谈的进行过程中，她谈到了早年遭受的性虐待，还讲了父母的情况：他们都聪明有才华，但脾气难以捉摸，还爱喝酒。治疗师给出的建议是，也许应该一起来理解进食与家族史之间的关系。不过，蕾切尔还需要了解节食的替换方式，主要是从情感上和生理上了解自己，包括了解身体发出的饥饱信号。替换方法的目标之一是，帮助她最终能够与食物和自己的身体舒适地相处，并理解节食行为对她而言意味着什么。她可以按照自己的节奏来完成这个整合，并跟随治疗师对她的了解。几个月以后，蕾切尔才开始参考这些意见；刚开始的时候，治疗师觉得替换方法对她来说没有意义。虽然蕾切尔其实可以感到饿，有时候还能回应饥饿感、喂养自己，但她做不到每次饿了都这样。她还是觉得减重才是头等大事。她想加入"慧优体"，但因为她甚至没有达到超重2.5千克的要求，所以被拒绝了。结果她开始自己节食。治疗师接受了这个情况，但提出她们要继续了解节食的意义。在蕾切尔看来，就连挨饿都比保持她现有的体重更能让她接受。

在治疗师的帮助下，蕾切尔发现她当前的体重与自体的解离部分有关系：那个惊恐失控、在父母混乱的家中找不到安全感的蕾切尔。再瘦一些的形象代表了她更年轻的自体形象，那时候的她人缘好、不遭人嫌、没有失控；还代表了理想的家庭形象，仅仅闪耀着她父母的才华。

至此，在已探讨过的与蕾切尔的工作中，治疗师从我们的协调性进食与身体接纳模型中得到了指引，得以串起蕾切尔的各条人生故事线：（1）问询食物和身体；（2）问询她过去和现在的生活；（3）食物、身体跟她的生活之间的关系；（4）她对治疗的反应。有一点变得很清晰：只要蕾切尔的身体还代表她情感生活中不安、失控的部分，她就没办法专注于进食问题。节食行为和滥用泻药都是为了掌控从青春期到成年早期自然增重的身体。蕾切尔的体重增加还与她萌动的性欲有关，她对此感到相当矛盾，希望能把它跟早年的经历一并抹去。

讨论了这些内容之后，蕾切尔突然退行了：虽然她的自体在控制力和组织力方面都变得更好，但她的泻药滥用程度却升级到了危机水平。治疗师借机诠释了蕾切尔对开始治疗的严重焦虑，还建议她提高原本每周一次的会谈频率，这样会为她的担忧、恐惧和冲突提供更多安全感。蕾切尔的焦虑得到了缓解。治疗师还建议她谈谈对治疗师的诠释做何反应，以便了解她在心理治疗关系中的感受。蕾切尔开心地说了。就这样，一场更加真实的对话得以展开。

治疗师为了架通蕾切尔的暴食症与她的情感生活之间的沟壑，进行了三种干预：（1）找出适应功能，也就是建立对整体症状和症状各个方面的心理需求；（2）识别诱因；（3）进行认知教育，例如跟她说，"吃得这么少也不一定就能减重"，或者"滥用泻药会影响括约肌的功能"。同时，治疗师一直在进行重建症状场景的关键性工作。她把了解到的关于蕾切尔过去和现在的生活的信息，跟关于节食和泻药滥用的后果的知识结合在一起，很快蕾切尔就明白了，跟她的"食物障碍"有关的不是食物，而是这为她曾经难以理解的一切提供了抚慰。有了新的认识和与治疗师之间积极的联结，她终于停掉了每天都用的泻药。暴食症不再发挥"泛化防御"的作用，接下来的治疗讨论了食物及其意义，努力理解她失真的体像，以此来追踪暴食—催吐的特定诱因。

治疗师给出了解释：虽然蕾切尔在一段时间以后已经完全停掉了对泻药的滥用，但她的强迫性进食、自我限制和对体重的执迷，都需要更长的时间才能修通。蕾切尔确实被自己一刻不停的进食欲望和暴食心态折磨了很长时间，这种暴食心态认为消化的食物都会变坏，对她来说就是立刻变成脂肪。

40岁的乔茜是一名"限制性暴食者"。在节食连续谱上，她的限制性进食代表了主宰内在世界的创伤性客体与她之间的关系。她说自己没有节食。但是，她的进食模式对于何时、何地进食和进食什么都表现出了严格的强制管控。她觉得可以接受的餐馆只有几家，她觉得可以一起进食的人也只有几个。这些仪式般的模式只要稍有中断，就会威胁到她的"管控"和内在平衡感。混乱、骇人的暴食与催吐会一段接一段地爆发，每次爆发都会持续几小时，抵消掉她的强制感，让她感到虚弱、疲惫又受挫。

乔茜需要这样的强制感来保证自己精神上的完整性，这种心理需求之强，一直到治疗的第五年才得以直接触及。在这个案例中，与节食和节食心态的工作一直等到治疗师和乔茜在心理治疗中建立起了更加安全的关系才开始，那时治疗师才对进食行为发起了挑战。慢慢地，乔茜透露了更多的信息，治疗师才得以把她的限制性行为诠释为防御，主要针对的是对依赖的压倒性需求和对被抛弃的恐惧，因为她在童年时遭受过身体虐待。在治疗的第三年，乔茜在接受治疗师和排斥治疗师的两种状态中来回切换，乔茜一边渴望联结，一边通过贬低治疗师进行防御；与此同时，乔茜的暴食症急剧恶化。治疗师见证了这一切，也扛住了她的全部攻击，并把这些举动理解为内在客体的自我维护，这是对另一种关系体验可能出现所做的回应。治疗师在向乔茜展现出自己的力量和与她的联结之后，终于向乔茜诠释了她对食物的限制与她的情感状态之间的关系。

节食发生在治疗中时

来访者在治疗过程中考虑恢复节食或者真的付诸行动，都是很常见的。回归节食状态或节食心态，预示着那些痛苦的、还没暴露的素材即将出现。在治疗开始后恢复节食的行为，常常是来访者在告诉治疗师，移情和反移情问题正在冒头。最终，必须分析节食在各种心理和人际交往策略中的使用情况，而不是直接付诸行动。

例如，29岁的行政助理杰姬已经接受治疗6个月了，有次她在会谈一开始就宣布自己加入了"慧优体"。接下来一段时间，她的进食协调性提高了。当问她做出这个决定是出于什么原因的时候，她说之前那个周末她去了父母家，她父母听说她没再去"慧优体"，都变得非常焦虑。她告诉父母，她接受的心理治疗不鼓励她节食。整个周末，她父母不断地质疑她的选择和判断，还对她的未来表示担忧。杰姬在回家的火车上，开始了对身体的执念，第二天早上一起床就决定重新加入"慧优体"。节食计划让她能够用熟悉的方式与父母保持联结，确保他们可以接受她。由于这个事件发生在治疗早期，杰姬和治疗师还没来得及为杰姬开辟出一片内在空间，让她跟父母分化。不过这个最新的节食决定提供了这样的机会。

32岁的梅兰妮在一次无比痛苦的会谈后，决定禁食。她发现，治疗师既没有因为她的暴食和催吐而对她感到失望，也不恨她，由此推翻了她的移情预期——暴食行为会令治疗师反感。梅兰妮此时的断食愿望，是为了防御最终得到理解和被接受的希望。对这样的关系抱有希望是很危险的，因为它意味着需要面对"这段关系可能丢失"的想法，威胁到了她与内部客体的联结。作为替代，她选择了节食，熟悉的剥夺者和拒绝者：更安全，可预测性更强，比人更容易控制。治疗师理解这个过程，也证明了自己可以坚定地抱持梅兰妮的拒绝与绝望。随着梅兰妮对治疗师的信任逐渐增加，她信任自己的能力也得到了提升。节食的频率降低了，她也开始在身体信号的引领下更加可靠地进食。

类似的情况还有多萝西,在治疗的头一年,她一直在节食,同时在吸收和琢磨用不同的方式与食物、进食、身体产生关联的各种思想。她经常考验治疗师,当她确定了自己不会遭到背叛和利用之后,她终于愿意放下节食所代表的对他人起到抵御作用的结构和缓冲物。与人的关系变得比节食更加真实、有趣。[正如冈特瑞普(Guntrip,1991)所说:"人比药片好多了。"]

有好几周的时间,萨拉都是吃自己想吃的,听从饥饿的信号,没有暴食和催吐,在治疗中稳定地处理着一些关键问题。然后,她在强烈的自我憎恨的驱使下回到了暴食和呕吐中,还开始了严格的节食。在跟治疗师一起思考为什么会在治疗的这个时候出现这样戏剧化的症状回归时,萨拉讲了她做的一个梦。那个梦跟变化的地形有关,在解析梦的过程中,萨拉讲出了她的恐惧:她害怕失去她的暴食问题,因为这让她有了独特感和地位感。她一点点地讲出了她最担心的事情:如何让治疗师觉得她很特别。在她说出这一点之后,与移情感受的工作就开始了。

简和莉萨这样的来访者很早就放弃了节食行为。但对蕾切尔、乔安娜、梅兰妮这样的来访者,节食作为内在客体关系已经根深蒂固,在治疗过程中会是一个突出问题。不过,只要来访者不再继续把节食行为当作解决办法来活现,也不再继续这样想,就有可能识别出,这样的活现或想法只是精神痛苦或关系沟通的信号。来访者可以通过分析心理沟通,代谢掉这个素材,而不把它在治疗室内外付诸行动。

协调性进食:饥饿

要想协调地喂养自己,就需要找到生理饥饿感。学会区分和标记内在的身体感知尤其重要;它为身体和自体的整合与调节打下了基础。要真实地喂养自己,饥饿感是唯一可靠的个人向导。前文已经讲过,患者在人际关系中学会了识别饥饿感。心理治疗关系就提供了一个近在眼前的机会,让饥饿感可以成为心理和生理存在。饥饿感证明了自体有内外两面；为区分各不相同的内在需求状态奠定了基础。饥饿感就这样形成了自主性，也区分了自己与他人。在没有感到饿的时候喂自己食物，会把自己置于脆弱的状态之中，容易受到外界定义，而与内心体验隔绝。

存在进食问题的来访者不会把饥饿感当作向导来依赖。如果让她们问自己饿不饿并以此来了解自己的进食者身份，她们内心的"地形"就会发生变化。这个问题本身就是以自体拥有会说话、听得见、看得懂的身体为前提。很多患者都需要很多年的时间才能走到这一步。当患者留意到自己很少出于生理饥饿而进食的时候，治疗师必须对进食的表达功能表现出好奇。可以将那些好像已经失调、失控的进食组织成心理现象以供分析。

治疗师通过以下过程来帮助来访者发现饥饿感：一开始就要询问来访者关于饥饿的身体体验的历史、记忆、联想和恐惧，询问在她们感到饥饿的时候他人对此的反应，询问她们学到了哪些跟饥饿相关的知识和她们是怎样学的。她们有没有过出于饥饿自然进食的时候（例如，在减肥营、在外婆家、独自一人）？同样，来访者需要了解，自己如何通过不断填饱肚皮、抑制饥饿信号以及误读或干扰信号等方式去否定饥饿感。例如，有些来访者很难把生理饥饿跟焦虑、激动或生理疲惫区分开。有的来访者只有在节食的时候才知道饿，这种情况下她们要么吃得不够，要么是按照外界提供的时间表在消耗食物。对她们来说，饥饿感一方面与难受、剥夺相关联，另一方面又是胜利的成就感。

饥饿感让一部分来访者感到恐惧和混乱。如果饥饿感特别强烈，就会像来自体内的迫害式攻击，或来自外界的剥夺式袭击。如果人们把需求和感受体验为袭击和羞辱，那么她们对饥饿的体验也会如此。而且，由于饥饿跟食物代表内在客体关系，它们会产生问题并在移情中呈现。治疗师要记住，移情的对象可以是她，也可以是食物和身体，因为它们代表了关系。只要来访者觉得自己不配喂养自己，饥饿就会一直是吓人的情景。但是，当饥饿感被食物满足，当需求被好客体满足，饥饿就没有那么吓人了，反而会变得更加容易控制，最终还会令人感到愉快。

　　下面是两个截然相反的案例。多丽丝和贝丝都超重了至少50千克，也都是为了体重问题前来治疗的。在治疗的头一年，多丽丝就可以想象甚至体验饥饿感了，虽然频率不算高。这让她感到焦虑，但她理解了概念并参与到治疗之中，因而她的生活体验跟饥饿和食物的意义交织在了一起。到了治疗的第四年，她修通了对于早年想要更独立的罪恶感（这份渴望对她母亲产生了威胁），同时发展出了连贯的饥饿体验，能够自信地喂养自己。对多丽丝而言，饥饿在无意识中意味着自主，享受饥饿就需要哀悼母亲的亡故（她在多丽丝9岁时去世）。与此同时，她还能够承认对依赖的需求，自母亲去世以后，这样的需求已经被压抑已久。

　　贝丝与多丽丝的治疗师是同一个人，贝丝已经进入治疗的第八年了，但还是感觉不到饥饿。就算一整天粒米不进，她也依然不觉得饿，只有头痛会证明饥饿感曾经来过。她这一生，身体都是解离的：她从来没有连贯的内在体像。拥有身体就跟拥有感觉一样，是脆弱的表现：她家的关系模式对脆弱持零容忍态度。父亲永远是对的，永远有理；母亲从不对他说"不"。法律条文式的口头语言定义了他们的人际交往形式，否定了孩子全部的主体性。贝丝跟父母一样，常常有出众的智力表现；但她完全没有主体性的感知，旁人在她眼中也都只是部分客体。法律条文式的话语风格犀利，容不得丝毫不完美、需求、歧义和生动演绎。在这样的环境里长大，意味着感受和需求都必须用理性的方式来表达，就像做案情陈述一样，否则就必须抹杀。这种气氛催生出的最明显的感受——无助感——也必须被彻彻底底地割裂出去。

　　贝丝35岁的时候接到了第一个任务（多少年过去了）：充分与父母分化，以便开启寻找自己的主体反应的过程。于是，她开始找寻范围更完整的感觉。例如，她的麻木感慢慢消失，她学会了分辨悲伤和失望。或许，等到她可以跟感觉友好相处，把它们都整合到内在自体系统中，以及真实的自体体验不再阻拦真实的身体体验，她就可以开始发展内在身体系统了。在这之前，饥饿仍然是令人极度害怕而不想去体验的现实，因为它代表了她最绝望的脆弱和无助的感觉。在普通的早期发展中，真实的身体体验累积成真实的自体体验，两者相互交织。但那个可以帮忙判断拥有和体验身体意味着什么的自体，贝丝却没有，因为她的自体到目前为止一直处在这样的解离状态中。当然，有可能会发现存在某种身体创伤；但此时，单是心理创伤就已经严重到足以摧毁她的身体和自体的完整性了。

如果来访者体验不到饥饿感但愿意学习，那么她还是可以在这个过程中得到帮助的。她们可以在心理治疗关系带来的安全感中展开幻想，想象饥饿可能是什么感觉。治疗师可以问她们，身体的哪个部分可能会感到饿。她们讲到过，沿着消化道能在不同位置体验到饥饿感，但通常是在胃部。有时候，有人会提到头痛或眩晕，这一般表示她们在进食前把自己饿得太狠了。如果体验到饥饿感的部位不是胃，或者在不寻常的位置，那就必须考虑人格解体、解离、性虐待或精神失常的可能性。

她们在想象中体验饥饿感的时候，会出现哪些感受和联想呢？饥饿感是否在开始的时候很温和，之后慢慢积攒力量并引向进食，这在情感上是否舒服？或者饥饿感是尖锐的疼痛，令人想要忽视或让人感到害怕？饥饿感就是所有需求的象征，那它会不会像一口沸腾的油锅，锅里翻滚着永远得不到满足的需求？来访者需要了解尖锐的疼痛出现之前有什么样的生理感受，这样她们才能更及时地进食，打破饥饿与疼痛和剥夺之间的认同。心理治疗中最重要的一点是：时刻应对来访者对体验需求的防御。

有些来访者可以在幻想中组织起没有太多焦虑的内在体验，治疗师可以建议她们在一周里挑出一天静待饥饿感降临，并且跟她们强调：觉得饿了就要赶紧进食。明白饥饿感能够且应该得到食物的满足，就能建立并增强饥饿的体验：饥饿感是可知的，可以且只能用食物来满足。来访者通过运用心理动力学的技巧，发现自己能够确认自身的需求，还能满足它们。她开始变成自己的好家长。她获得了养育自己的新能力，松开了与内化的剥夺或侵入性客体之间的联结。随着一天内识别并满足饥饿感的次数从两次增加到三四次，她有力地重组了自己的心理结构，增强了对自我（可以被满足需求）的认知。

另一位40岁的女性来访者彭妮有强迫性进食问题，一直很难在出现生理饥饿的时候进食。她不停地"吃零食"，很少让自己觉得饿。她从8岁起就断断续续地节食，这份体验极为痛苦，带着强烈的剥夺感，饥饿就跟节食行为联系在一起。当彭妮有能力感到饥饿而且能够在自己家里吃东西的时候，治疗师建议她：在没有重要事情的某天，不要起床就吃零食，等到生理饥饿感出现了再吃东西。

彭妮"一丝不苟地"听从了建议，然后在下一次会谈的时候，她说结果令她很吃惊。刚开始的时候，她就等着，时不时地关注一下身体和感觉，啥问题都没有。但一个半小时之后，她被孤独感淹没了，同时出现的还有令人害怕的生理上的空虚感，这让她强烈地想要与人接触，什么人都行。彭妮在探究这些感受的过程中回想起来，童年时期有过相似的感受，现在也非常孤独，这让她很伤心。只有当彭妮可以更好地检视、理解且不加评判地整合自己的情感和体验的时候，饥饿带来的问题才会消失；不过，她拥有了新的认识，朝着变化和更和谐地与自己相处迈出了第一步。

彭妮渴望取悦治疗师，从她"一丝不苟地"遵守她的建议就能看出来，这在移情中得到了探究。彭妮和治疗师更深入地理解到，当她跟别人在一起时，她会给自己巨大的压力。她总是必须当个讨人喜欢的"好"女孩，从来不愿意体验他们的不悦或自己的愤怒。这让她的人际互动压力重重，导致了她尽力避免社交活动，于是又强化了她的孤独感和孤立感。

不饿的时候拿食物

当来访者把饥饿感和协调性进食当成指导原则后，她们就会顺势讲出各种在不饿的时候进食的情况。她们在这样的时刻通常已经无力承受堆积如山的焦虑了，于是采取行动来缓解紧张情绪。进食就是来访者为了平息焦虑而做的疯狂努力，这样就能分散注意力、压抑自己、让感觉麻木、抚慰情绪，不必再体验更深层与更难管理的自体感受、自体需求和自体的不同方面。治疗刚开始的时候尤其如此，此时最明显的症状是进食问题，必须追踪它的适应功能和诱因，才能提供帮助、建立关系、解码症状语言和创造出双方都能懂的语言。这是建立历史叙事和情感叙事的基础。

前文提到过的19岁大学生蕾切尔，她在一次会谈的一开始讲起，她每天起床以后会根据自己在不饿的时候有没有吃东西的强烈渴望，来判断这一天会不会是好日子。治疗师叫她多讲讲这种"渴望"。

蕾切尔：嗯，就是渴望把全世界都放嘴里，渴望吃点实实在在的东西，好让自己有实实在在的感觉。（沉默片刻）但吃过以后感觉又很不好，觉得自己有罪。这种感觉很糟糕，我只能吃泻药来排掉它。

　　　　（治疗师知道，体验感受或表达需求与欲望都是蕾切尔的禁区，于是决定探究这种渴望的适应功能。）

治疗师：我们可以过会儿再看罪恶感和对排出坏事物的需求，现在可不可以先谈谈你的渴望呢？这样我们才可以了解得更深入。

蕾切尔：嗯，我仔细想过了，当我想要把食物放进嘴里的时候，我会感觉到片刻的平静。这让我想起了这周发生过的一件事情。

　　　　（蕾切尔回忆起与某位前男友的偶遇。短暂的见面之后，遇见他的快乐变成了难过。然后她就开始吃比萨了。那天她已经吃了冰激凌，所以她必须用上泻药。回忆完这一段之后，蕾切尔发现自己吃完比萨就没再想前男友了；她的全部注意力都转到了食物、进食和她的身体上面。）

蕾切尔：我的天，可能这次的暴食跟食物完全没关系！

治疗师：之前我们发现，进食可以让你感到实在、可靠，帮你恢复平静。现在又加了一条，它还能帮你赶走不舒服的感受。

蕾切尔：所以我渴望的对象是赶走那些感受吗？后来我又吃了泻药来惩罚自己的渴望，我还可以根据吃了多少泻药来给自己不同等级的惩罚。

　　　　（这次会谈中，蕾切尔一直震惊于比萨帮助她抹去了与前男友的全部情感体验。）

蕾切尔：（哭了起来）我才发现，我已经折磨自己三年了，我真的以为都只是食物的问题，现在我才明白，根本就不关食物的事。

蕾切尔现在明白了，"渴望"与生理饥饿没有关系，而是一种强烈的失控感，这种感觉会在白天随时击败她，有时候一天内会数百次地袭来。这让她意识到，她的问题不是食物，甚至也不是渴望，而是害怕自己对他人与对自己的感受。意识到这一点让她大受震撼，但也令她如释重负。现在她明白了"渴望"是什么，拥有了更为真实的掌控，就不用再因为控制不住的食物冲动而惩罚自己了。这次会谈后，她只用过两回泻药，这些场合也都在会谈中进行了分析，之后很快她就不再使用泻药了。现在蕾切尔让饥饿感充当内在向导来指引自我喂养，她也开始留意自己在不饿的时候去拿食物的情况。她的观察自我（observing ego）变得强大，她还能用它来纳入解离掉的痛苦体验。与"渴望"感觉的斗争一直令她痛苦，但她不再用吃泻药的方式惩罚自己了。

食　　物

在治疗过程中，来访者要学会将食物置于合适的位置上，让它做养育、援助、关心的源泉，也可以从它那里了解自己如何把食物作为"坏"照料者来使用。

作为客体关系的食物

伸手拿食物具有丰富的心理学意义，探究食物本身、选择食物的原因以及吃掉食物的方式等内容同样能够揭示早期和当下的内在客体关系。食物所代表的照顾既有来自来访者早期家庭竞技场的，也有来自同辈和文化环境的。这些关系如何以原初的、幻想的或真实的形式得到内化，将决定来访者如何利用食物：是狼吞虎咽、吃了就吐、断然拒绝、避之不及、细嚼慢咽，还是甘之如饴。

例如，讨论饥饿感时提到的彭妮，她以前过着离群索居的生活。后来她慢慢开始跟另一位女性打交道；这对她而言是非常新鲜的体验。当她讲述跟这位新朋友的一次约会时，她说出了她们吃过的每一样食物的名称。彭妮在经历了多年的束缚之后，近期刚开始跟随生理饥饿感进食。约会结束几天以后，她发现自己的进食量比平时大，而且不是为了回应饥饿感。她很不理解自己的行为。治疗师试了很多方法来跟进这个事件，都没有进展，最后问她究竟吃的什么，彭妮的答案是米布丁，平时她根本不喜欢吃这个。治疗师终于明白这段特别的插曲是怎么回事了。她提醒彭妮，她和她朋友一起出去的那天晚上，她朋友吃的就是米布丁。彭妮惊呆了。接着，她就发现，这并不是一次孤立的体验。她想起了很多次进食体验，特定的食物代替了与特定的人的接触。彭妮明白了自己在用食物表达对联结的欲望和对联结带来的危险的惧怕。这里的食物（特定的某种食物）就是一种需求的客体，这种需求从幼年开始就没能得到满足。米布丁也代表了好客体，这里就是她的朋友。接受对米布丁的需求，一旦下肚就感觉它是"好"的，这就是彭妮在转变她的补偿性客体关系的一部分过程。她们发现了从这起进食事件中释放出来的意义，之后，她们需要一再对它展开工作，直到来访者能够内化它的功能。为此，食物必须得到尊重，来访者为自己获取食物的需求也应该受到重视，这个过程可能会很漫长，因为意义和情感依然包含在食物里面。治疗师和来访者可能还需要坐在一起聊很多次，共同分析强迫性进食和选择食物的意义，而不去讨论如何拥有更好的进食体验。

希拉要求进行一次治疗来评估自己眼下的治疗（以进食问题为中心）。在探究她跟母亲的关系之前，希拉已经可以不再强迫性地进食了。她的家庭历史中，最重要的一个事实是，她母亲在她很小的时候就让她节食，从那以后她就一直有强迫性进食问题。当治疗师开始跟希拉谈起她母亲的时候，她又开始暴食。现在已经过去了三年，她终于又可以"理智"地进食了，她的饮食很均衡，偶尔吃点甜食，但她害怕下一次暴食随时可能出现。当治疗师听到她说"理智"时，就明白了这个词饱含深意，于是分析了希拉对食物和进食的（过度）理智态度。希拉的回应是，她终于详细讲出她觉得自己是在平衡父母双方相互冲突的婴儿式需求。治疗师认可了她的担忧，告诉她，她好像是在用"理智"的进食形式活现与父母的关系，这可能会引起叛逆，也就是她感知到的暴食随时可能爆发。也许希拉需要学会根据内在的主观欲望来进食，而不是用"理智"的方式。治疗师还重新提起了暴食，认为希拉在用它作为情感层面上"发生了什么事情"的信号，这个事情可以得到探究和解决。这个案例跟彭妮和米布丁的情况不一样，看上去像是新找到的掌控感，其实是对当下令人失望的客体关系的再现。

十几岁的达娜过度限制自己的饮食，最后只能入院治疗。她的母亲患有厌食症，非常自恋，只关注自己的心魔；她的父亲则是个工作狂。她的三个兄弟得到的待遇跟她的截然不同：他们可以多吃食物、吃甜食、有更多的关注、争取自主，也能获得更多的支持。达娜对食物的恐惧和抗拒反映出她对母亲的认同和与母亲的竞争，她希望引起她的注意并讨得父亲的欢心。对于自己忍受的剥夺和不公，她努力控制怒火，于是把痛苦转移到了食物上，继而排斥这个有毒的物质。达娜慢慢学会了忍受自己的怒火和欲望，为生活的现实情况感到忧伤，也明白了是食物神奇地抱持了她的创伤，这就是她对它深恶痛绝的原因。在艰难又漫长的心理治疗过程中，达娜慢慢拥有了更多的情感生活，不再觉得食物那么危险了，最后还觉得它很抚慰人心。这又开启了一段强迫性进食和体重增加的时期。达娜和治疗师一起使用反剥夺法来为食物揭秘和正名，处理现在食物所代表的对联结的迫切期盼。治疗师成了好客体，一个始终关注着达娜的成年人，跟她自私自利的父母不一样。

在前面的几个案例中，食物都慢慢执行了更加令人心情舒畅的、丰富的、有营养的功能，来访者也能更加自由地体验情感生活。

分裂食物、身体和自体状态

来访者需要明白，她们对好食物和坏食物的概念是如何跟对好自体和坏自体的认识联系起来的。为什么吃白干酪会让人觉得变瘦、变好了，让人自我感觉良好，认为自己有魅力；而吃巧克力就会让人觉得马上变成胖子、瞬间失控、变坏、变丑、变傻和没朋友。

在我们的文化中，食物饱含了好与坏的神奇特性，超越了基本的营养价值和适当的心理功能。食物发挥着魔力药水和变形客体的功能，可以修复、摧毁、提升和破坏生活。可好可坏的食物与内在自体状态联系在一起，代表着分裂的自体体验，包括好与坏、主动与被动、强与弱、善良与邪恶，以及令人向往的与遭人嫌弃的。

这些与胖瘦相关的自体状态和想法结合在一起，相互影响。因为胖瘦状态还细分出了精确的类别，所以食物、自体状态、体形全都在交互变换。一个人可以感觉不好、挑选觉得不好的食物、感觉自己又胖又丑，然后待在家里不出门，因为她就是遭人恨的坏人；但她也可以用白干酪开始一天的生活，然后瞬间感觉很好，有资格享受美好的一天。

另一个人本来感觉良好，突然一个烦人的念头或感觉冒出来，让她无法承认、代谢或理解；于是她吃了一块（或一袋）饼干，让自己恢复平静或者转移注意力，这下她就可以解释心情不好的原因了："我刚吃了块饼干。我真让人恶心，完全是个废物；我根本管不好自己。我也只配挨老板骂了。"吃饼干，在承认问题的同时又否认了它，它确认出了问题，同时用假理由替换了真实原因。这是一个封闭、脆弱、易变、动荡却自我保持的系统，情感只会在与食物或身体状态相联系的时候才存在。

如何与这一现象一起工作呢？接着看上面这个饼干的案例，治疗师可以问来访者或者直接指出，这块饼干拥有无尽的力量；也可以让来访者解释复杂的感受和互动。"这块饼干怎么会如此强大？"这个问题说明进食事件包含了更多值得识别和探究的内容。治疗师还可以问如下问题："你老板骂了你，他是个男的，跟你父亲年纪差不多，还是在公开场合，这对你来说意味着什么？你是不是很生气但又不敢说，所以需要找个方式让自己闭嘴？"这样的提问就是在分析吃饼干的适应功能——把火气咽下去。治疗师还可以跟来访者一起思考：饼干本身有没有什么值得去理解的意义。它为什么能让人如此激动、拥有这样的吸引力？她是不是在同事的午餐盘里看见饼干了？这块饼干是不是她童年时不敢吃，而多亏了这次的恼人情形才终于吃上了的？饼干是否抚慰了泛化的不安感、熟悉的焦虑或抓心挠肝的无名渴求？针对这个案例，治疗师可以指出，在这样一个被剥夺的内心世界里给自己东西、让自己拥有某样东西，有着积极的一方面——适应功能。治疗师还可以在这一刻或之后提问："一块饼干怎么能这么坏——而你吃掉它怎么就这么无耻了？这可能也不是计划内的事情，为什么要这样自责？"除此之外，治疗师还可以开始思考，来访者有没有跟老板活现对她本人的移情。

这个案例触及了很多心理学的任务和问题，同时传递了对食物的一个特定姿态和一种进食范式：治疗师建议来访者对自己的行为、内心生活和人际互动产生好奇；她们一起为分裂贴标签，向分裂提出质疑；她们一起识别并诠释"拿食物"这个动作的象征功能与适应功能；她们一起挑战关于食物和进食的僵化思想；她们一起为食物本身以及拿食物和吃食物找出心理意义；她们还一起详尽分析移情与反移情。这样的分析之后，来访者也许就能用更加热情的姿态面对自己的冲动和感受了。这样的探究——也许只是其中的一小部分——跟在别的分析工作中一样，必须反复开展。由于食物与心理现象有着错综复杂的关系，来访者又执着地认为症状才是唯一的问题，所以反复工作——从生活中提炼出食物、从自我价值中提炼出对身体的不满、让一切归位——是需要长时间进行的治疗工作。

选择食物

人们怎样才能用自己喜欢的食物来喂养自己呢？如果她们从来都没得选，没机会了解自己的口味和喜好，一直以来接受的都是什么该吃、什么不该吃的广告轰炸和健康宣传，那么什么食物才能让她们身心都满意？大部分情况下，存在进食问题的女性一生都在放弃对吃什么的掌控，从来没人鼓励她们去发现自己的好恶。她们没有意识到，不同的食物会给她们带来很多种可能的感受，她们的情绪或身体状态在不同的时候会有不同的食物喜好。在她们看来，各个食物群之间的区别只有好或坏、会增肥或不会增肥、热量高或低；除了这些令人高度紧张的概念，女性基本上完全不知道该如何用满足感官的方式来为饥饿的身体提供营养。

当来访者被问到"如果你想吃什么就能吃什么，你会吃什么？"的时候，她们会感到头昏脑涨、不知所措，对这个最基本的自体知识毫无头绪。当她们想象吃掉大量自己一直在辛苦抗争的"坏"食物的时候，心里充满了恐惧。被获准可以"拥有"，会让人产生撕心裂肺的冲突感，因为一直以来，"拥有"都跟危险、自私和贪婪联系在一起。

对食物的选择内嵌于民族、历史和文化的背景之中，关于吃什么的信息飞速变化，矛盾对立却又无处不在，它们也让这一选择更加复杂。与食物偏好建立私密的关系，需要花力气和心思整理出广告的影响、医疗的要求以及个人习惯的生活方式。这个漫长的过程既有挑战性又让人困惑，但通过批判性的思考，从进食中获得满足感，学着与矛盾的感受共处，最终也是可能找到和平的解决办法的。

有的女性对自己喜欢吃的东西有更好的感知，或者有过不用强迫性进食的时期。但这些经历都很短暂，因为这些女性并不相信自己一生都可以想吃什么就吃什么而没有失控的担忧。她们的治疗师需要给她们很多鼓励，哪怕一错再错，也要向她们证明这是最令人满意的进食方式，有了饥饿感就进食不会伤害身体。只要身体情况不需要特殊看护，那么对自己想要什么、身体在生理上需要什么了解得越精准，就越能有效地让自己得到满足，促进心身整合。例如，如果她跟朋友在一起的时候咬了三口巧克力蛋糕，并刚好能得到满足，那么她就不用等朋友一离开就花三个小时呕吐了。

有些来访者没有任何为自己的食物负责任的经历，完全不知道用什么喂养自己，治疗师可以用多种方式帮助她们找到自己的喜好、做出自己的选择。可以鼓励她们读烹饪教程、逛食品店、研究菜单，想象食物的口感和下肚以后身体会有什么感受。治疗师可以使用聚焦法，以及在心理治疗关系提供的安全感中使用引导幻想和意象，激发来访者的新想法与新感知。她可以这样去引导幻想。

想象一下你开始觉得饿了。这是合理的，因为你已经几小时没吃东西了，所以你现在唯一要做的事情就是进食、好好照顾自己。现在，努力想象什么食物真正合你心意。咸的、脆的还是含奶油的？是很多种类不同的味道，还是土豆配肉？是奶奶以前做的特别香的汤、多年没吃过的面包、你从来没想过要做给自己吃的馅饼，还是要开车出去才能吃到的东西？如果你想到了什么诱人的食物，就想象把它吃下去。自己做的、买的都行。现在想象吃掉它是什么味道、在嘴里是什么感觉、咽下去又是什么感觉？食物下肚以后你有什么感受？如果感觉不好，就先把它列入可能性清单，再试试别的食物。你不喜欢、不想吃的东西，不需要吃第二次，你的选择随时可以变。

还可以幻想在宴会桌上。

闭上眼睛。想象你面前有一张巨大的宴会桌。桌上全是你喜欢吃的食物，应有尽有。好好看一看、闻一闻你喜欢的这些丰盛的食物。你还可以添加或去掉一些食物。现在把你的名牌放到桌上，说："这是我的宴会桌；我只要饿了，随时都可以来自己的宴会桌，喜欢吃什么就挑什么吃。"提醒自己，这些食物不会断供、都是为你准备的，随时可以替换、上新。现在想象一下，你找到了想吃的食物，也想好了怎么样实实在在地拿到它。如果你知道，往后余生，你会一直拥有一张属于自己的桌子，可以引导自己进食，这会是什么感觉？

这些幻想为来访者清醒、自信地迈出下一步打下了基础，也就是在感到饥饿的时候，实实在在地吃真正想吃的食物。如果来访者觉得这个过程很好玩、很享受，她就能把过去的折磨、痛苦和否定变为机会，去发现需求、欲望与喜好，并在规律、愉悦、舒适和逐渐增长的自信中获得满足。当她适应了饥饿感和食物，能够聆听身体的声音并做出回应的时候，就打开了一整个关于身体需求和对主观体验的认识的领域。学会在感到饿的时候就进食，能够帮助她应对需求的其他生理状态，并抓住机会满足这些状态。

治疗师应该提醒来访者，感觉到饿的时候，别的什么都不用做，只需要用营养的、能让自己满意的食物去喂养自己。从现在开始，就由她们自己做主了。没有人比她们更清楚自己的身体需要什么。慢慢地，这就会变成习惯，不再那么冲突、困难和耗时。她们可能会发现，之前特别想吃的甜食其实只是"记忆中的"食物，已经满足不了她们了（5 岁时吃过的"银河巧克力棒"）；或者她们正在偏爱有限的几种食物，并连续几周只想吃意大利面。她们可能发现自己很喜欢烹饪美食、开晚餐会，与大家一起进食代替了强迫性进食。她们可能还会发现，决定其食物选择的原因过于武断，要么是家庭重奏，要么是食物的方便性（快餐、预制菜什么的）。

有些女性在允许自己想吃什么就吃什么之后，很快就能远离剥夺和节食的姿态。她们与食物之间的混乱关系会减弱，强迫性进食、挨饿和暴食都会变少。但更为常见的情况是，来访者需要很长的时间，在很多步骤上反复，一会儿做一会儿不做，才能认清自己的口味和选择，才能随时都清楚自己想要什么和需要什么。选择食物最终是关于自我定义、自主、权利，以及与家庭和文化压力的分化，所以这种新的中介感知变成了来访者自己的好照料者，反映出与内化的父母约束和文化限制之间的关系发生了变化。成为自己的好照料者当然令人激动，但这个过程漫长又曲折。

让食物合理化

当来访者眼中的食物成了能养育她、给她营养的东西，而不再是被禁止的、有威胁的、危险又糟糕东西，她就能最终打造一个可以自我约束的心理环境。如果她从敌人的集中营里把食物——所有食物——释放出来，真正让它进入自己的生活中，相信自己有权利享有它，那么她就不再需要暴食或偷吃，食物也不会为了回应剥夺而入侵她的思想了。

因为食物可以无意识地代替真正的关系，所以一定要与食物本身形成令人满意的、和平的关系，让食物不再带给人抛弃、拒绝、挑逗的体验。来访者在与食物形成更好的关系的同时，也重新梳理了自己的内在客体关系。女性成天都会跟自己聊食物。治疗师必须仔细思考并处理这些想法所呈现出的内容，以及它们潜在的冲突与模式。关于食物的想法呈现出的内容本身非常重要，它会让失调的进食一直持续，逐渐损害自我功能。在无意识层面上，这些关于食物的想法常常包含冲突混乱的念头和体验，也必须加以阐释。例如，有些人告诉自己，她们一直在吃东西，让人感觉恶心又失控，但她们没有意识到一个扎根更深的想法——不管为了什么，她们都不该吃东西。所以，尽管表面上有人说自己一直在进食（可能确实如此），但她在心理上一直排斥每一口食物的体验，所以永远无法获得好好喂养的整合体验。

强迫性思维会捆绑一些人的焦虑，也会防御另一些人的分裂。虽然这样的想法涉及远离他人，但也是一种与真实的人和内在补偿客体保持联结的方式。治疗师必须抓住强迫思维的双功能——既想远离又想靠近——之间的张力，帮助来访者在开始撤离的时刻意识到自己的行动。等来访者接受了这个想法，即这种令人备受折磨且一再重复的思想提供了一个"忠心的陪伴"，她就实现了观念的根本转变，减少了自我鞭笞，并对自己的回应和相应的诱因产生了好奇。

治疗师的任务是帮助来访者对食物说"行"和"不行"。这并不是像很多来访者害怕的那样，如果说了"行"，就必须立刻吃下去，或者一直不停地吃，比她们的需要多出十倍地吃，或者只吃糖和脂肪。而是，说了"行"表示这些食物都上了饿了就能吃的清单。这样的心理环境支持自由、选择、充足、热情和尊严——这对于那些习惯了限制胃口发出的信息的女性而言，肯定是一种根本性的变化。对待食物的这种新态度成了一种范式，来访者用此来对待不同的关系：与自己的需求之间的关系，与其他人的关系，以及与自己在世界上占据空间这一事实之间的关系。如果店里的芝士蛋糕、西蓝花或者面包看上去很好吃，要问的问题不是"我可以吃吗""我该不该吃呢"，而是"我饿不饿呢""我想不想吃这个""这个能不能让我觉得恰到好处""我的身体现在用得上这个吗"。如果来访者并不饿，问题就变成："是什么感受、冲突或人际状况让我想吃东西的？"

在将食物合理化的过程中，把食物带回家的时间节点和数量是两个重要变量。来访者常常害怕家里有"被禁的食物"，治疗师有必要建议她们一次带回一种食物。如果甜食是一个"被禁的"类别，那么来访者合理化过程的第一步就是先吃一个甜食（那是她当时真心想吃的东西），然后把它放在自己拿得到的地方。数量对进食问题"三姐妹"有着重要且不同的作用。对于强迫性进食者，以及一些愿意解决自己的强迫性进食问题的暴食者，几升的冰激凌也许还不够。她们可能需要在冰箱里放上20升才能放心，知道冰激凌就在身边，且自己有权享用。治疗师应该让来访者想象，需要多少冰激凌才不会感受到被剥夺或被压垮。这也是一个有用的指导信息，让她知道下次去购物该买多少。治疗师还要提醒来访者，库存变少的时候要记得补充。这样，她就能让自己知道，充足感是有保障的，并没有被剥夺，她已经有了一位新的照料者，她的内在客体世界可以发生变化了。虽然有的来访者可能在治疗开始的时候就做好了准备要讨论这些想法，但那些严格限制食物摄入的来访者还是需要很多年才会产生这些想法。

这个过程会遭遇很多抵抗，主要是因为她们面对充足感时会害怕失控。真实的食物长期遭到剥夺，食物作为抚慰的符号而被否定的心理体验也遭到长期剥夺，这就让对食物的惧怕和靠近食物就失控的行为一直都存在。为食物花钱可以执行另一种抵抗功能。虽然治疗师需要对来访者的经济状况足够敏感，但不管强迫性进食者属于哪个经济阶层，哪怕是最穷的群体，她们还是会花钱买多余的食物。如果一名来访者要买食物，至少应该买自己喜欢的。来访者对于拥有食物、把食物带回家、补充食物的恐惧都需要得到反复分析。

对健康的关切

进食过多的盐和脂肪或（举个例子）胡萝卜，毫无疑问都会有负面影响。

某些疾病与特定的饮食模式有关联。例如，如果一名来访者近期诊断出了糖尿病，治疗师就可以问她，继续吃这么多糖的意义是什么；也可以探究，她把有潜在危害的东西放进身体的意义何在。当进食的生理需求强过了所知的营养真相时，很多人会忽视自己的健康状况。遇到这样的情况，一定要清楚地认识危险的食物。让食物合理化对于这个过程至关重要，这样，来访者如果吃了明显对健康有害的食物，就能带着好奇来思考自己的选择，而不是一味地自责。她能慢慢明白进食的功能。她也许需要经历一段不顾医学限制，继续吃冰激凌和巧克力棒的时期，但可以允许自己吃得有尊严，细嚼慢咽而不是狼吞虎咽，把食物盛在碗里而不是偷偷摸摸地就着盒子吃，吃的时候专注于过程而不是盯着电视。最终食物带来的心理危险会减轻，这样真正的健康危险才能够得到解决。不仅如此，心理治疗关系必须提供一种联结和识别，让来访者体验到自己的身体值得被关爱。这样她就可以选择不同的食物，并与身体的真实需求——既没遭到贬毁也没过度理想化——和谐相处。出于健康考虑而做的限制和约束形成了字面意义上和象征意义上的双重剥夺。心理治疗必须探究、哀悼并修通它们，直到来访者的姿态是向着内心而非外界的。

倾听内在的饥饿感和对食物的喜好发出的信号，这整个过程最终能够让人们在医学层面上更好地照顾自己。过去被忽略的身体信号现在被听见了，来访者会回应对豆类、蔬菜、大蒜、橙汁和肉类的内在身体需求，需求产生的原因五花八门：用营养治愈流感、消化问题、缺铁等。来访者还会比以前更快地讲出一些得到确诊的、更严重的疾病，包括甲状腺问题、憩室炎等，这就是因为她们已经与身体发展出了全新的关系。

然而，现在是关于节食和健康的混乱时代。要把事实跟类事实、虚构说法和错误观点区分开非常困难。例如，谈到健康的时候，脂肪和胆固醇的作用是什么？脂肪会对我们的冠状动脉功能造成威胁［弗雷明汉研究（Framingham study）］，还可能致癌。近年来，从肉类、土豆、面包和黄油，到意大利面、沙拉或蔬菜的营养变化，也许可以拯救无数生命，因为人们的动脉血管不那么容易被动物脂肪堵塞。而让人们更多关注大部分食物中过量使用的农药、染色剂、激素、抗生素以及现在的辐射，也非常重要。

　　换个角度思考，会不会是对健康和健身的这些担忧引发了人们的焦虑、与健康相关的问题以及暴食行为？哈佛医学院的巴尔斯基（Barsky）教授认为，美国人的"生活毫无生机可言，全都活在恐惧中，仿佛我们的身体是休眠的敌人，随时可能启动背叛程序"［Barsky，1988，1988年7月15日《时代周刊》（Times）引用文章］。巴尔斯基教授还提到，民意调查发现，对健康状况满意的人数占比已经从20世纪70年代的61%降到了80年代的55%。

　　治疗师帮助来访者尽可能地平衡这些各不相同（有时候还相互矛盾）的事实，对它们进行充分分析。有时候治疗师的态度就是帮助来访者与各种冲突共存。还有一些时候，治疗师还会探究为什么一套理论会受到追捧，另一套却不那么受欢迎。例如，来访者在某段时间里担心自己的脂肪摄入量，这会不会是因为她正在忐忑地学习用食物（爱情、工作或性）来取悦自己呢？现在她是不是能坦然接受愉悦，就算为了降低高胆固醇而限制奶酪摄入量，也不会感到被剥夺了？对治疗师而言，最有意义的是要拥有内在的灵活性（和一些知识），才能够与来访者一起找出在治疗的特定时刻，某位特定的来访者需要优先考虑的东西。很多存在进食问题的人都对健康很在意，但这其实是在掩盖她们对变瘦和对热量计算的过度关注——也就是保持节食的心态。治疗师最终必须与这样的防御一起工作，才能走出剥夺的、带威胁的内在世界。

打断暴食

　　只要来访者允许自己进食和从各种各样的食物中随意挑选，一般就能降低暴食的频率。但是，暴食并不会彻底消失；所以来访者需要一些策略来帮助她们中断并理解自己的暴食行为。在暴食的时候，来访者应该主动问自己这个重要问题："如果我不饿，我为什么要吃这个东西？"如果没用，还可以问这个问题："我是因为真的想吃这个才吃的吗？"如果她真正想吃的是冰激凌，那么吃饼干只会让暴食和它带来的不良心理影响更严重。关键在于，来访者应该努力为那一刻做出正确选择，既能满足自己，又有助于从积极的角度定义自己。问自己这些问题可以中断恐慌状态和机械行为，给自己时间思考自己想要什么，从内在角度组织好自己。要实现这个目的，治疗师绝不能太频繁地问这些问题。对于来访者创造内在抚慰性存在的过程而言，治疗师是至关重要的，必须突显出对暴食行为的同情。来访者需要觉得即使自己在暴食，也应该吃自己真正想吃的东西，这样才能挑战对感受（尤其是进食的权利）持排斥和挑剔态度的那部分自己。

有的治疗师认为，把注意力全放在食物和身体状态上，是在用一种执念替换另一种执念；有的来访者也这样认为。这种假设是没有根据的。上面说的过程改善了喂养、拥有、允许、选择和享受，没有加强控制、热量计算、恶心和憎恨。随着这一过程愈加整合与熟悉，需要消耗的心理能量也就越来越少。不过在过程刚开始的时候，来访者还在学习有比她的行动症状更好的照料者，而现在她已经有了，对她而言最重要的是，在每次症状爆发的时候，可以精准地决定自己渴望哪种食物。最后，如果她觉得饿了但又不确定自己究竟想要什么，至少她还有基本上喜欢的东西，不像治疗过程刚开始的时候那样，感到被剥夺、没完成、被抛弃和很无助。

食物作为生活的隐喻

本书提到的方法和案例都是以在与食物的关系中有过艰难体验的来访者为基础的。治疗师帮助来访者明白，给她带来痛苦的食物、体像或进食体验，都代表着她的心理结构和情感生活中未能解决的问题。

换言之，在前文讨论过的案例中，治疗技巧都是用来解码代表生活的食物的隐喻。有时候如果直接说出一句关于来访者生活体验的话，她可能听不进去，而通过用食物、进食和体像来表达，则更容易被接受。例如，患有厌食症的女性来访者珍妮告诉治疗师，她无法进食。治疗师问她："你可能会想吃什么？"珍妮回答，她希望自己能吃一片果酱吐司。当时还是治疗早期，珍妮的体重处在长时间挨饿后的体重水平，治疗师抓住机会问清了珍妮的食物摄入真实情况。珍妮告诉她，自己真正想吃的只是一片吐司，不要果酱。治疗师质疑："你只吃部分吐司而不是一整片吗？"她回答："不，我会吃掉一整片；我已经能做到了；但加了果酱再吃就真的很难。"治疗师继续追问："因为吃加了果酱的吐司意味着？"珍妮回答："我有资格。我可以当一个正常人，可以吃这么多。"几次会谈之后，珍妮难过地来到心理治疗室，因为在她和一个家庭成员之间发生了一件事情。她们的讨论集中在被抛弃和被剥夺带来的感受上，还间接讨论了觉得自己不配的核心感受。治疗师找到一个机会说："就像不能吃那片带果酱的吐司。"珍妮难过地缓缓点头，之后两人都陷入了沉默。

在这次看上去很简单的互动中究竟发生了什么？对食物和喂养的体验与人际互动之间的相似性，清晰地建立起来了。珍妮在喂养情景中象征和活现的，正是生活中的情景。珍妮认识到了这一相似性，她的修通过程得到了加深，也建立起了她与治疗师之间更有力的人际联结。那一刻，珍妮深深感到有人懂自己；沉默中孕育着她的悲伤，也孕育着她在那一刻体验到的被理解者与理解者之间的联结。她们一方面解码了进食问题的语言（在这个案例中，给一片吐司加上果酱就等于拥有资格），另一方面又用那种语言表达了相互的理解——这个案例的重点就在于此。

南希是一位才华横溢、容貌出众的女性，她来心理治疗的时候，已经完全陷在了自己的内在客体世界里，轮番体验着被抛弃和被诱惑。如果没有共同的经历和关于食物的语言（南希的案例还涉及女性主义知识分子的复杂思想），就几乎没办法建立联结和希望。女性主义让她的情感生活基础——外表是她唯一的价值——迎来了挑战。她的美貌只让她更加缺乏安全感，因为她一边觉得自己还不够漂亮，一边觉得自己并没有得到身而为人的足够尊重。她很讨厌女性气质的这个建构，但又无法摆脱它。不过她还是主动找到了一位运用反节食方法的女性主义治疗师。南希和治疗师一起，艰难地穿行在南希的嫉羡和害怕遭到嫉羡的恐惧之中。她耍过性子、发过脾气，还把强烈的自我憎恨挥舞得像一把大刀，努力防御自己的脆弱和依赖需求。与此同时，心理治疗关系和她们做出的努力慢慢地影响了她生活中的一个领域：进食。治疗师不仅要顶住南希暴风雨般的狂怒，还要接受食物、需求和贪婪这些问题——这也是更重要的一方面。治疗师运用了饼干的隐喻和现实，与南希直接处理了这些问题，之后她最终可以一次只吃两三块饼干了，不会一口气吃掉一整包——对这位心乱如麻的女性而言，这算得上奇迹了。就这样，她获得了对一小部分生活的掌控，这在过去是绝无可能的，而她生活中的其他部分还一直处于失控状态中。最开始的时候，饼干代表了绝望的需求，她的体验则是贪婪，与之相随的还有羞耻和受辱的感受。在心理治疗关系的影响下，饼干代表了更为自主和完整的一部分自体。南希变得越来越能与食物共处，找到了不用驱逐需求反而能够整合它的方法，她与食物和进食的关系变成了一个愈加整合、冲突渐少、自主性更强的自我功能领域；这种关系不再代表紧张的心理和文化的分裂（如依赖与独立、自私与无私、好与坏、胖与瘦）。在进入其他领域继续工作的时候，治疗师在很长的时间里完全无法触及南希，无法冲破她与内在破坏者之间的联结打造出的内在僵局。终于，当治疗师找到了当前的危机与之前的饼干危机（现在代表着一部分无拘无束的自体和希望）之间的相似性以后，出现了一点内在转变，双方对僵局的些许处理才得以发生。

饱　足　感

饱足感标志着喂养体验已完成，这是一种身体上、情感上和主观上的舒适、满足和幸福感，是需求得到适当满足的体现，饱足感是最精妙的自我关爱，需要有能力识别身体交流的信息，妥善加以标记，并最终涉及信任和接受这些信号。饥饿感与饱足感是走向自然体重的引导。

一些来访者从未将饱足感内化为离散的、可知的体验。出现这种情况，是因为她曾被过度喂养或不充分地喂养，或者从来没有把身体感觉与放下刀叉之类的行为联系起来的体验。除此之外，多年的长期节食、催吐和断食可能已经摧毁、扭曲了她对饱足感和饥饿感发出的内在信号的感知。节食者通过消耗了哪些以及多少特定食谱规定的食物来识别饱足感。一个完全的陌生人怎么可能知道，110克鸡肉、一片面包或合适的替代物以及一个水果（但不能是香蕉）就是正确的食物数量和种类，就能带来个人化的、舒心的满足感？这样的处方假定了一个通用的胃口和体形，文化要求的就是所有人实现并保持一个特定的体形。人们忽视饱足感给的信号，害怕进食足够的食物会导致体重增加。在治疗过程中，经常有来访者能够等待饥饿感来临再从各种各样的食物中做选择，但之后很难在感到舒服的时刻停止进食。

　　承认饱足感需要拥有深刻的自体体验。女性的心理抚养过程并不鼓励她们去识别或满足自己的内在需求，饱足感就是另一种女性不得不远离的内在体验。它跟饥饿感和食物一样，会轻易唤醒心理问题，因为它代表了客体联结和自体形成（包括对内感受体验的意识）。饱足感可以给分离、分化、自立、拥有资格、限制和边界都加以编码。如果食物代表了一个人最初的依恋，那么那些关系中出现的困难（以及之后衍生出的种种影响）就塑造了她与饱足感之间的关系，以及与食物和饥饿感之间的关系。要说出"我这会儿吃够了，等我下次又觉得饿的时候再来找你啊，食物"，需要有足够好的内在客体体验。很多存在进食问题的来访者在放下叉子的时候，说出了"再见"并体验了难以承受的丧失、悲伤和被抛弃的感觉。同时，有的来访者时刻处在假分离的状态中，有的则与饱足感和需求完美错过。

　　患有厌食症的鲁比已经接受治疗四年了，她冒险多吃了一些食物，比她之前允许自己进食的量要多。这样一周之后，鲁比发现自己跟丈夫之间的争吵变多了，在治疗师面前也更容易挑衅了。她把自己的愤怒以及她想要掀桌子和踹治疗师的冲动归咎于进食量的增加。治疗师让鲁比描述一下，当她进食的量超过了以前却还在继续吃的时候，她是什么心情。鲁比愉快地讲述了那个时候身体的美妙感受。治疗师问她，当她吃了东西并感到饱足，这意味着什么。鲁比回答道，如果她的需求得到了满足，她就没有权利再向任何人要求任何事了。如果她真的让自己吃了东西并感到满足，那么她就不再处于需求状态中。对她而言，处在需求状态中是更加安全和舒适的。她在需求中才能感受到与被关爱的可能性有联结，觉得会有人来回应她的需求。这样的感觉构造代表了鲁比与挑逗性客体的内在联结，这种客体许下关爱和联结的承诺，但从来不会兑现。她的心理情况复制了她跟母亲之间的关系，她的母亲性格冷漠、畏惧亲密，但在社区和商界却是魅力四射的人物。从外界来审视，鲁比的厌食症似乎是独立的呼喊，但她内在的半饥饿状态其实表达了她没能得到满足的依赖恳求。她只愿意用逃避饱足感的方式来表达这些需求。只要一直不觉得饱，她就永远处在需求状态中，因为这是她让自己与生命中重要的人维持依恋的唯一方式。

随着治疗的推进，鲁比的依赖需求得到了处理，对分化的渴望会受到持续的依赖状态的防御作用，这一点也变得清晰。由于女性在社会中执行着联结和依恋的承载人的功能，她们很难自由地分化。真实的饱足体验暗示着一个人身体—自体的独一性，因为旁人都无法替她做决定："我已经吃饱了。我很满足。"

如果问起来访者，有了饱足感就停止进食意味着什么，她们通常会发现，往肚子里塞东西其实是在逃避孤独。一位来访者就这样涕泪涟涟地说。

来访者：不管吃多少都一样孤独。如果我停止进食，我就会被抛弃。至少，只要我有食物，我就不会挨饿。

治疗师：所以，使劲吃东西就好像是在回应你曾经甚至是现在感受到的孤独无助？

来访者：是的。我只有牢牢地抓住食物才能拥有生活。每当我一个人待着的时候，我就只能一直吃东西，吃到自己平静下来为止，你是知道的。

治疗师：与食物分离的感觉，就像和人断掉联系一样。进食向你保证，你不会再感到害怕、难过和孤单；但这些感觉依旧存在。

来访者：我觉得难过的时候，就不知道怎么活下去。我怕得要死，不知道该怎么办。

治疗师：我们一起来应对，你跟我一起去感受这些感觉，这样它们就不会那么吓人，也不会再让你觉得快要被淹没了。

除了分离和依恋问题，饱足感里还藏着是否有资格拥有的问题。饱足感是一种"圆满的"感觉，折射出的就是觉得有资格：让需求得到满足，过上圆满的生活，对自己的贪婪、欲望、欲求都抱有健康的感受，拥有舒心的实体知觉，既不太饿也不太饱。不管是在文化中还是在家庭生活里，女性受到的教导都是要像个"淑女"或"小鸟"一样进食，这与拥有健康的胃口和舒心的饱足感背道而驰。当治疗师与来访者一起探究、分析来访者对有资格拥有的感知的变化过程时，她经历的情感剥夺——有时候还有生理剥夺——会浮出水面，成为与食物和其他心理方面相关的一个重要主题。来访者如果要发展出对自己何时有饱足感的感知，就一定要把情感的需求跟身体的需要区分开。

饱足感的定义里包含了限制和边界，它们能提供安全感、幸福感和完整感，在内与外之间、幻想与真实之间、自体与他人之间建立基本的边界。同样，它们也会对自恋和全能感造成伤害。如果父母在来访者年幼时对她过度入侵，边界就无法代表安全感；相反，它们带来的体验是压迫性的、剥夺性的和自我湮没性的。饱足感也变成了外界强行施加的体验，更加令人难以承受。超出饱足感或不达到饱足感的进食都是叛逆的方式，是在表达对抗，或在争取自主。如果来访者的边界遭到入侵，她会在叛逆与顺从之间来回切换，饱足感在她的体验中变成了铺天盖地的、令人心惊的内心混乱。对身体或情感的忽视所带来的压力，会让她的内在限制和边界全都消失或变得陌生；她的饱足感受会遭到无休止的进食或僵化的进食限制的破坏，以此补偿过去和现在失去的一切。

当文化的抚养行为向女性施压、要求她们变瘦的时候，她们只能否定或扭曲饥饿感，也就破坏了饱足感。广为人知的"女超人"概念让她们对限制和边界更感困惑，因为这个概念让人觉得根本不存在限制或边界：女性必须无所不能、无所不有和无所不是。

额外的分析技巧

如果来访者已经在时不时地跟随生理饥饿进食，也展示了一点可以进食自己挑选的食物的能力，她们就做好了应对饱足感的准备。下述技巧也许能帮到治疗师。如果来访者不是在回应饥饿信号的时候进食，她们就无法体验饱足感。一直肚子饱饱的来访者永远无法根据内在的生理信号来知晓饱足感。如果等到饿极了才开始进食，就容易吃到停不下来。如果来访者不确定下次觉得饿的时候还会不会有更多食物供她挑选，也容易吃个没完。这些基本指导原则都要教给来访者，让她们在觉得饱足的时候能停止进食。

吃饱的感觉最终取代了饥饿的感受，这才是唯一的生理叫停信号。只有当她进食的食物是她真正渴望的、为自己挑选的，饱足的感受才会带来舒适感。在这样的情况下，欲望与生理需求结合，她也体验到了完完全全的满足。如果只有生理上的饱足感，想吃冰激凌的时候只吃到胡萝卜，那么她在生理上虽然吃饱了，心理上仍然感到饥饿。

来访者必须首先学会识别自己觉得饱足的时刻。治疗师可能需要用很长的时间跟她讨论生理和心理的满足感。有的来访者提到，她们偶尔会发现在某个时刻听到"咔哒"一声，她们能认出那是自己吃饱了的时候。还有很多来访者始终觉得饱足的概念和体验让她们很困惑，还会引发焦虑。

心理治疗在探究"吃饱了还在不停地吃"的功能时，会发现来访者的内在客体世界中的复杂问题。例如，洛伊丝的治疗师建议她在想象中回忆上一次的进食情况，然后问她："你当时有什么感觉？在想什么？你能想象自己不再有生理饥饿感、觉得心满意足了吗？低头看看，你的盘子里还有食物；现在想象一下对食物说'再见'和'这会儿不吃了'，你有什么感觉？"洛伊丝双手交叉抱在胸前，她描述仿佛有什么东西从身体上被扯掉了："可能是我的皮肤，就好像底下的一切都要暴露出来了，都会挂在外头。"于是，他们得以探究洛伊丝对暴露的极度恐惧和对为人所知的抗拒。

治疗师可以这样建议来访者：进食了令人满意的食物数量之后，等上

20分钟，看看自己还饿不饿。治疗师还可以建议来访者一有吃饱的感觉就停止进食，同时提醒自己，食物有的是。如果来访者继续进食的欲望来自"太好吃了"这样的想法，这一步就特别有意义。来访者经过这样的自我提醒后，就能够摆脱生理上饱足，但心理上仍有被剥夺的内在体验。

治疗师可以帮助来访者向她们自己提问：真正想要的是什么？已经吃饱了但还在吃的时候，心里怎么想的？如果感觉饱了，那么真正需要的并不是食物，而是食物所象征的东西。能够忍受跟可能出现的任何感受或愿望一起坐在那儿吗？

来访者可能并不害怕与食物相关的感受或愿望，但会害怕如果学会吃饱了就停止进食就会出现自己预期的体形变化。她能忍受体形的变化吗？那对她意味着什么？这样的提问就引出了理解体形的意义需要完成的工作（详见第七章）。

我们的目标是要让饱足感成为可靠的内在信号，成为一种内在体验，而不是由外部刺激（例如，盘子的大小、午餐结束的时间、三明治的另一半、整个羊角面包等）来决定。来访者要学会从内在去认识身体层面与心理层面的自己。

这个非节食方法并不追求完美的结果。来访者时不时地会在饱足后继续进食，在不饿的时候进食，或者不根据内在的需求或渴望挑选食物。但是，如果任何上述困境开始有规律地出现，那就意味着存在精神上的痛苦了。

贬斥：与内在破坏者一起工作

"贬斥（trashing）"一词是指严厉呵斥、大吵大嚷、心怀怨怼等活动。它会对自体感知起破坏作用，极为有害。经典术语认为"贬斥"是"严厉超我"存在的证据。用客体关系的术语来解释，这是"内在破坏者"在工作，心智结构中包含着一个内在攻击者，这个攻击者认同了照料者拒绝性和剥夺性的方面。这个破坏者向痛苦的需求和弱点、得不到满足的力比多自我、被埋葬的真实自体的需求发起猛烈的进攻。人际关系术语的解释是："贬斥"就是一再将自己体验为"坏我"；来自外界的不认可加重了焦虑，得到了内化，削弱了自体的感知。由于文化让进食和体形变成了道德问题，自我攻击的思想就像是在惩罚自己犯下的罪孽：何时进食了何种食物，进食了多少，以及不符合文化常态或最新审美的体形。

贬斥对所有进食问题都很重要。它是自我憎恨的内在发声，是严苛的法官，是无情的批评家，一位来访者称它为"帮助我实现阶级跃迁的盖世太保指挥官"。它完完全全地支配着来访者对自己可能抱有的热情。贬斥是维持恶性循环的核心力量：节食带来暴食，暴食引发贬斥，贬斥再导致更多暴食或节食。贬斥可以是毫不掩饰的咆哮——"我真的是个肥猪、邋遢鬼，野蛮得要死，还管不住自己"；也可以很隐晦，只是内在的暗流涌动，只在来访者将自己跟旁人比较，并觉得自己渺小又难受的时候才会显示出来。这样的自我憎恨有多普遍、多深刻，取决于早年的心理剥夺与持续的忽略融合得有多紧密。早年的剥夺与匮乏会让未能得到满足和让人难以承受的依赖需求隐藏得极深。

因此，对成年人而言，感觉到依赖需求会唤醒脆弱的童年感受状态。她可能遭受过照料者的责骂、否定、强行控制、抛弃和利用，她活现这样的对待方式是因为，这是她知道的唯一一种对待自己的方式，还因为她相信，逃避恐惧或脆弱的"最佳"方式就是将它们贬低为"弱点"，再组织起自我憎恨的、虚假独立的姿态去面对这些依赖需求。假使没有这份虚假独立，来访者就会绝望地害怕自己分崩离析、终日以泪洗面、功能停止，或者感觉自己太弱太小，如果得不到帮助就无法维系。例如，她可能会跟自己说："我真是个大宝宝；必须停止这种放纵的、贪婪的行为，快快长大。""很好，我只配变肥；看看我有多恶心。"如果来访者接受帮助，她就识别出了自己的依赖需求，可以直接挑战内在的破坏者了。毫无疑问，如果家庭和文化发出的信息都在禁止自主、性欲、创造力等，那么为之而战就会遭遇同样的内在攻击。

从心理动力学角度看，这个内在的法官、陪审团和刽子手可以实现多个目标。首先，贬斥会因为驱使来访者去吃饼干的痛苦和尝试通过吃饼干来解决问题而对她施加惩罚。最初的痛苦已经麻木；她此刻只关注食物、进食和自己有多坏。新问题的"解决办法"就是：更多的食物剥夺。

其次，贬斥还会责备来访者，朝她大吵大嚷，怪她吃东西或选择食物，以此操控她无法接受的感受："那个会让人发胖的。"来访者在自己可以掌控的这个生活领域里泥足深陷、难以自拔。

再次，贬斥显示并维持了来访者对令人失望的内在客体和客体关系的依恋，这阻碍了她的形体发展出自己的声音和自体感知。来访者要想有所改变，第一步通常是发现自己的内在破坏者无处不在。治疗师要帮助来访者迈出这一步，可以让她们反思刚过去的24小时，或者留心接下来的一周，看看她们在多频繁地批评自己的行为甚至自己的存在。贬斥发生得自然而然，早已实现了自我和谐，来访者很多时候完全无法在意识层面察觉它的影响范围有多广。

来访者对这样的自我交谈方式更加有意识之后，治疗师可以问她，是否注意到贬斥和她的行为之间存在联结。在这一刻，贬斥有没有导致进食，或者如果她已经在进食，贬斥有没有让她进食更多？它有没有让她停止进食？一段时间之后发生了什么？对于强迫性进食者，贬斥常常导致更多进食；如果治疗师在来访者进食之前与她一起探究她的内在状态，持续地揭露那些经常导致强迫性进食的贬斥（来访者可能留意不到），这样可能会有效果。

治疗师接下来可以与来访者一起思考更友好和更关切地与自己交谈的可能性。如果来访者能改用更能共情的声音，她就能从无情、羞辱的嘲弄中得到暂时喘息的机会，哪怕几分钟也好。之后再探究改变声音的体验，这也很重要。或者，如果来访者找不到更能共情的声音，那么是什么、是谁的声音挡在了她改变的路上？

友好的声音通常是不熟悉的声音。来访者要在治疗师充满怜悯的态度和语气的鼓励之下，才能慢慢培养出理解的声音。关系到食物、进食和体形，治疗师的声音也许是来访者听到的唯一友好的声音。她可以从将贬斥诠释为陈述事实，转变到将它诠释为一种信号——出现了外界或内在的困扰，再用它作为引向困扰的神秘线索。这样的转变可以为来访者打开新的大门，让她重新思考过去接受的关于食物、饥饿、进食和身体的教育。她不用再把挑剔的目光全部落在她的自体、身体和行为上，她可以把挑剔的眼光转向外部的物质环境，思考它如何导致了她的困境。这样的主体性和个性化可能很难实现，因为它与已经内化的针对女性特质的文化要求是相悖的。

与内化的拒绝性客体的力量和顽固性斗争，也是治疗要做的工作。有的来访者的内在客体特别恶毒，带有惩罚性和支配性，那就一定要在那个残暴的客体中找到积极的内容（但愿是它的力量），并对它予以承认。如果没找到，它会更加凶残地反击，拼命博取存在感。只有承认了它积极的一面，它才会抛弃顽固性。之后来访者就能把积极的这一面融入自体的其他部分了。

第七章

争取身体和自体整合

卡罗尔·布卢姆、劳拉·科格尔和莱拉·扎菲罗普洛斯

女性与自身社会地位之间的复杂关系以及随之出现的性别化心理都铭刻在她们的身体上，并通过日常社交行为活现出来。由于女性主要通过体形和体像来组织自己对身体的感知和体验，所以治疗的一个基本内容是要解构来访者所利用的胖和瘦这对二元体。这个解构过程会让身体—自体感知更好地整合和更加现实。

解构和分析的过程可以缓慢且痛苦地揭示，胖和瘦、特定的身体部位、体形、健康状况和整个身体被赋予的意义。并且，治疗师必须帮助来访者，让那些被解离、沉积在胖和瘦的体形状态以及其他身体体验之中的幻想、自体的各个部分、有过的体验、期许、性格特征、情感状态和需求等，得到重新整合。例如，如果来访者对掌控、依赖等需求的体验变得过于矛盾，她们会对这些需求进行防御，将它们转变为希望拥有虚幻的"正确的"身体，而憎恨真实的身体。治疗师和来访者必须一起理解对变形的防御性愿望，对身体的憎恨，以及原初需求的病因和意义。改变形象的愿望让身体和自体的整合出现了分裂。虽然分裂导致心智脱离了躯体，但一个人对身体的过度关注和憎恨同时在身体和自体之间保持了联结——尽管这一联结痛苦且扭曲。

无止境地追求变瘦，带来的是救赎、解脱、爱和接受等幻觉，是对剥夺、绝望和压抑等让人难以忍受的感觉采取的躁狂防御。心智利用躁狂防御、

分裂和置换（displacement），开始对身体进行转变，用以掌控难以承受的情感和令人失望的内在客体体验，同时补偿不尽如人意的真实体验（Orbach，1986；Palazzoli，1986；Sugarman & Kurash，1982）。

一位名叫卡拉的来访者在一次会谈中讲述了一个事件，它生动地说明了在转变身体的愿望中的分裂过程。她和雷坐在餐馆里，她觉得雷长得帅，也很有意思，但不打算跟他上床，她想好了如何巧妙地告诉他。她对这个决定很满意；这反映出她最近获得了知晓自己想要什么和不想要什么的能力。这个男人真正吸引她的地方，是他和她一样都很喜欢视觉艺术。她很喜欢跟他聊艺术、聊建筑，并想好了不再更进一步，因为他不是良配。雷会在吃东西的时候说起别的女人，他的目光会在室内乱飘。在这样的互动中，一种难以捉摸的情感体验让卡拉觉得无法掌控，这种难以捉摸的感觉非常熟悉，唤起了她对家庭的记忆。她父亲多次婚内出轨，尽管这是她在治疗之前的"未加思考的已知（unthought known）"（Bollas，1987）。她和雷继续聊天，但她开始觉得自己的身体不对劲，觉得它太老、不够苗条和不够完美。不仅如此，她还说，每当她产生了这种不好的感觉，她就会开始制订切实的计划，打算吃"对"和锻炼。"不是简单地说我要做什么，而是很具体地要做这个和那个。我要抓住控制权。"人际层面上的转变似乎不太可能实现，但她可以重塑自己的身体。一直到会谈快要结束的时候，她才说到了体验的核心："我明明是个'好'女孩，却要看着这些学浑蛋为所欲为，我会生自己的气，然后把这股怨气转移到自己的身体上。"

治疗师既要从字面和生理层面上倾听她的身体发出的声音，也要从象征和表征的层面上来听。这一点非常重要，同时很困难，因为从情感自体状态到身体（体形）状态的转变，从身体状态再到自体状态的转变，都发生在一瞬间，常常是无意识的。例如，一位来访者讲到跟一个朋友的一次互动令她感到沮丧，她一整天都觉得自己很胖。当她梳理了这次互动，明白了她跟朋友之间发生了什么之后，她很吃惊地说，她觉得自己变瘦了。有人还说，吃了白干酪以后会立刻觉得自己瘦了，过会儿再吃块饼干，马上又觉得自己胖了。

一旦觉得变胖了，她立刻就感觉很糟糕，认为自己恶心没用；她的内在破坏者全面接管了她。上述这些案例中，因为文化和心理的分裂与置换，身体状态、自体状态和食物全都可以瞬间相互转化。治疗师需要阐明同样的问题如何相互呈现，以诠释这些转变。

来访者讲起自己的身体的时候，仿佛她们说的和感知的都是事实，其实只是基于对自己的失真看法而得到的主观体验。"我的骨盆太大了，真是恶心。""你要是像我这样长了一身的赘肉，根本不可能去海滩。""我这肚子太大了。"她们对这些看法深信不疑，觉得这就是真相，痛苦和剥夺感也好像是唯一可能的反应。这个"真相"一直遏制并掩盖着强烈的自我憎恨，这本身也是对令人窒息的困惑、脆弱和绝望等感受的防御。

治疗师运用详细的问询方式，部分原因是为了呈现，在来访者关于胖瘦的谈话中，深藏着更广阔和更富饶的领域有待开采。例如，乔安娜不停地说自己超重了，仿佛治疗师、她本人，当然还有全世界，对待她的"肥胖"（她的主观评价）都是一样的吹毛求疵、憎恨反感。她一直把她的"胖"自体与缺乏自信、失去掌控联系在一起，想象着她的"瘦"自体能力强大。治疗师给她的回答是："我知道，你觉得我也很反感你的'胖'。不过我们先来看看你的'胖'是怎么在你的心里变得这么吓人的。"乔安娜的回答解释了这些念头为什么挥之不去。她出生于移民家庭，这个家庭的社会地位越来越高，在她父母看来，瘦就代表着阶级意义上的成功。而青春期的她胖乎乎的，经常被同龄人嘲笑，她希望家人能在体重和痛苦的人际经历方面给她帮助，但她父母没有帮她。此外，她的工作对外貌和体形都有一定的要求。必须对这些压力展开更深的探究，才能最终看到完整的画面：一个更为复杂、完整的真相，其中包含了她的过去、她的认同、她的梦想与希冀、她的家庭、她的职业以及她的社交世界。

治疗师清楚，一个人的情感生活可以被转移到身体上，需要倾听非身体的信息，才能听到之前所讲的身体体验中包含的隐喻、关联和解释。阿曼达满脑子想的都是控制食物和身体，有一天，她来会谈的时候很沮丧，原因是她跟她奶奶的一次互动，当时还有她的父母和兄弟姐妹。上次家庭聚会的时候，阿曼达的奶奶表现得格外有控制欲，阿曼达觉得奶奶的操控完全破坏了家庭成员之间的互动，所以感到很沮丧。治疗师把这个家庭控制的主题与阿曼达对食物和身体的高度控制联系了起来。虽然阿曼达的身体和进食问题是她心理生活的中心，但她有好一阵子都没太关注它们了。

治疗师在阿曼达对奶奶的压迫性控制的恨意，与她对进食和身体的牢固掌控之间建立起联系，之后好几个进程随之开始运转。来访者觉得自己的声音终于被听见，终于有人懂自己了，她的进食问题也得到了重视。这两种感觉让她与治疗师之间的关系更加牢固。这种移情干预还解决了来访者的分裂问题，因为心智和躯体之间也建立了联系。这些联结被反复多次建立之后，来访者就可以把身体体验作为一个孤立的、可耻的且具体的问题，将它从狭窄的限定范围中提取出来，并给予它应有的维度。虽然身体是一个实实在在的存在体——有时候这也是需要处理的一个重要方面——但来访者渐渐发现，身体在精神上也是很复杂的。

更多时候，来访者会讨论自己的身体，但不会把它跟其他内在或外界情况联系在一起。治疗师可以问来访者，她的感觉状态是如何影响她的身体体验和感知的。蕾切尔就是一例。她一再对自己的"胖"（其实并不）感到绝望，如果问起她的过去，她会解释说，她三年前就开始暴食了，那个时候她胖了3千克，觉得"肥胖"很恶心。治疗师记得，三年前来访者刚得知她家里有人自杀了。治疗师提出，这两件事同时发生也许并非巧合；"可不可以这样解释：你突然获得了或被'填满'了创伤性信息，你希望能除掉它，那3千克也许就跟它有关？"那段时间，她的身体的确"变圆"了一点，她当时正在从青春期向更有女人味的成年期过渡，同时出现的还有从单纯向（对她而言）创伤性的成人现实的过渡。顺着这个动力学，治疗师与蕾切尔一起思考，当她觉得自己胖或视自己为肥胖——这是她最伤痛的体验——的时候，她有没有可能在体验别的痛苦；这份痛苦也许跟她的身体相关联。但她把痛苦交给了体形，仿佛她更为成熟的身体才是问题所在。尽管这是她拥有痛苦的一种方式，但这份对"胖"（即更加成熟的身体）的痛苦体验否定了生活中真正的痛苦。这样的解决办法（即用置换来管理痛苦），这种与文化相关的防御，将她真正的痛苦和她表达痛苦的声音同时剥夺了。此外，她的暴食症给她的真实身体带来了严重的后果。对很多蕾切尔这样的来访者而言，体形与她们生活中的某个时段产生了认同，必须把它们分解开，这样才能减轻对身体的恐惧反应或迷恋反应。

在对身体的憎恨，与这些感觉除了表达对身体的憎恨之外应该还有别的意义这两者之间，治疗师找到了关联。要找到这个关联很不容易，因为对身体的憎恨太强烈、一刻不停，但也并非做不到，因为对身体的憎恨始终包含着一种叙事。将当前把身体憎恨用作防御的叙事与它的历史发展编织在一起，最终就能消解它的独特力量，让它成为较大模式中的一部分。只要暴食不再是唯一的进食方式，它就可以用作心理困难的有效指征，而对身体的憎恨同样可以用来做焦虑的信号。

形象与胖瘦状态的生活体验

几乎所有女性列出的关于"胖""瘦"的情感意义清单都惊人地相似。这也不奇怪，这些意义都与节食、时尚和美容等行业投射出的文化形象密切相关。胖代表的感觉通常包括：失控、难看、不可爱、恶心、贪婪、自我放纵、肮脏、没用、受到禁锢、能力不足、愚蠢、找不到工作、容易伤人、缺乏性魅力、受过伤、病态和什么都不配。与之相反，瘦代表的感觉有：能干、性感、有魅力、干净、吸引人、有控制力、有掌控权、强大、健康、成功、圆满、清白、出类拔萃、品行端正和无拘无束。

"胖"和"瘦"并不是对身体的肤浅分类，对有些人来说，它们描述了性格特征，对另一些人而言，它们定义了她们的身份的精髓。但是，这些特征和这个精髓不应该由治疗师来假设，必须由治疗师与来访者一起来看清，这样治疗师才能准确了解令来访者苦苦挣扎的问题或存在状态究竟是什么。

来访者：我想变瘦。

治疗师：为什么呢？

来访者：这样我就可以约会了。

治疗师：不变瘦就不能约会吗？

来访者：不能！男人总是选最瘦的女人。如果你把一个男人领进酒吧，让他来选一个女人，他就会选里面最瘦的那个。我敢肯定。

治疗师：所以，对你来说非常瘦等于异性吸引力？

来访者：没错！

治疗师：你怎么这么肯定，男人总是选最瘦的女人？

来访者：你问这个问题很好笑，让我想起前几天罗布的事，他帅得要命，结果他选择跟菲莉丝出去约会，我本来以为他一定会选贾妮斯的，因为贾妮斯比菲莉丝要轻10千克。

治疗师：有些男的其实喜欢有肉感的，而且也许菲莉丝跟他有更多共同语言。

来访者：肉感，呃！太恶心了！

治疗师：跟我说说肉感。为什么会这么恶心？

　　　　（接着来访者联想到了她的侄子，他的年纪跟她被性骚扰时的年纪一般大。）

　　治疗师没有随便揣测来访者想要变瘦的愿望，而是请她讲出自己的经历。听她讲了更多跟变瘦相关的事情之后，治疗师可以就来访者的（刻板）表述方式提出问题了。这样的提问帮助来访者注意到身边世界的复杂性，还可以把这样的感知讲清楚，让它更真实，由此拓展自己的意识内容。治疗师借机深挖造成"真正的"问题（即来访者反感肉感）的原因；毫无疑问，这样做带来了转折的契机。

　　虽然治疗师最初是在表层上阐释胖瘦的意义，但她必须超越清楚可见的陈述。随着治疗师更深入的探究，听到有关胖和瘦的真实生活体验，治疗师与来访者都可以发现复杂的、矛盾的形象和感受。所以，抛开憎恨和污名来看待胖，它常常能代表多个概念：保持边界、力量、物质、权力、性欲、保护、合理的愤怒、抗议、叛逆和安全等。治疗的任务包括，将生活体验与跟胖瘦的文化理想有关的根深蒂固的态度区分开和释放出去。

贝蒂在很长一段时间之后发现，她的胖给了她保护，这是她非常需要的感觉。她走在街上会感觉自己没那么脆弱。她开始明白，胖发挥了防御对再次遭受性侵害的恐惧的（适应）功能。她的治疗师问她："如果你还没有找到别的方法来保护自己，那么你为什么会想消除胖？"贝蒂第一次有了能力，对自己回应心理痛苦的方式产生怜悯。理解了变胖的适应功能之后，自我憎恨得到了些许减轻，二元对立的思想、感受和（分裂的）存在也受到了挑战。

从来没有人鼓励女性去批判性地探究瘦的真实体验，这可能在一定程度上导致她们很难相信：自己虽然瘦了，期望还是没得到满足。但很多女性在深度回顾往事时都发现，瘦的时候，会觉得自己容易受伤、虚弱、容易被看透、微不足道、被婴儿化、被物化、亢奋、找不到根基、意志薄弱、病态、无能、受外界定义、欲望全无、没资格有需求和没有安全感。露西的案例证明了这个观点。当她被问起更瘦的时候（即19—24岁期间）有什么感觉时，她想起了当时脆弱的感受。她觉得没办法认真对待自己。她感到自己很渺小；不管她说什么、做什么，都好像没有"分量"。面对性挑逗时，她会觉得无能为力，她还觉得在这些情况下，自己没资格拥有性需求或发言权。这一段生活体验与体形相关联，一直让她没办法保持稳定的体重。来访者承认自己的生活体验及其与体形之间的关系，标志着可以围绕她想要变瘦的强烈愿望展开更深入的工作。

客体关系与自体状态

身体和体像可以用来将内在客体关系外化和戏剧化。治疗师把这二者都看作客体关系，可以与来访者一起渐进地考虑那些看上去很棘手、很有破坏性的行为。遭到憎恨的"胖"可以无意识地代表被憎恨的自体。在费尔贝恩

(Fairbairn, 1952) 的架构里，内在破坏者（即反力比多自我）就住在"变胖"中。遭到憎恨的"胖"可以代表拒绝性客体，也就是说，它代表了照料者疏于看顾、带来伤痛的那些方面；或者挑逗性客体；或者与真正的照料者之间的认同。"瘦"同样在无意识中发挥着不同的功能。它可以代表与挑逗性的、令人激动的客体之间的融合，然后发挥躁狂防御功能；可以代表内在破坏者掌控需求和欲望时的权威，厌食症就是证明；可以代表对融合的防御；还可以代表逃离侵入性的或湮灭性的客体。接下来的内容将阐释某些类别，其中来访者与身体之间的关系将发挥客体关系的功能。

胖作为好的照料者

多丽丝的体形很大，治疗师努力想要找出大体形对她的意义，多次尝试无果之后，治疗师建议使用引导幻想，多丽丝同意了。于是，治疗师让她想象自己的胖可以发声，让它来讲话。刚开始的时候，多丽丝体验到了过去从未有过的身体感知，很难用语言表达。治疗师鼓励她自由联想，于是她借用"胖"发出的声音讲了出来：胖就像一道温暖的压力、一层保护层、一件外套，可以给她保护和安全，甚至给她一个家。伴随着引导幻想，多丽丝联想起自己失去保护的经历，在她10岁的时候，她的母亲去世了。她的变胖就是母亲给她的关爱在她身体上的代表。她父亲很爱她，但她母亲的去世令他心力交瘁，只能在经济上给多丽丝提供保障。多丽丝扛起了很多家庭责任，包括照顾弟弟。她没有时间关注自己，也不知道该如何修通失去母亲带来的伤痛。随着母亲一起下葬的，还有她的痛楚、愤怒、仇恨、分离愿望、依赖……

慢慢地，多丽丝明白了自己的胖无意识地代表了与母亲之间的矛盾关系。明白这一点之后，她承认了自己需要母爱，也能够把这些感受与"变胖"分离开。她头一次表达了想要一周接受两次治疗的愿望，她发现，自己的变胖虽然保留了母亲，却拒他人（包括治疗师）于千里之外。当多丽丝哀悼自己失去了母亲的时候，依赖需求得到了正名，在移情中苏醒过来。多丽丝体验着这些需求，内心充满焦虑；但她也在与治疗师之间全新的亲密关系中感受到了愉悦。哀悼、感受情感的抱持和开始接受愉悦，这些都让多丽丝将自己从内在实现与母亲的分化。这个过程带来的成效很明显：多丽丝渐渐可以在觉得饿的时候才进食，可以按自己的愿望挑选食物而不是只吃与母亲有关联的东西。过去她迈向自立的步伐会对母亲造成威胁，现在她可以迈出脚步了，同时在移情中小心翼翼地测试它们。生活变得更有活力了，这让多丽丝又惊又喜。治疗的下一个主题变成了享受愉悦，这也需要自体组织发生更多的变化。多年的治疗让多丽丝的焦虑逐渐减少，她发展出了更加分化的自体感知，为自己愈发的自立感到高兴，也感觉到与他人产生了更加真实的联结。

多丽丝曾经通过身体找到了无意识抱紧母亲的隐秘办法。当隐秘不再，她开始拥有并整合自己的感受，不再需要将身体或进食作为唯一方式去管理、尊重和防御与母亲之间的关系的复杂性。

由于女性发展的构造和约束（Eichenbaum & Orbach, 1983a），依赖需求和对依赖需求的防御会出现在食物、进食、身体—自体整合性之中，这样的情况并不罕见。对依赖和自立的需求以复杂的方式共存，所以针对这二者的工作应该同时展开。

胖作为内在的拒绝性客体和创伤性客体

朱莉娅的母亲非常自恋，对两个孩子都不闻不问、横挑鼻子竖挑眼，对大女儿朱莉娅尤其如此。而朱莉娅的母亲这样做其实是在重复她自己在原生家庭里的体验。从朱莉娅能记事起，各种毫不留情的批评和贬损就冲着她的身体砸过来。她7岁就开始节食了。家里的其他成员都是越吃越多，而她吃得越来越少，拥有的也越来越少。她母亲会仔细检查她的衣服，不留情面地评论她的发型、服装、身高和体重等。治疗进入第二年的时候，朱莉娅觉得她的胖代表她母亲，是她难以承受之重，压迫感强到令她无法应对。她大声说出她的母亲就在她的脂肪里面，她顶着一身脂肪走来走去，甩也甩不掉。她通过自己与肥胖之间的关系，让她的母亲一直出现在她的生活中，令她的日子苦不堪言。洞察到这一点在一定程度上有助于打造出一个场景，进一步展开工作，但她对肥胖的憎恨——也就是她与内化的拒绝性客体之间的联结——并没有减少。不过，这些洞察也是朱莉娅的防御结构的一部分，因为它们让她的情感继续处于分裂状态并驻留在她的肥胖中。这样的防御需要得到温柔的对待，以免重复朱莉娅母亲批判的那一面，继续用自恋的方式给朱莉娅带来伤害。这样小心翼翼的处理方式同样可以用来应对她的愤怒，因为这也是她的一种防御。

这些年来，大部分会谈的开场白都是这句话："我得减肥了，我知道该怎么做，需要锻炼，但我就是不动。"治疗师很多时候都在想办法应对这句被翻来覆去说的话，但没什么效果，至少朱莉娅的体形没有什么变化。不过，朱莉娅确实更关注自己以及自己在其他生活领域中的能力了。随着时间的推移，治疗师发现，拒绝性的和创伤性的客体不仅存在于肥胖中，也是这些开场白的作者，因为它们助长了强烈的自我憎恨。治疗师在反移情中感觉到自己的力量正在遭到湮灭。明白这一点之后，也就能更好地理解朱莉娅过去感受到的强烈湮灭感。湮灭体验在移情和反移情中得到了细致、温柔且不失幽默的处理。真正的母亲带来的湮灭性影响在心理治疗关系中得到了体验，最终松开了内在的"坏"母亲。朱莉娅哀悼了对理想化母亲（"变瘦"的自己与这个母亲产生了认同）的幻觉之后，终于不用为（目标）体重感到纠结了。虽然她八年里只减了11千克体重，远没达到她希望的重量，但她对自己体形的接受程度变高了，也很喜欢自己新的穿衣风格。朱莉娅的外表变化并不大，但她的生活质量得到了极大的提高，这令她非常开心。她开始觉得，体形决定不了她的自体价值。她说自己还是很胖，但心情好多了。她对丈夫和子女也不那么苛责了，因为她不再是那个愤怒的人了。治疗的最后一个阶段，她在解决与父亲的关系中的挑逗性特质。她还在为从没拥有过的母亲感到难过，并正在接受一个事实——她真正的母亲永远给不了她想要的，她正在慢慢地从自责中（觉得成长环境中的严厉和忽视都是自己造成的）解脱出来。

哈丽雅特是一名社工，50多岁，已经接受治疗多年了，但她从记事开始就在与身体憎恨斗争，至今未停。照镜子、去海滩和经历每月的经期浮肿，这些时刻她都非常焦虑，会特别狠地攻击自己。在前期的治疗过程中，她的很多问题都得到了解决，她也拥有了更多的自由感知和更强的自尊，但她仍然会贬低自己的体形。在她的移情体验中，她和目前的治疗师把她偶尔会对治疗师产生的恐惧，与早年她父亲总是拒绝她、言语虐待她的体验结合了起来。她使用"道德防御"（Fairbairn, 1952），为自己不好的感受而责怪自己，但不是责怪父亲。她把这一切在治疗师这里活现了。她不明白她们之间在发生什么，把这些复杂的互动都归咎于自己的"神经官能症"，跟治疗师的言行毫无关系。

事实上，哈丽雅特认识到，她父亲由于早年遭受的剥夺，无法从情感上给予孩子太多，他把自己的自体憎恨投射到了哈丽雅特身上。要真正理解这一点，对哈丽雅特来说非常痛苦也很艰难。她觉得父亲恨她，于是她把这种令她难以承受的体验放到了自己的肥胖中，这样才能让自己觉得轻松一点：她可以说她憎恨自己的身体，这样就不用痛苦地承认父亲的憎恨了。哈丽雅特理解了这种防御之后，很快就能直面童年遗留下来的毁灭性问题，并熬过噬心的痛苦和伤悲。很大程度上，由于文化对年龄的偏见，哈丽雅特对变老很抵触，这种感受与来自父亲的憎恨并行和汇合。其实，抵触变老既是对那些逝去的、不如意的日子有所感触，也是对在这个执迷于青春的文化中变老的真正担忧。

瘦作为拒绝性客体和湮灭性客体的障碍

很多女性（包括一些厌食或暴食且限制进食的女性）都说，变得更瘦是控制或阻拦湮灭性的侵入性客体（真实的形态也好，内在的幻想形态也罢）的一种方式。这些来访者说，当她们的身体越变越小，让他者存在其中的空间就在字面意义上变少了。这就好像是她们内在的创伤性客体占据了太多心智空间，导致她们好像在幻想层面上真的被住在体内的某个人接管、控制起来了。她们体验到的来自他人的关心都是自私自利的、以剥削为目的的，所以她们会用延缓依赖和身体需求的方式予以还击，以此来确认不会出现更多的侵犯。身体变成了争取以自己的方式存在（哪怕微乎其微）的场所。一定要在特别个人化的、不具入侵性的心理治疗关系之中，对分裂、否定、外化和投射之类的原始防御予以反复面质与分析。

奥巴赫（Orbach，1994）从理论角度拓展了关于身体作为客体关系的讨论。她运用温尼科特的真假自体观点，提出：假自体出现在令人失望的早期客体关系中，是为了保护真自体免受侮辱、伤害和抛弃，同样地，"假身体"的感知和现实的发展也是为了保护尚未出现的"真身体"。假身体跟假自体一样，服从性强、可塑性强，是社会和父母投射的容器，让真身体可以保持观望，等待一个更好的成长环境。只有当另一种新的照料和养育关系出现的时候，这个起到照料者作用的"假"身体的重要性才会消失。这就提出了一个问题：既然所有文化中都存在关于身体和理想身体的各种社会影响和任务，那假设"真身体"的存在到底还有没有意义？虽然如下建议并不能很好地回答这样一个哲学问题，但觉得饿了才进食、觉得饱了就停下、倾听所有内在身体信号，至少能够让"真身体"有出现的可能——自体在生理和心理上都内嵌其中。

体形作为记忆的容器

体形可以抱持生命里特定时期的专属记忆。与费丝一起做的工作展示了治疗师如何使用这个概念。费丝在20多岁的时候，接受运用反剥夺的精神分析导向治疗，成功解决了青春期的强迫性进食问题。35岁时，她重新接受治疗，想要处理出现在怀孕第5个月初期的一个特定问题。她的体形恢复到了她10多岁时的样子，据她描述，她感到身体沉重、疼痛，令她感到困惑，这样的感觉非常熟悉："这是我吗？这不是我吗？我是怎么了？我感觉身体失控了。"费丝觉得自己的身体"又这么重、这么大、这么肥"了，虽然她清楚自己没有强迫性进食。不仅如此，她整个人变得更焦虑，还有些抑郁，且一直在自尊问题上纠结，她已经好多年没为这些问题感到难过了。她在自由联想的过程中听见自己的声音说：她怀孕的身体现在跟她青春期时的体形一样了，那段日子她过得很艰难。这个体形唤醒了恼人的记忆。费丝和治疗师都承认，虽然这些问题之前已经谈过，也得到了修通，她对孕体的体验又重演了早年的经历。孕期第四至六周，女性的体形会因为怀孕而变大，看上去就像长胖了。治疗师向费丝保证，她并没有像年轻时那样失控，还确认了孕期就是一段屈从的时期，跟失控不一样。费丝对怀孕这件事感到激动而快乐，很快就理清了是哪些因素造成了她过去的体形问题。她的身体不再是青春期的象征，于是她摆脱了复杂的心事，接受了身体成为一个新生命的容器这一事实。

马戈22岁，是一名文秘专业的学生，她加入一个小组来处理强迫性进食问题和对身体（尤其是大腿）的强烈憎恨。每次小组会谈轮到她的时候，她都会立刻谈起自己对大腿的过度关注。小组治疗师冷静仔细地探究了她对大腿的关注、体重对她的意义以及她的过度关注的发展过程，最后发现她早年经历过阴道性虐待。对结实的大腿的迫切需要是适应性的，用来保护她受到侵犯的自体和身体。对这个特定身体部位的憎恨代表了早年虐待性体验带来的创伤，她对减掉脂肪的害怕诱发了令人恐惧的脆弱感。马戈的过度关注象征着虐待之后的高度警觉（详见第十、十一章）。

记忆可以存储在各种各样的身体感知和状态中。女性来访者通常每个月都会在经期前规律地谈起对身体的感受，"难受、浮肿、肥胖和失控"。如果反复听到她每个月都这样说，就可以问问她什么时候来月经，帮助她把身体的感知和生理事件联系起来。有的女性知道自己快来月经了，但她们还是觉得自己"胖"。过了很长时间凯茜才发现，她在经期前觉得浮肿，不仅是因为水潴留，还有一个原因是她父亲在她第一次来月经的时候取笑了她，这让她很难堪，她觉得自己特别丑。探究来访者记忆中的初潮来临和家人对此的反应，会很有用。月经初潮有没有得到讨论、欢迎、否定、忽略，或者引起焦虑？这些都是围绕女性特质、性别以及身体发展整合展开的重要讨论。与生育能力和更年期相关的担忧和问题（尤其关系到自体形象和体像的时候）也需要引起重视。

身体作为需求与感情的容器

女性用各种各样的方式对自己的需求和感受进行防御。当需求的呈现方式变得令人不知所措、歇斯底里、混乱又紧迫时，通常是在防御对潜藏的真实自体需求的直接表达，因为她们觉得自己不配，害怕被暴露、被拒绝和被抛弃。另一种重要的防御方式是远离和否定需求，或把它们转移到身体上。接下来这段与某位来访者的经历就展现了对联结和识别的情感需求，以及难以承受的情感是如何转化成想要改变身体的努力的。

安妮每周接受两次治疗，这已经是第三年了。有一次她来会谈时很骄傲地宣布："我昨天开始断食了，要持续五天。我要把身体里的毒素全部清除干净，让我的健康重回正轨。"治疗师意识到，安妮身上发生了很多事情，但安妮自己并没有完全意识到，于是治疗师就让安妮讲讲为什么断食这个决定让她这么开心。安妮说她在断食的时候会向自己发送一条始终如一的信息："我要成功，要真正爱自己。要变强大、变健康，以及要减肥。"

治疗师指出，只要她持续发送这条消息，她就会感到无比轻松，因为她摆脱了那些常有的评判信息、攻击信息，后者只会让她觉得自己无能又糟糕。安妮刚开始觉得很诧异，接着眼泪就流下来了，她完全同意治疗师的解释。治疗师让她继续想想流泪的感觉。安妮说："我受够了糟糕的感觉。"治疗师没有说话，而是思考为什么安妮现在需要这样躁狂的状态；为什么她需要一次断食带来的转瞬即逝的良好感觉给她提供的保护状态？治疗师已经发现安妮近来变得更有活力了，于是问她，上次会谈之后发生了什么事情。她说"没什么事情"，但很快又改口说前男友J回来了，她要跟他一起过周末。治疗师让她讲讲J的情况，问她为什么选择和他一起过周末。安妮说他们现在只是朋友，接着开始回忆两人之前的亲密关系——整个就是一场灾难。他是个吹毛求疵的人，对人对事都是挑三拣四，还教条主义、歧视女性，总是把自己的价值观、看法强加给她。他对于她和其他人应该怎么想和怎么活都有特别主观的意见，其中还包含了正确的进食方式和正确的体形。他对自己的健康和进食的东西非常在意，坚决奉行"瘦无止境"。安妮在这段关系中花了很多力气，努力想要得到他的认同与接受，她还抱怨自己感到很困惑，不知道该为自己想什么和要什么。那段时间，她经常半夜起来偷吃东西。不出所料，这段关系镜映出安妮与她父母（尤其是父亲）之间的经历，他们也是挑剔又专横。

在他俩交往时，J对性事很投入，安妮也很喜欢他抚摩她身体的方式；这让她感到了被接受、被欣赏，几乎可以弥补其他一切了。安妮目前没有跟人交往，觉得很孤单，跟J在一起的想法让她很心动，总觉得这一次也许一切都会变好。安妮在越加清醒和沮丧之后，说："好像我又丢了西瓜捡芝麻、因小失大了。"接着，她哭了很久。

安妮哭过之后，治疗师把她断食的愿望诠释为，她想要清除体内的一部分，想把这段关系中可能产生冲突的东西"一笔勾销"。她把断食的自体与无欲无求的状态联系在一起——连"芝麻"都不需要。断食就是用来绑住和堵住"坏"需求与自体的载体，让幻想出的理想化的"好"安妮能够出现。她害怕，要是暴露了真实的自己——一个有需求、会感到脆弱的人——就会遭到羞辱和拒绝。以前跟J或者其他人在一起的时候，她都会主动掩藏和割裂真实的自己，以求得到接受和爱。

好自体与坏自体、好身体与坏身体、有食物与没食物等分裂都是想要保护她的真实自体免遭威胁、侮辱和抛弃。她认为关系中出现问题都是她的问题、缺点和需求造成的，是她的需求和身体的错。她用这样的方式保留了她需要的客体，努力对剥夺和忽略加以掌控。只要她能把自己改变成更加招人喜欢的自体，她就有希望得到珍视和爱。她在对自体和身体的失真认知中体验了关系的失真。

安妮对好食物、坏食物的过度关注，以及她对变胖的排斥和恐惧，很大部分都是为了抱持她对坏的感知和害怕自己的坏遭到暴露的感受。她用如何进食、进食什么以及自己的体像来控制情感状态和痛苦的身份问题。只要她觉得有需求、心烦、混乱、矛盾和失望，她就会吃东西。进食行为，一方面是对约束和剥夺的反抗，另一方面是她真实的自体需求在冲破束缚。但她又害怕这样满足自己的需求会招致抛弃和剥夺,食物最初带来的抚慰很快就变成了粗暴的内在攻击。她现在就用忽视和严苛来对待自己的需求,就跟她在最初的关系中体验到的一样。

跟很多女性一样,安妮害怕、憎恨自己的"胖",因为她在无意识中把"胖"本身体验为令她难以承受的感觉的容器。她觉得自己被困在了肥胖中,就跟她曾经是一个被憎恨的小孩,被困在痛苦中是一样的。虽然她并不胖,但她还是坚定地认为自己很胖,因为胖是一个精神建构,象征着改变太难(虽然并非不可能)。在安妮看来,她的"胖"暴露了她的坏感受和她的无力感,这些存储在她的"胖"里的感受就是她觉得羞耻和受辱的真正原因。在和治疗师一起识别了所有通过身体表达出的感受和需求之后,安妮终于能够做出不一样的选择了。她停止了断食,也没有跟J一起过周末。当然,这些问题和想法用了很多年的时间来处理。

女性从小接受的教导就是要服从他人,否定自己的需求和感受,保持依恋的方式也是否定自己的身体需求或延迟满足这些需求。饥饿、口渴、需要排泄、性冲动、体温、疲惫、疼痛以及各种各样的生理和情感知觉,都是标志需求的身体活动。治疗师必须留意所有的身体需求和身体功能,修通用来否定、延迟、压抑或解离这些需求的防御。很多女性来访者在该小便时不小便,累了不休息,天冷了不穿毛衣,尤其当这些行为可能会在人际交往的场合暴露和表达她们的需求时,这样的情况会很常见。倾听这些关于身体—自体的带有象征性的沟通,就仿佛推开了一扇大门,可以看到本来无法触及的东西,让治疗的内容更加丰富。

身体作为发展性问题的表达

进食障碍被放到了不同的发展阶段来进行探究:威尔逊(Wilson),口欲期;沙瑟盖-斯米尔格尔(Chasseguet-Smirgel),肛欲期;伍利、克里斯普(Crisp)、斯特罗布尔(Strober)和帕拉佐利(Palazzoli),青春期同一性危机;休格曼(Sugarman)和古拉什(Kurash),实践期(practicing subphase);桑兹

（Sands），自体—客体体验；麦克杜格尔（McDougal），前语言期。不用任何一个阶段去限制分析，这一点很重要，因为来访者呈现出的发展性问题和需求是多种多样的，相互之间会在阶段上重合。当治疗中出现新的发展性问题时，症状也会随之减轻或出现。

一位名叫内尔的来访者的厌食行为就展现了自主和分化的发展性问题。内尔的家人都有些偏执和抑郁。她的父母总是用"运气不好"来解释他们的不幸和社会地位低。别人都能从生活中得到"好东西"，唯独他们家的"好东西"被剥夺了。"得到"了的人活该让人害怕、遭人嫉羡、受人鄙夷。专业人士在他们眼中都是"有点小聪明的傻子""尾巴翘上天了"。内尔的父母觉得他们的经济状况和社会地位都无法改变，完全不在他们的掌控范围内。他们把拥有新生活的希望和幻想全都投射到内尔身上，但同时向她传递了矛盾的信息。他们希望她事业有成、嫁个医生，纠正他们在生活中遭受的不公；与此同时，她不能超越他们，这就是蓝领阶层经常面对的难解之题（Sennett & Cobb，1973）。内尔在成长过程中为自主所做的斗争，在她父母看来都是抛弃和背叛，他们对她的这一需求嗤之以鼻。内尔听过最多的一句话就是："你以为你是谁啊，百事通小姐？"父母的焦虑和恐惧一直控制着她，在她面对成长过程中适当的挑战时干扰了她。

这个家庭只有在一起进食与分享身体超重的苦闷时，才会产生联结，觉得有活力和能够"得到"。周末出去吃饭，周一节食，他们家就用这样的方式抚慰、增强、否定和弥补情感上遭受的剥夺。内尔家养的小狗能带给她私密而特殊的抚慰，她记得青春期的时候小狗死了，她的抑郁从此开始了。那个时候，她想用食物代替心爱的小动物，就开始强迫性进食，以此来处理她的难过和成长焦虑。她很快就长胖了，而且大学期间一直都很胖。大学毕业后，她回到家里，觉得很孤单，找不到方向。她对生活很失望，于是开始严格地锻炼身体，认真限制食物摄入，努力为自己提供方向，与家人区分开。她接受了治疗，刚开始是团体治疗，后面是个人治疗，但她好像没有意识到自己进入了挨饿的起始阶段。

内尔的厌食行为是她的一种尝试，试图掌控被困住的感觉，做一些积极的事情与家人分化。要实现分化非常困难，因为边界变成了抛弃或排斥。在内尔家里，锁门是绝对不行的，自己的抽屉也要打开，想要保留隐私会被笑话，内尔晚上要是害怕了则可以去父母床上睡一晚。内尔说，为了保持足够亲密而不构成威胁，她的身体仿佛根本不属于自己。她的身体边界常常会随着想法改变和交往互动而变得模糊不清、容易变形。她的厌食症就是对自体定义的强烈需求的具体表现，也是她对分化和自主的渴望所包含的全部矛盾的痛苦感受的防御。因为与家庭的羁绊，这两点内尔都没办法从心理上实现。

卡拉的案例展示了一位女性想依靠过度关注身体来解决自己的俄狄浦斯冲突。接受了多年的治疗之后，卡拉的家庭生活终于变得清晰。卡拉的家庭折射出了20世纪50年代典型的性别安排。母亲总是受到贬低，只能管管孩子和家务。父亲工作认真、事业心强，在职场和家里都要发号施令。他在女儿身上倾注了大量的时间和心力，但跟妻子几乎没有交流。这样的情形对卡拉的刺激很大，塑造了她对爱和浪漫的幻想生活。她总是寻找强大的男性，拼命取悦他们，以此来活现与父亲之间的关系。他们让她手足无措、找不到自信，这也表现出了她对母亲的认同。这些恋爱关系无一例外都很短命，带给她的只有绝望。一次次的失败加剧了她对外表（尤其是对服装和时尚形象）的过度关注，还让她对出门产生了恐惧反应。

虽然卡拉的心理能量都集中在找个男人上面，但她对女性的恐惧和逃避全藏在暗处。关于她害怕跟母亲竞争的诠释会有作用，但还不够。治疗进行了一年之后，她终于透露她知道父亲有婚外情。对于卡拉而言，问题不仅在于她的身体能不能胜过她母亲的身体，更重要的还在于她能不能跟"另一个女人"竞争。她虽然能够吸引父亲，但她还不够女人，没办法把他留在家里。洞察到这一点之后，痛苦的感情随之而来。她的下一个力比多焦点是对她的女性治疗师的更深的依恋。在处理与治疗师的关系中的依赖问题时，她渐渐感到与母亲变亲近了。但是，来访者和治疗师都发现，当卡拉跟女性变亲近之后，她就不允许自己跟男性有任何接触了。过了这个阶段之后，卡拉开始讲起梦见她的治疗师跟她的医生一起照顾她。处理了俄狄浦斯竞争之后，她终于相信自己可以同时跟男性和女性都保持亲近。她在这方面获得了安全感，开始感觉到自己对服装的高度在意是一种压迫和奴役；这代表发展性的成绩。她正在慢慢放弃自恋防御，与自己、与世界进行更真实的互动。她依然在意自己的外表，但对服装的强迫性过度关注已经被更有活力的内心和不再害怕自己想要的东西所取代。

性欲客体化与性欲主体性

纵观历史，对女性和女性形态的性欲客体化一直否定着女性的完整自体，因为她们被当作客体而非主体来对待。只有既是主体又是客体，对他人既有吸引力又有渴望，才能感受到自己的力量以及性能力和性愉悦。但如果充当欲望的客体变成了最主要的或唯一的体验，女性与自己的性欲之间的关系就会被扭曲和被损坏，为自己的渴望而奋斗也变得格格不入。要想获得令人满意的性体验，就必须要有渴望，想要得到一个人，以及感受自己在活动中的力量——紧握、拥有、产生肉欲和想要更多。性欲客体化将被想要的和被渴望的愿望，与想要的和渴望的愿望，一分为二。这就造成了围绕两极化形成的幻想生活，女性承担的就是每一对分裂中的第一面：客体—主体、女性—男性、被动—主动、服从—主导、瘦—胖。只要这些分裂中需要流动，二重性（duality）就会存在（Harris，1991a）。总体而言，男性拥有更多资格，所以能更好地整合他们的渴望和被渴望的愿望。女性一直不能与自己的需求、攻击性、能动性拥有更加自由的关系，自然很难体验到自己的渴望，也不容易在想要和参与性行为时获得完完全全的性满足。

20世纪六七十年代的女性运动向性的双重标准（即男性通过性行为走向成熟，女性却不得不担心自己的名声）发起了挑战。女性的自体价值要以自体限制为基础，虽然她们还是只能充当他人性欲望的客体。女性主义者向外貌的中心性提出了质疑，同时反抗女性扮演性客体这样一个伤害性的角色。她们研究了语言、着装规范、社交行为、经济安排、文化习俗和性行为（包括阴道性高潮的秘密）等，这些都反映和支持了对女性的客体化和轻视。女性得到了鼓励，可以解放欲望，在性方面表现得更加积极，以及在平等的感情关系中表达自己的性愉悦。女性渐渐觉得自己有资格探索和拓展包括性取向在内的性欲表达。

但是主导文化已经解释、吸收了女性运动中关于性平等的要求。女性的性欲再次脱离了女性的掌控，变成了大众文化和广告中的商品。于是，要求女性展现性别特质、打扮性感的压力加到了越来越年轻的女性身上。进食问题增多，不仅反映了对文化常态的服从，也是对性欲客体化以及对在性方面表现积极的当代要求的反抗与防御（Young-Bruehl，1993）。蕾切尔的故事告诉我们，要想让女性恢复更好的能动性，帮助她们远离进食问题，就一定要把年轻女性从这一项新的要务中解放出来。分析性欲客体化对女性欲望的影响（像接下来埃丽卡、伊芙、苏茜和玛吉的故事证明的那样）也很重要。即便很多存在进食问题的年轻女性都在追求完美且有性吸引力的身体，她们仍然在无意识地撤离约会和性的世界。虽然这些年轻女性的确实现了长得"性感"，有的甚至可以让自己享受游戏的乐趣，但很多年轻女性还是讲出了完全不一样的性欲故事。她们已经与欲望分离，性是陌生又吓人的事情，真正的性体验对她们而言遥不可及。

前文讲过，蕾切尔的成长过程包含了直面家人自杀、双亲酗酒以及很小的时候来自非家庭成员的性侵害。经历了这些之后，她开始暴食。即便上了大学、选了课、交了很多好朋友、得到了不少男性的追求，她的暴食行为依然在升级。后来她出现了严重的生理状况，不得不入院治疗，终于在大二那年开始接受治疗。蕾切尔在最严重的暴食问题有所减轻之后，谈起了自己跟男性的关系。她对他们很有吸引力，但她从来不喜欢那些喜欢她的人。如果出去约会，她就觉得不发生性关系不合适。她很勇敢地向治疗师承认，她一点儿都不喜欢性，也不觉得有丝毫乐趣可言，但她不知道该怎么办。在那些会谈中，她似乎在找寻可以让她得到解放的东西，帮她从所谓的性义务中解脱出来，但不知道自己要找的究竟是什么。当治疗师同意她改变约会的方式后，她肉眼可见地放松了。如果她没准备好发生性关系，就不用表现得很主动，她愿意接吻才接吻，不想更进一步就原地踏步。很长时间之后，她们才开始理解那些住在蕾切尔的身体里、影响着她的性反应的经历给她造成了什么样的影响。

埃丽卡的案例让我们看到一名女性的自体客体化如何干扰她自己的欲望。她非常讨厌自己肥胖的身体（她的体重总波动在她的理想体重上10 ～ 15千克处）。她的原生家庭特别看重衣着、吸引力和世人的眼光，因为她的父母都从事服装行业。

埃丽卡说，她一生都在努力拓宽她的家庭和整个文化在20世纪50年代的主导价值观。她的言行打扮都很另类，她喜欢诗歌和文学，对社会的批判日渐激进。19岁那年的"出柜"让她得到了解脱，她非常快乐，但这对她的家庭和当时的社会都是巨大的挑战。她做了律师，交了很多朋友，有了自己的社交圈子，最后还有了稳定甜蜜的感情。

虽然埃丽卡是因为各种性格方面的问题前来接受治疗的，但她在很长一段时间里都把自己对"多余的"10千克的焦虑藏得很深，仿佛它微不足道。她无法承认这会影响她的自体价值，她一直不知道胖对自己意味着什么，也不明白为什么强迫性进食和体重增加都出现在抑郁和焦虑之后。她只知道自己好像失去性能力了，在体重增加的时期，她无法将自己体验为一个性存在，也不愿意这样做。当她认为自己不符合文化理想和不是一个欲望的客体时，她就失去了自己作为主体的欲望。就算她批判父权，就算她的伴侣不在意她的身材、对她一心一意、有欲望有冲动，就算她将自己对女性特质的观点拓展到了各个领域（与身材理想有关的领域除外），她还是失去了欲望。

埃丽卡在治疗过程中渐渐理解了自己性欲减退跟体重之间存在的关联。她丝毫不惧地勇敢表达艰难的立场；在意识层面上，她对自己的人生抉择（包括事业、性取向和政治等）有足够的安全感。但是，过往的问题，以及早年与挑剔、专横和不管不问的父母形象的认同，仍然会在无意识层面上引发周期性的焦虑和抑郁。她的进食症状与这些情绪状态联系在了一起，被视为将能量从外界关系中撤出，转而投入对内在世界的过度关注中，目的是要束缚和管理给她带来胁迫感的焦虑和抑郁。无意识中，食物和身体起到了置换作用，用以应对与权威、顺从和差异相关的问题。

尽管埃丽卡在远离家庭传统的各种独立姿态中都表现得很自如，她在一定程度上也确实如此，但在精神上，她没有为自己与过去熟悉的一切分离时产生的焦虑或悲伤留出任何空间。她的进食为她的生活提供了一个受控制的小小竞技场，让她可以抱持和表达自己的焦虑。她想要顺从、想要跟所有人一样和想要被接纳，这些愿望在想要拥有合适的身体和减掉10千克体重的执念中找到了一个出口。她想要通过体重的减轻来将自己拽回正轨、重返生活。这个解决办法也给埃丽卡带来了困难，因为节食行为同样代表着向外界权威的服从与屈服。要想让她的积极选择更坚定，她需要哀悼因为与众不同而带来的丧失。

伊芙的案例展示的是，一名女性对自己身体的执迷关注和客体化，在抑制她性欲的同时带她进入了性领域。伊芙从十七八岁就开始暴食，一直到30岁。体形、外表、衣着和形象等都是她父母最关注的，而且全都塞到了她身上，因为家里就她一个孩子。她家的经济条件非常好，对她而言，参加减肥营、做蒸汽减肥和接受整容手术都很容易。伊芙从丑小鸭变成了白天鹅（她做手术矫正了一个先天畸形）。但她在社交互动中（尤其跟男性交往时）特别没有安全感，很容易受伤。对美貌和身体的客体化成了一个重要的关系工具，可以暂时掩盖她的安全感缺失。

在治疗进程中，伊芙渐渐可以欣赏自己的美貌；她有很多追求者，她也经历了一段又一段的感情，这些感情最终都陷入了固定的模式。她非常主动地想要在性事中讨好对方，但她无法真正体验生理愉悦或生理欲望，这就让她的性欲大受影响。每次她假装高潮的时候，都会觉得自己的身体是"丑小鸭"。在男性目光的密切审视之下，她才开始产生的自我接纳被欺诈的感受压倒了。

心理治疗关系为伊芙提供了一个场所，让她可以详细揭示自己消极的体像和捏造的性反应，当她把这些讲出来以后，她的一些焦虑和抑郁得到了缓解，她又惊奇地发现，她对自己的性愉悦和其他方面的快感都有了极端的自我否定和客体化。伊芙早就学会了抑制和否定自己的感受、想法和反应，因为这些在她的家庭里都是过于沉重的体验。她父母一心都在他们自己身上，并不怎么在意她；她变得寡言少语、性格孤僻，她的暴食其实是想要管理自己极度的孤独与困惑。伊芙慢慢明白，来自内心的一切（包括对食物的欲望）都不会伤害到她或其他任何人，反而是她的力量和吸引力的一种表现，能让她感到自由。她在精神上迈出了一步，她从通过他人的欲望来追寻愉悦的被渴望的客体，转变成按照自己的心意拥有渴望的主体。

　　另一位名叫苏茜的女性来访者23岁，是多年的贪食-厌食症患者，她长相漂亮、身材苗条有形、打扮性感、穿着时尚。但她时刻都在担心自己的外貌，尤其是在性接触中。如果她侧过身去，"赘肉"会不会露出来？身边的伴侣看见了真实的她，会不会觉得恶心？这些担忧干扰了她幻想出来的对爱情理想化的、扭曲的、痴迷的看法。她的贪食-厌食症就是为了防御她与自己的欲望和性欲之间存在问题的关系。

　　苏茜的性生活幻想有一个主题，对于异性恋女性而言，这其实非常普通。她，一个女性，如此美丽、如此令人着迷，男性根本克制不住自己，只想用自己的全部欲望吞噬她、将她一把抱起、用激情将她裹紧。她的欲火被一把点燃。性并不复杂，完全能够令她满意，还很卫生。苏茜在现实中真的活现了幻想中的情景，但这样的亲密接触或性接触并不能维持太长时间。

　　目前她有男朋友，也希望能够稳定下来，但她不太想做爱。她害怕自己的不情不愿其实是因为吉恩不是她的"白马王子"。吉恩不想每次都大力蹂躏她，他也希望感受到被需要。他俩的关系很复杂——他虽然就在身边，但他的不完美满足不了她的幻想。

　　探究苏茜的幻想生活就会发现，它的动力学与它表面看上去的正好相反。苏茜并没有把男性看作有能力追求自己所想的强者，在她眼中，伴侣对她放肆不羁的渴望其实表示了她拥有全部的掌控。他渴望得到，而她是渴望的源泉，这样就让她觉得有力量和有掌控感。但是感受自己有力的渴望和自己的性欲又过于暴露和失控，让她觉得自己在对方面前不堪一击。苏茜在治疗过程中意识到，她对严格控制自己的身体以及将它客体化和具体化的需求，还有她的欲望，都是为了防御她深刻的脆弱感。

有些女性会在觉得自己有魅力和被性欲客体化之间感到困惑，玛吉的故事讲的就是这种情况。40岁的玛吉一直体重偏重，从不觉得自己有魅力，还因为体形遭受过不当对待和嘲弄，在性欲竞技场上，她几乎从没被选中过，也没机会认为自己很独特。她事业有成，但非常讨厌谈论自己在生理和性欲方面想要得到认可的渴望。她觉得自己"很不女人的姿态"非常羞耻，她说："我都不敢相信自己会坐在这里，希望自己成为一个性欲客体。"玛吉在治疗过程中很伤心地说起，从来没人朝她吹过口哨，对她有过冲动。她很希望自己能像朋友们那样，至少被人吹过口哨，虽然她很烦这样的街头经历，但这样至少有机会拒绝他们。她希望自己也有那样的体验，这个想法她从没跟人说过。治疗师对于玛吉（和其他女性）的经历说了一番很有性别共情的话，这才让她讲出了这个秘密。她觉得向能干又迷人的治疗师透露这个秘密非常丢人，对治疗师的崇拜和嫉妒又让她的"秘密愿望"更加丢脸了。

玛吉说出了自己的耻辱和嫉妒之后，与治疗师进入了一段很长的风暴时期。对其他女性的嫉妒体验以前都得到了防御，如今在移情中狠狠地冒头了。玛吉怀疑，治疗师在面对她的嫉妒时，其实心里很得意，觉得自己很了不起。玛吉觉得所有女性都在彼此暗暗较劲，想要成为最受欢迎的人。这个想法其实又承认了一点：得到女性的崇拜对她而言同样重要。"别跟我说女性之间没有成天互相打量。"玛吉嘴上说着风凉话，极力掩藏自己疯狂想要得到关注的心思。玛吉想要被人吹口哨的羞耻愿望得到了正视，也为接下来几年的治疗定了型。

保持反对女性客体化的态度是一件很复杂的事情。当一个人勇敢地接受大体形，不为变瘦做任何努力的时候，她常常会面临有偏见的待遇和态度。如果她所处的环境不能一直支持对文化理想的挑战，她就会很容易丧失自尊，变得抑郁。一些女性能够有意识地为自己创造出这样的环境，对自己做出的抉择感到满意。在这样的情况下，与欲望相关联的关于女性性欲和女性角色的幻想就跟那些主流文化宣扬的不再一样了。

女性随着年岁渐长，也会有别于大众文化中以青春为导向的理想魅力形象。文化中的年龄主义意味着许多年长的女性在他人眼中魅力不再，于是觉得自己隐身了，自尊也随之丧失了。但也有一些年长的女性觉得自己终于离开了性欲市场，能够在外貌不那么重要的情况下为自己在社会上争得一席之地。欲望与青春导向的幻想相关联，这样的想法应该受到挑战，年长女性同样应该觉得自己在性欲方面有吸引力、有渴望。

体重秤作为拒绝性客体

每一天，体重秤都能决定成千上万女性对自己的感受，能指挥她们管理自己一天的食物。体重秤是当今社会最强大的仪器，许多女性都跟它保持着紧张的关系。"我轻了半千克。我真棒。我很好。今天一定是美好的一天。""我连半千克都没减掉。我到底怎么回事？我不吃午饭了。"每一天都从这样的清晨仪式开始（有可能一天重复数遍）：上秤、量体重、评估自己的价值。

使用体重秤很容易上瘾，即便是对不存在进食问题的人也是如此。例如，一个十几岁的女孩对长相很在意，但没有食物或身体方面的困扰。她觉得她母亲很奇怪，居然没在家里放体重秤。她去爷爷奶奶家时看到有秤，并发现量体重很容易上瘾。她说怪不得她父母没买体重秤，没有它，生活自由多了。把秤扔掉，或者放远点不让自己看到，都是我们推荐的解决办法。

有些女性把体重秤塞到衣柜底或者扔掉后，会觉得大松一口气，但很多女性根本无法想象如果离开了这个日常评估器，她们要怎么活。要通过探究才能找出体重秤对每一位女性的意义，以及它是如何外化不同的内在客体场景的。

葆拉是一位患有厌食症的女性，她想要多吃点但吃不下，她很清楚体重秤怎样牢牢地攥住了她。她知道，要想增加食物摄入量，就得改掉每天早晨量体重的习惯，因为哪怕只是增重几百克都会阻止她的进步。一开始，这种改变好像完全不可能；对她来说，它代表的分离程度有太强的威胁感。葆拉小时候被管得很严，还挨过打。深入的探究发现，体重秤是"一种向我的父母表达敬意的方式"，或者说用来致敬他们对她拥有的权力。当治疗师让葆拉给体重秤一个发声的机会时，它传递出的信息很清晰："别走偏了！待在自己的位置上！要是体重增加了，你会后悔的！你会很焦虑。你根本不知道自己在干什么！"

葆拉想出了很聪明的办法，去改变原本觉得无法改变的东西。她想到可以先改变早晨的起居规律；继续量体重，但把顺序调一调。她还想到可以做一些开心的事情，例如听音乐，这样就可以把变化跟愉悦而不是灾难联系起来。后来有一天，她没有量体重，焦虑也没像预期的那么令人难以承受，似乎也没有遭报应。最后，她可以每隔两三天量一次体重了，这是她取得的一次重大胜利。在这次体验中，她既捍卫了自己，又捍卫了摆脱内在攻击与外界控制的权利。

蕾切尔在体重增长了1千克后无比沮丧。之所以会这么沮丧，是因为她的进食状态很好（没有强迫性地进食），本以为能瘦点，或者至少保持体重不变。治疗师谈到，蕾切尔自己感到的满意与由体重秤来决定的满意之间存在差距。蕾切尔回答说：体重秤让人害怕——又力量强大。"有没有觉得跟什么东西或什么人很像呢？"治疗师追问。体重秤会让蕾切尔想起她母亲对着她吼的时候。她母亲很少吼她，而且蕾切尔很崇拜她，所以这样的时刻会让她觉得世界都崩塌了。她会伤心欲绝。看见体重秤显示的数字增加了1千克的感觉，就跟母亲吼她是一样的。这次出乎意料的洞察让她们针对蕾切尔跟她母亲之间的关系展开了更丰富的讨论，之后又讨论了蕾切尔跟她父亲的关系。治疗师并没有在这个特别的时候给出具体的建议，只是鼓励她对自己与体重秤之间的特殊关系保持好奇，激发她的观察自我。

简和莉萨都是很快、很主动就放弃了节食，也对停用体重秤感到如释重负。在她们的小组里，只需要针对体重秤展开讨论并建议她们不必使用体重秤，她们就能终结"这些坏数字的暴政"了。简觉得自己自由了；她开玩笑说

"沉重的包袱是从她的脚下卸掉的"。莉萨的感觉差不多，但她很担心体重增加了自己却不知道，主要是因为她清楚自己吃饱以后也很难停嘴。不过，扔掉体重秤并不是在练习否定现实。治疗师向莉萨和组里的其他人保证，还有别的不这么执迷的方法来追踪体形。看衣服有多合身就是一个很好的办法。如果腰带扣不上了，那可能就是体重增加了，也可能标志着来访者在生理上觉得不饿或已经感到饱之后，还在进食。有时候意识到这个情况，只需要接受自己体重增加了，再买大一号的衣服就行了。更多地留意饥饿和饱足的感受，能提供更好的引导。让来访者学会用镜子来观察而不是去审判，这是另一个准确感知体形变化的方法。除此之外，放弃体重秤不代表永远不能量体重。只要体重秤不再是内在和外界的评估器，偶尔量体重完全没问题，还能提供信息。

镜子：转变性客体

除了体重秤，女性还会用镜子来苛刻地评估自己的体形和体像。如果没有心理治疗干预，镜子映射出来的就是破碎的、不完美的和不自信的形象，因为她们是依照文化理想来评判镜中的影像的。要学会带着来自父母、同龄人和社会的最少指令来看待、看见和被看见，就要学会从内心看见自己。来访者必须修通并接受自己的局限和边界，哀悼虚幻身体的丧失，分析已经内化的消极家庭影响，这样才能更加客观和描述性地看见自己的身体自体。

不带评判、没有消极预期地照镜子，这在某些治疗的特定时刻会有用。观察整个身体，不要只看脖子以上的部分，裸着身体或穿着衣服观看自己，对比从正面、侧面或背面观看，把注意力放到形态、皮肤和体形上，这些都能拓展看见自己的方式。有的来访者会不顾一切地躲避镜子，可以建议她们在一个人的时候或者在他人的帮助下，一次只照几秒钟，这样就可以找出哪些地方让她们感到特别恐惧或沮丧。有的来访者痴迷于照镜子，她们可以学着通过其他感知形态来体验自己的身体。讨论体验的视觉和动觉内容也很有用。（更多相关讨论，请见Orbach，1978，1982；Hutchinson，1985。）

当身体发生变化的时候

随着心智与心身转换的象征性场景发生变化，体形也可能会变化。体形的变化可能是心理治疗工作取得的成效，也可能是对它的防御反应；可能是刻意的、专注的、明确的目标，也可能是治疗的无意识副产品。所有的反应最终都需要得到承认和探究。

要想让与身体相关的心理幸福感长久持续，可以用两个目标来引导治疗。其一是对身体的接受：与身体之间的无恨关系意味着无论体形大小，都要对身体有现实的感知。其二是根据内在信号组织进食，从而决定体形。

例如，如果暴食情况已经在减轻，或者对于进食过度限制的人开始在感到饿的时候就吃东西了，那么分析师可以利用心理教育信息来帮助来访者，为体形变化做好准备。心理教育准备通过提出以下问题，为探索关于体重的恐惧、幻想和欲望辅平了道路："假如你继续这样，不避开饥饿感，也就是当你感到饿了就继续进食，就跟前几周一样，那么体重增加0.5千克对你来说将会意味着什么？""既然你已经准备好减重了，可不可以在这个周末想象一下，如果你轻了2千克会是什么样？"

人们在减重的过程中，需要探究、分析、整合并保持体重减轻的结果及其心理影响，这样才能继续减重。体重发生变化以后，来访者可能会觉得很脆弱、很焦虑；她们可能会为了继续"好好干"，而感觉到身份丧失、性别丧失、分离焦虑和超强的压力。这些心理上的压力源都会导致体重忽上忽下，还会让其他症状行为重新出现。治疗师可以鼓励来访者慢慢来，让新的身体—自体架构得到内化。才减掉或刚增加的2.5千克体重有什么心理意义？出现了哪些幻想和感受：暴怒、害怕遭人嫉妒、竞争感、愉悦，还是更加自主的自体感知？这些感受能承受吗？它们会不会代表可怕的冲突？新体形带来了什么样的生理体验？体重增加或体重减轻之后，行动有没有变化？身体哪些部位受到体重减轻或增加的影响最大，有什么意义？体重变化带来的人际关系影响有哪些？

幻想、移情构造、认同和记忆等都会随着来访者身体的变化而浮出水面。一位患有厌食症的女性很担心体重增加后她的痛苦得不到重视，所以不断地测试心理治疗关系，确认治疗师对她的尊重并没有因为她体形的变化而动摇。一位女性减了5千克后又开始暴食，因为她害怕自己会开始滥交，对于她这样的情况需要探究性欲和性恐惧。在修通这些心理问题的过程中，她需要决定究竟怎样在性欲方面使用自己的身体，而这取决于她是谁以及她的价值观是什么，并不由体形和身材来决定。每一次身体的变化都会揭示出内嵌于体内的心理问题，也为更深入的探究和心理变化提供了机会。

来访者在谈到身边的人对她们的身体变化做出的反应时，揭示了人际交往的问题。她们需要学会应对和管理自己与他人的反应，一方面因为身体一直是她们关注的焦点，另一方面则因为社会允许公众对女性的身体发表言论，旁人的反应就会对来访者造成巨大的影响。体重的减少或增加都会引发新一轮的议论，有的很友善，有的是辱骂性的、侵入性的，这些都会影响来访者。来访者需要找到新的办法去建立边界，保证自己的安全和隐私，并可以用别的方式去联结或回应，而不是再次减重或增重。

通过心理工作改变的体形，代表一个人内在客体世界的变化，为个人提供了更多的掌控和自主。这样来访者就有可能让世界看到不一样的自己，这个变化还会给身边重要的人带来影响。即便体重没有发生变化，只要一个人换个方式抱持自己的身体，例如站得直一点、改变衣服的款式或颜色、行动自信一点，她的自体都会发生变化，他人的反应也会有所不同。如果旁人保持原有的静态人际交往体系不变，就会给来访者带来压力，阻碍她的进步。给来访者更多的鼓励，让她们相信健康、有爱的关系能够包容她们逐步发展的成长与活力。

不过，体形变化也可能是防御性的，治疗师需要对此保持警惕。遇到这样的情况，治疗师不能因为体形变化或节食症状减轻就与来访者一样产生躁狂感受。文化意识形态把体重减轻（对厌食症而言是体重增加）奉为灵丹妙药，认为它战胜了复杂的生活和挑战，而这会引发文化反移情反应，增加发现活现防御的难度。

体重变化可能是对意识层面的或无意识层面的素材的防御性交流，其中包括关于治疗师的素材和治疗关系的素材。来访者利用自己的身体再次行动，因为她还是没办法从心理上处理并用语言表达自己的体验。这里需要读出身体的衍生意义，就像理解梦的潜在内容一样。意识到来访者是在有所表达（特别是向治疗师表达），这在反移情中会被体验为内疚、不自信、过度关注、对修复或行动的狂热需求等。例如，一位治疗师每次见到一位名叫琼的来访者时都会感到不安，琼在会谈过程中显得越来越累、面容逐渐憔悴，她的衣服也比往常的看上去更松垮。很多次会谈之后治疗师才明白，琼因为治疗师有一次说的一句评论而感到受了伤害，她觉得很受打击，也很生气。在治疗师破解交流的秘密之前，琼只是觉得自己很胖，必须快速减重。罗宾的案例又是另一种情况。经过了很长一段无症状时期之后，她又开始暴食、催吐和增重。症状重新出现的时候，她和治疗师刚开始谈论她们之间的关系中更进一层的信任和亲密，而罗宾近期刚揭示了很私密的幻想。这些症状是罗宾唯一的办法，她在发出信号，让人知道她在这段关系中以及她对自己的幻想有多害怕、多困惑和多羞耻。

有的来访者在因为疾病、假期和即将到来的会谈终止而不得不与治疗师以及其他重要的人分离时，也会出现身体变化。接下来的案例就呈现了这种情况。杰姬和她的治疗师在治疗过程中都注意到了一个体重变化的模式。杰姬小时候跟她父母各有一段很长的分离时期，她在任何情况下都极不愿意承认自己对与重要的他人分离时的反应，总是装出一副独立的姿态。她的治疗师每年休假两次。对此，杰姬不会谈起自己的任何感情，但总会在治疗师离开前出现体重增加。这个模式被指出以后，杰姬终于可以将这一身体交流方式诉诸语言，描述这些分离对她的情感干扰有多大。体重增加就是她无声但可见的恳求，希望治疗师能够留下，同时是她在沉默地表达愤怒，因为她知道治疗师并不会留下。更进一步交流之后，杰姬讲出了她的恐惧，她害怕治疗师再也不回来了，害怕自己被抛弃后只能独自面对恐惧和冲突，更何况，还有她失控的身体和进食。这里，体重增加没有为自我的成长服务，不像有的人在学会接受自己的体形或者在饿了的时候才进食，而是作为无意识的交流方式，在发出痛苦的信号。

当身体不发生变化的时候

对于一部分人而言，新陈代谢、长期节食、遗传和变老等都会阻止体重减轻或实现想要的体形变化。此外，一些女性不能减重，一些女性可能因为心理稳定性原因而不该减重。

例如，一个人如果饿了就吃、饱了就停，那么当她坚持要减掉5千克体重以抚平焦虑的时候，她的心理和生理平衡就会被打破。减重尝试导致的执念、想法和行为都像患有厌食症一样。她需要了解自己关于这5千克体重的幻想。一位女性在体重减轻后紧接着就出现了严重的心理问题，包括表示想自杀、入院治疗和代偿失调，可能她暂时也需要一边建立更安全的自体发展感知，一边整合当前的体形。有的女性体形特别大，但她们可以很好地利用治疗，不去改变自己的体形。通过治疗，她们能够接受现实，过上丰富充实的生活，与自己的体形友好相处，不在意文化禁忌和歧视。

当身体不能、不会或不应该改变的时候，治疗工作的目的就是帮助来访者理解、哀悼和抛弃自己与文化理想或她们可能怀有的任何理想之间的关系，最终接受自己的体形。接受局限、差异和自己的平凡，这些都可能被体验为自恋伤害，这对一些女性而言是一个重大问题，需要对它的发展、适应和防御等方面进行全方位分析。何时关注食物、何时关注身体以及何时其中之一被用作了防御或表达方式，这些问题共同形成了进食和体形治疗的艺术。

❧ 第 八 章 ❧

移情与反移情问题：社会压力对体像和意识的影响

苏珊·古特威尔

> 《分析性情景的神话》（*the Myth of the Analytic Situation*）一
> 文中扭曲的第一件事实就是：分析是一个有病的人和一个健康的
> 人之间的互动。真相是：分析的互动发生在两个人格之间——这
> 两个人格中的自我都承受着来自本我、超我和外部世界的压力。
> （Racker，1968）

这段引言引发了许多当代精神分析心理治疗师的想象，他们都在重新
思考移情、反移情以及二者之间关系的经典概念。移情是精神分析的关键概
念及工具，弗洛伊德最早提出，它是患者对治疗师的期望和感受，源自患者
成长期与父母或其他重要照料者之间受压抑的、无意识的、未解决的体验和
感受。反移情是治疗师对患者及其移情做出的反应，弗洛伊德最初提出要警
惕反移情，他认为治疗师的这些感受是过去未得到解决的问题，会给治疗带
来毁灭性的影响。如今——尤其是在社会建构主义者的影响下（Gill，1982；
Gill & Hoffman，1982；Hoffman，1984，1991），移情既代表了历史遗留问题，
也是对心理治疗关系的回应。当代理论范式中，移情假设了一个二人领域，
并将现实视为社会构建，这样的新想法拓展了这一范式。在新范式中，移情

不仅由起源性因素造成，而且似乎是"此时此地的"关系带来的产品，分析师在这段关系中扮演了更加全面的主体，也是分析场域里的行动者（Gill & Hoffman，1982）。

近年来关于反移情和投射性认同的理论得到了发展（Ogden，1982），既起到了相互充实的作用，也让这两个过程找到了方法，可以将分析师带入患者的无意识体验之中。反移情不仅不是可以被删除的体验，反而已经成为详细研究的主题，旨在对分别表明患者、治疗师及她们之间的关系的不同反移情体验进行分类。苏珊·伍利（Susan Wooley）在一篇文章中探究了治疗进食问题患者时反移情的使用情况，并对反移情的整体观做了如下定义：

> 治疗师对患者的所有回应出现在不同的意识水平上，是对患者所有的语言和非语言交流的回应，包括（1）温尼科特（Winnicott，1949）提出的"客观反移情"，即以现实为基础、为大部人所分享的反应；（2）对拥有共同的观念基础（如性别、年龄、国籍）的人群做出的普遍反应；（3）由个人独有的发展历程引起的"独特移情"反应；（4）用坦西和伯克（Tansey and Burke，1989）的话来说（这也是最重要的一点），"互动压力"可能引起的反应，即对患者的无意识努力所做的反应，可以引导治疗师去体验患者正在体验的感受，或过去重要的人带给患者的感受。这些回应包含了"一致的投射性认同"——治疗师在这里短暂地共享患者的体验（通常叫作"共情"），以及"互补的投射性认同"——反映出与患者已经内化的重要关系表征之间的互补性。互补认同可以有两种形式，一种是患者在认同中扮演自己过去原生的角色，另一种则是患者扮演的角色在认同中是相反的。（Wooley，1991，p.255）

换言之，治疗师的所有想法、反应、感受、角色、梦境和她的内在客体世界都可以用作工具，以了解患者的无意识生活与体验。对待反移情的态度从认为它起了阻碍作用变成认为它发挥了阐明作用，这一转变反映出心理治疗行业的民主化与女性化。除了唐纳德·温尼科特（Donald Winnicott）、海因里希·拉克（Heinrich Racker）、哈里·S. 沙利文（Harry S. Sullivan），还有包括梅兰妮·克莱因（Melanie Klein）、保拉·海曼（Paula Heimann）、玛格丽特·利特尔（Margaret Little）、莉迪娅·托尔（Lydia Tower）在内的女性分析师，也都不出意料地开始了解并应对前俄狄浦斯期（也因此常常是非语言的）素材，展现用她们自己的感受进行工作的价值。

现在反移情已经成为精神分析师最重要的工具之一。如何定义它、如何利用它，以及它与移情、与过去和现在之间的关系，这些都是当下争论的部分内容。不过，现在已经广为接受的观点是：在两个一直相互影响的人之间会创造出一个人际的、主体间的领域，这一领域可以用作主要的治疗工具。

一系列著作，埃德加·列文森（Edgar Levenson）关于治疗师的参与（Levenson，1983），唐内尔·施特恩（Donnell Stern）关于"场域的控制（the grip of the field）"（1987，1989），克里斯托弗·博拉斯（Christopher Bollas）关于"未加思考的已知"（1987），达琳·艾伦伯格（Darlene Ehrenberg）关于"精神分析的卷入"（1982，1984），以及斯蒂芬·米切尔（Stephen Mitchell）关于内嵌与关系矩阵（1988），都证实了两个参与者在创造共享的互动现实中所做的贡献，有时候会活现并唤醒各自的关系世界中的不同内容。

产生互动的不只是治疗师与来访者，她们与精神分析理论本身所在的领域一并"内嵌"在更大范围的霸权文化象征主义和关于女性身体与胃口的话语世界之中。这个社会的抱持环境影响普遍出现在工作过程中的移情与反移情问题。除了出现在每一个个体治疗中的所有独特的移情和反移情发展之外，与存在进食问题的来访者一起工作还需要对与进食和理想身体相关的文化理念展开持续的批判性检查，因为它们给治疗师和来访者带来的影响是无差别的。

将这种社会"内嵌"进行概念化的另一种方式，是把患者和治疗师都看作与同一个"文化家园"或"文化家长"保持着移情关系。虽然这个社会家园具有阶级、种族、民族等级等特征——治疗师要做好准备见证这些影响带来的冲击，但这里研究的主体毫无疑问是女性的理想形象。必须重复的一点是：我们谈到的仅仅是广告宣扬的理想女性身体和其中针对女性的身体和胃口的话语，并没有讨论整个流行文化。文化的这个部分是霸权且统一的，而且在这个历史时期也不允许自由解读。第一章已经讨论过与这个符号之间的关系，它成了无意识的客体关系世界中的一部分，影响着自体和客体的表现形式以及人际关系。由于这种文化符号的影响在社会和个人层面都受到压抑，所以在意识层面上对它进行详细阐释尤为重要。如果治疗师没有把这个受到压抑的素材带入意识中，那么她将很难识别、涵容和代谢来访者在围绕女性的身体和胃口展开的社会话语中的体验。

因此，本章重点描述文化对常见的移情和反移情的构造产生的影响，这种影响尚未得到全面的文献分析。

"文化反移情"这个术语在本章是指治疗师对文化的移情。随之而来的移情和反移情构造可以理解为受到文化影响的构造。文化反移情这个术语及其相关概念已经从几个不同的来源一起进入文献领域，这一现象非常振奋人心，显示出这一领域内新思想的更迭换代。*来自女性心理治疗中心研究所（1992年春）的苏珊·古特威尔和卡罗尔·布卢姆，以及凯瑟琳·斯坦纳-阿黛尔（Catherine Steiner-Adair，1991），都在关于进食问题的谈话和文章中介绍过这个术语。玛丽·盖尔·弗劳利也在一个关于治疗性虐待的专题讨论小组（1993）里提到了类似的现象：对精神分析理论和精神分析团体本身的移情。在弗劳利看来，这样的反移情出现在治疗场景的关系矩阵中，但受到了"精神分析文化"的刺激。此处要讨论的问题是：对理想女性身体的文化符号的移情会发生，也会在关系矩阵中得到涵容，还会存在于个体与她所在文化中的符号之间的联结中。

---

* 当然也有越来越多的文献开始研究性别对移情和反移情现象的影响，尤其要向读者推荐苏珊·伍利（Susan Wooley，1991）的一篇关于"与进食障碍患者之间的性别化反移情"的好文。

对食物和身体素材的分析阻抗

精神分析思想内嵌在大文化之中，这一事实带来的最为不幸的一个结果就是出现了以下趋势：全方位弱化分析对于进食和体像的重要性。本书一直持有这样的观点：强迫性进食和体像失真等问题的社会基础都很符合规范，所以不容易引起分析的关注。对自我喂养的焦虑和对住在身体里的焦虑基本上只会被理解为两种极端形式：厌食症和暴食症。对进食和体形的潜在设想虽然很重要，却很难完整地得到关注，可能也很难引起质疑，因为它们得到了社会的广泛接受。即使这些内容会被压抑、不容易被提起，但来访者和治疗师都会体验到对这些文化行为和关于进食与体像的话语的移情。文化行为如果符合规范，那么对于那些存在于心理治疗二元体中以及存在于与文化、体制化安排和关键象征的关系中的行为，精神分析理论家、执业者和来访者都容易抗拒承认与它们相关联的移情和反移情问题的存在。就进食和体像而言，这样的阻抗反映出女性工作在父权环境中是无形的、受到贬毁的和虚假理想化的。日复一日、年复一年，女性一勺接一勺地、一餐又一餐地喂养宝宝、患者、有需求的人和上年纪的人，既从事体力工作，又从事脑力工作，但最终女性的工作得不到严肃对待，也得不到（或得不了多少）酬劳。大多数时候，她们的工作不仅在父权社会中得不到应有的尊重，很大程度上在精神分析理论中也是如此，女性既要满足消化和排泄的具体功能的要求，也要满足它们象征性功能的要求。关于学会自我喂养的内心意义与人际交往意义的理论体系尚未形成，这就导致精神分析领域的工作者很容易受制于与食物、进食和身体相关的令人执迷的文化建构。这些建构会让治疗师和来访者都在面对疯狂失控的进食和体像体验时，感受到某种程度的失望、愤怒、困惑和不堪重负。

关键理论的缺位，导致治疗师在面对针对女性（也开始针对男性了）的胃口和身体的偏见时得不到保护，这样的情况下，治疗师最基本的移情和反移情问题无疑可能就是，单纯地用临床的有效方式去关注来访者的进食和体像体验。如果患者愿意，也可以通过聚焦她们的进食和身体体验细节的方式得到帮助，而治疗师一定要完全地投入对话。

例如，被督治疗师为了知道该如何一而再、再而三地询问进食、催吐、节食和体像失真等体验的详细细节，以及理解这样做的重要性，就需要得到持续的帮助。治疗师必须怀抱信念，坚信只有慢下来才能观察到来访者对食物和身体的体验中的细节，每一次会谈都应如此。下面列举的这些问题始终有用。

- "你从什么时候开始思考要暴食的？"
- "你为什么可以肯定是从2:30而不是从6:30开始觉得自己这么'恶心又肥胖'的？那个时候你是什么心情？"
- "当你产生那样的心情的时候，你对自己有什么感受？如果找不到合适的词来表达，你能在自己的身体中找到这种体验吗？"
- "现在我们都在这个房间里，能不能一起想象一下，为什么你很难体验到安全感缺失和有需求（或竞争感、不自信、嫉妒等）？以前，当这些感觉出现的时候，你受到了怎样的对待？现在，当这些感觉出现的时候，你又是怎么对待自己的？"
- "一旦开始进食，你的第一口、第二口……分别是什么感觉？你在暴食的过程中给自己发出了什么信息？进食之后你是什么心情？"
- "你觉得你希望食物为你做什么？"
- "如果你想告诉我一些关于进食的事情，你会讲什么？"

这些问题可以一直问下去；它们的目的就是为了识别体验，再把它从解离的食物或体像状态中脱离，最后将它重新联结到更完整的心理和生理的自体意识上。

如果治疗师不能持续提出这类接近体验的问题，就是一种反移情困难，这也是本章所有讨论的基础。治疗师缺乏持续保持好奇心的能力，是因为她没有意识到，尽管这些问题因其仪式化和强迫性的形式，好像都差不多，但进食问题实际上能够代表并表达各种各样严重的心理问题，而且这些问题会出现在几乎每一个发展阶段。不仅如此，这些问题会出现在几乎所有诊断类别中，还会在治疗过程中发生变化。这就是为什么留意身体失真和进食问题的各个时刻如此重要。进食问题是自体多个方面的表达渠道，并且会随着生命的不同阶段发生变化。*

常见的反移情反应包括，认为来访者重复单调的进食事件是为了防御"真正的问题"，或其本身就是需要即刻的外部控制的真正问题。很多感受都是反移情体验，例如厌倦、气恼、内疚、恐惧、缺乏自信、恶心和绝望等，会阻碍治疗师保持详细问询的能力。事实上，这些感受完全符合几乎所有来访者的移情预期，即她的进食是"很蠢"的模式，她得"加以控制"，不能继续沉溺，她这样进食会让人觉得很恼火、很尴尬和理解不了，不值得详细分析，完全就是耻辱，是吃完、恨完自己以后自怨自艾的烦扰和叱责。来访者抱有这样的预期，通常是一种防御，因为她们在意识层面明白，自己的进食和体像失真可能包含了自己最核心、最复杂的痛苦和内心挣扎。

如果没有饱含怜悯、细致入微和坚持不懈的详细问询态度，通常就会出现另外两种移情或反移情活现：一种是症状或多或少被忽略，另一种是它们变成了治疗的中心。后一种活现中出现近乎绝望的努力，想要控制住症状，而不是去"读懂"它们，识别它们为来访者表达了什么。

遗漏食物和体像问题的意义并因此未加重视，这是一种"文化反移情"。在文化上存在一种压力，反对对进食和身体问题进行仔细重复的检视，因为通常认为来访者"真正的"问题是跟其母亲之间的关系、她对遭到抛弃的恐

---

* 有一点很有意思：统一、重复的表达代表了欲望的扁平化和均质化，这是消费文化的一个讽刺性产物。在性虐待领域，也有一个类似的现象，即发现细节的重要性。多亏了一波女性主义者的曝光和理论建设，才凸显出做好准备询问虐待的细节有多重要——人物、事件、时间、地点、方式、时长及每个方面的感受。感受埋藏在细节中，由于过于羞耻，都被解离和压抑了。

惧、性虐待或她对治疗师的嫉妒。大众文化认定进食和体像失真都只是女性的胡言乱语，是虚荣心的产物，尽管精神分析文化认为进行中的强迫性进食和体像失真体验都是对"真实"治疗的强迫性防御。这些论调中包含着一些真相：对食物和身体的强迫性观念既隐藏了也打开了一个通道，可以引向更深入的交流。这样的强迫性观念同时发挥了两个作用：替代真实的关系，恳求在关系中得到满足。

对于受到女性主义影响，并在应对社会对其理想形象的要求时感到挣扎的女性治疗师而言，直接分析进食问题很可能让她感到特别地痛苦和富有挑战。存在进食问题的患者会强迫治疗师见证折磨人的服从过程（即变瘦比什么都重要），以及对进食问题内含的严苛进食起居规则的粗暴反抗。一些被督治疗师和同事都透露过，她们对于看着自己的女患者借着拥有合适身体的名义对自己施行的粗暴行径，感到难以忍受。女性治疗师很容易对此保持距离，对看似服从的表现感到恼火或不耐烦，因为这会跟熟悉但得到控制的内在状态产生共鸣，治疗师可能会在这种状态里自我惩罚。

我们在女性心理治疗中心研究所咨询了好几位专业人士，她们技术娴熟、富有爱心，但对于在很多这类来访者身上看到的由进食带来的身体羞耻和内疚水平，她们既不能产生共情，也无法一起工作。女性主义导向的治疗师有时候尤其无法涵容患者的自体憎恨。患者对自己的体像和进食自体的惩罚，其严厉程度令那些反对诋毁女性与女性身体的治疗师感到无比厌恶。假借文化理想的名义实施、维持和活现的施虐与受虐都让人生厌。活在这样的文化之中令人难受；我们也许不想随大流，但也只能在一定程度上挑战这一理想。一旦治疗师无法与自己的来访者保持联系，那就是出现反移情问题了。出现这样的联系中断，就属于凯瑟琳·斯坦纳-阿黛尔所说的文化反移情错误：治疗师失去联系是因为她的来访者正在体验斯坦纳-阿黛尔说的"非理想化"情感（Steiner-Adair，1991）。这种文化鼓励女性成为极度施虐的内化标准的受害者。由于种种原因，这些与她们相关联的标准和感受，在女性主义的和传统的圈子里其实都是"非理想化的"。对奉行女性主义的女性而言，面对外貌的物质化标准而产生的自我贬低，以及对待女性的残忍，都是无比可憎的。而在较为传统的女性看来，这样的施虐是非理想化的，因为它很丑陋、"不友好"。

治疗师认为，当来访者提到关于食物和身体问题的社会文化环境议题时，是在逃避和防御治疗，这也是凯瑟琳·斯坦纳-阿黛尔（Steiner-Adair，1991）留意到的一个形成鲜明对比的文化反移情现象。虽然提到文化可以起到（有时也确实起到了）防御作用，但是来访者还是能够也应该在帮助下理解，自己与文化符号和文化习俗之间的关系所带来的深刻的悲伤、羞耻与困惑。

治疗师容易被症状的重要性压得喘不过气，也容易防御或者忽视、贬低症状的重要性，不一样的是，来访者会把进食和身体的问题付诸行动，导致治疗师会特别夸张地想要去呼应和再现来访者的情感或行为，以便对症状采取行动、进行调动和加以控制——用拉克（Racker）的话说：一致性体验。例如，来访者如果吃得太多，她就会疯狂节食；如果她节食太狠，又必须使劲地暴食；如果她感觉很糟糕，就会用贬损自己外形的方式攻击自己的身体—自体。"现在就让我改变，立刻把我处理好，现在、一夜之间，让它消失"，她感受到巨大的压力。只要一出现情感状态和事件，就会诱发行动去回应警报。

治疗师承受着同样的行动压力。因为不仅症状的本质是通过付诸行动以获得掌控，而且整个社会都崇尚"行动""只管去做"，而针对进食和医治体重的问题尤其如此。这样的情况下，治疗师能够感觉到恐慌的来访者所承受的巨大压力，可能会觉得采取行动、拯救来访者、解决问题是自己义不容辞的事情。此外，当治疗师向自己的文化背景寻求抱持的时候，她会遇到另一层癔症：号召女性武装起来、参加"过量进食者匿名会（Overeaters Anonymous，OA）"、节食、住院治疗、让她的进食得到控制、让她增重、让她减重以及锁上浴室门不让她催吐。"她在自杀"，社会评论如是说；阻止这场自杀性自体毁灭是治疗师的道德责任。很明显，这是以投射性认同形式出现的人际压力，治疗师在一致性反移情（concordant countertransference）的行动症状诱使下，不得不采取行动。但这也是一种社会现象；因为文化与行动方案是一致的。虽然来访者相信自己无法忍受隐藏在食物和身体的行动方案里的感受，但治疗师的职责就是要记住：这样做是有可能的，也正是治疗的目的。

治疗师要如何抵挡住将这种移情和反移情的"行动动员"付诸行动的压力？记住一点：进行节食和控制住"它"的躁狂本质，既是绝望感的对立面，也是对它的防御，这个思路很重要。治疗师与来访者经常同时害怕被绝望淹没。治疗师与来访者一样，也会在面对顽固又危险的症状时感到束手无策、失去信心和无能为力。治疗师一定要牢记：自己的任务不是沉没在绝望中或者操之过急、采取紧急行动，而是要去感受治疗中的双方和双方面对的诱惑与拉扯，将它们都代谢掉，把它们归还给来访者，这样她才能用自己的方式修通这些感受、消化它们，让它们带她深入自己痛苦的中心。

文化要求女性身体完成的任务会轻易（或不易察觉地）左右心理治疗师（而且，文化对男性身体也渐渐有了要求）。这个要求是自相矛盾的：一方面，它恐胖，执迷于身体控制，抗拒年龄的增长和随之而来的身体变化，愤怒又不屑于不完美的、失控的身体，反感出格的女性胃口和饥饿感。即便是最具批判性思维的治疗师都需要与这个要求展开一些内在斗争，因为它是打着健康与美貌的旗号展现在每个人面前的。另一方面，社会上存在着一个不曾明言的要求，要"放纵"，要"享受"，要在麦当劳歇歇脚。快餐、高脂食物无处不在，广告打得铺天盖地，想买随时能买到（例如在高速公路上）。这样两个相互抵触的要求的结合令人沮丧又困惑，治疗师需要做好处理。

一位体重125千克的来访者坐在治疗师面前。治疗师很关心这位来访者，却又一次听到来访者说自己刚吃完两个比萨和一两盒打折的"恩滕曼（Entenmann）"杯子蛋糕，而来访者的血糖已经高得吓人了，这种时候治疗师的反移情就是感到很沮丧。而且这位来访者已经尝试过所有的减肥项目，全都失败了，很可能还在每个项目之后都增重了10千克，这样的事实令人不寒而栗，但又很容易被遗忘。同样，如果治疗师本人有进食和锻炼方面的担忧，那么当她遇到下述情况就会感到很困惑：面前坐着一位迷人的30岁女性，她只进食严格配比的低脂、高纤、低糖素食，一周五天雷打不动地健身，月经正常，看上去"神采飞扬"，也说自己"心情很好"。她说的也许完全正确，但如何区分是关于进食和体形的真正选择，还是对羞耻或不自信的防御，精神分析的理论环境给不了持续的帮助。这位来访者是不是在通过严格遵守节食项目的要求来表达恐惧？她是坐在雷区里，还是在提供真正的自体照顾？是一贯如此吗？她周一的体验跟周四或周日的是否一样？治疗师对待所有时刻的态度和方法对于移情和反移情互动有着重要影响。

理解体像羞耻在治疗中的作用

尽管治疗师的身体已经在诸多方面实现了理论化（包括前俄狄浦斯期，对以融合方式产生湮灭的恐惧，俄狄浦斯期应对女性之间的竞争、嫉妒和抗衡，以及女性治疗二元体），但是对于女性受到文化理想干预而与各自身体之间的关系，尚待研究了解。女性拿理想形象来比照自己，也一样地拿自己与其他女性进行对比。"其他女性"当然也包括自己的治疗师、朋友的治疗师等。这些对比都是心理治疗中有意义、有揭示作用的素材，在常见的移情和反移情的压力与构造中发挥着重要作用。因此，精神分析需要理论和语言去理解体像体验的长期变化。如果体像体验被忽略或被轻视，或者引发了未经分析的厌恶，就得不到有疗愈效果的交流，只会出现治疗之外（或之内）的付诸行动。换言之，进食问题和体像失真问题是适应性来访者选择的用于解决深层冲突的方法，仍未得到挑战。

例如，萨拉，她本人就是一位治疗师，有过数段成功的治疗经历，但她对外形的憎恨从未减弱。当她在治疗中谈起这种感受时，会得到短暂的解脱，但很快痛苦又会回来，有时候甚至会加倍，令她感到失望、困惑。直到萨拉能够在治疗中持续有效地谈起自己的体像体验并进行反思，同时把体验与其他分析主题联系起来之后，她才终于可以挖掘出它在自己的生活中扮演的角色。萨拉渐渐有了安全感，她可以为自己，也可以为治疗师承认对体像自体

的憎恨，并追踪记录憎恨的强度。她开始留心，并用文字记下来。她发现自己
走在街上，几乎每时每刻都在用比较来伤害自己，这让她感到非常害怕。她
说起有一次去机场接个朋友，她坐在车里从后视镜里观察朋友有没有出来。
她发现自己一直盯着镜子里过去的每个女性的身体，承认这一点让她感到
无比心酸和痛苦。这已经成了一个强迫性的内在仪式；没有一个女性在经过
的时候不会被她拿来做比较。每个女性都被她拿来跟自己、跟文化理想形象
做对比。萨拉脑子里全是等级排序。表面看来，这些排序都是女性与萨拉的
关系以及女性之间的相互关系。但隐藏在背后的其实一直是文化理想中的
体像，消费文化的内化符号，以及那个忙着嘲弄她、挑逗她、拒绝她的完美
女性。

安吉在鼓励下开始探究自己的强迫性对比，她发现自己也会注意女性
的胳膊和腿，一直拿它们跟已经内化的、广告兜售的理想胳膊和腿进行比
较。与文化符号之间的潜意识关系就这样影响着当下实际的和投射的人际
关系。

在这些案例中（其他案例也是如此），治疗师只有愿意对体像素材持续展
开详细问询，才能让女性与文化现象之间深刻而羞耻的关系得以浮现，并得
到涵容和尊重。但很多时候，这样的强迫性对比并没有得到分析，仿佛只是
与"真实生活"发出的声音相竞争的背景杂音。此类分析失败是治疗师的文
化反移情与来访者的移情期待相结合的产物，而与符号的内化关系所带来的
痛苦就这样贬值、消减了。

更抽象地看，女性的体像失真和体像比较，反映出她们与三种相互关
联的现象之间的关系：（1）消费文化中迷恋、物化女性身体的单一理想。
（2）女性身体的虚构形象，代表着潜在的、养育一切的、剥夺的或吞噬的母亲
（Dinnerstein，1963）。女性身体跟母亲的身体一样，可以代表所有的希望、愿
望和梦想，也可以代表对摧毁、剥夺和拒绝的所有恐惧。（3）女性生活中全
部私人的、特质的、共享的发展问题，关于依赖、性欲、欲望、主宰和识别等
的冲突，这些都发生在各自的家庭、人际交往、阶层、种族和民族现实中。体

像问题存在于两个充满矛盾的张力的层面上（Ghent，1992）。一方面，体像羞耻恰如其名——是对自己身体的无情憎恨所带来的负担，是个累赘，是必须在治疗室里得到了解、承认和欢迎的痛苦体验。另一方面，它是很多内在心理问题和人际问题的隐喻，这些问题都是普遍存在又性别化的现象。体像体验承载着隐喻意义进入治疗中，清晰地呈现为与内在的身体形象羞辱成鲜明对照的背景。在这个文化里，肥胖的身体已被残酷地污名化，被作为恶心和恐惧的客体来对待、看待和感受。很多身体缺陷也遭受了这样的对待和看待；而且肥胖还被用来作为责备肥胖人士的原因，是他们把自己吃成了这种"怪胎"。排斥和归属的问题对每个人的童年都极其重要——假使不是噩梦——因此由于胖而遭到排斥就会变成童年体验的中心。因为肥胖而遭到的客观排斥会对自我发展带来严重的破碎性创伤，也常常至少是部分地解离。不过，解离体验的严重性会被符合社会规范的、关于小时候长得胖被排斥的抱怨所掩藏。似乎这种片面的抱怨会隐藏（而不是打开）深入真正抱怨的入口。

对肥胖的主体体验（无论是不是真胖）也可能是创伤性的，厌食症就是证明。在所有案例中，"肥胖"这一污名进入心理结构中，甚至可能就是它组织起了心理结构，加剧了内在分裂和自体湮灭体验。

如果治疗师与自己的来访者承受着同样的痛苦，身体羞耻体验在治疗中自然就被列为病态，会被否定、疏远、省略、贬低，或者彻底受到攻击。接下来的四个案例展现了体像羞耻带来的影响，每个案例中的来访者都对身体羞耻及其对她们的象征意义有着不一样的体验。而且在其中两例案例中，她们早前的治疗没能探究其体验中的这部分核心内容。

丽贝卡

32岁的丽贝卡体重200千克，差点因为睡眠呼吸暂停而丧命，但胃绕道手术（胃间隔手术）救了她的命。她接受女性主义精神分析治疗的时候，最大的问题似乎就是进食和体重，尽管她其实觉得125千克挺不错的，而且她在开始治疗的时候就比较接近这个体重。丽贝卡婚姻幸福，工作认真出色，是一个百人大部门的会计。这些成就在她看来近乎偶然。她认为，自己这么让人恶心，怎么可能取得如今的位置？她的成功顶多像一场意外，而她觉得更像一个错误。

丽贝卡在此次治疗之前做过几次治疗，明白了并不是所有痛苦都跟她的肥胖有关。她知道自己存在自尊问题，除了胖还有别的问题，她还发现她的家庭动力伤害性极强。她父亲是集中营里的幸存者，满心愤懑，认为自己是这个家里最痛苦的人。他本来是一名工程师，却因为移民身份和战争创伤而沦为工人，一直心存怨怼。他的婚姻毫无幸福和睦可言，一直吵吵闹闹，充斥着偏执的指责：他坚信丽贝卡的母亲正在毁掉他的人生。丽贝卡的母亲是婚姻中的受害者，痛苦且愤怒，而丽贝卡是她的小棉袄。她比两个姐妹承担了更多照料家庭的责任，因为她真心想要帮助父母，让家里的紧张气氛得到缓和。她小小年纪就在情感上很敏感、很会照料人了，生理上也具备了做家务的能力。她在八九岁的时候就可以做出全家人的饭；经营了各种各样的家庭小营生，还要听母亲诉苦、听父亲吐槽。

丽贝卡不觉得自己是个典型的纳粹大屠杀幸存者家庭的小孩。她其实参加过为幸存者的孩子组织的特殊治疗小组，但觉得自己格格不入，因为她并不符合组织者的预期和预测。丽贝卡觉得自己的肥胖对生活的影响大过作为纳粹大屠杀幸存者的孩子带来的影响。新的治疗师记着丽贝卡的肥胖和纳粹大屠杀之间可能存在的关系，给了她机会让她讲述自己从小胖到大的经历，还涵容了一些她觉得过于令人不安、难以言表的痛苦。很多女性在治疗中似乎都能轻易——甚至是强迫性地——讲起自己有多胖，也可以用社会接受的方式抱怨自己的大腿有多粗或者减重计划怎么变来变去，而丽贝卡跟她们不一样。肥胖给她带来的羞耻令她觉得难以启齿，有时候她会否认它在她的经历中有多重要。她甚至觉得，哪怕只是想到她的肥胖跟她体验到的一样重要和有影响力，也是自己"出了问题"。也许她是个偏执狂吧，她若有所思地说。但是如果肥胖带来的影响的确像自己感觉到的那么大，那就说明她确实很"恶心"。

　　丽贝卡的治疗师在督导过程中讲起，当她坐在丽贝卡身边的时候，会有非常强烈的感受。当她想象丽贝卡背负的重担和这些重担意味着什么时，她会很烦恼。她还讲到了丽贝卡给她带来的感动和感触。是因为她的体重吗？还是因为背后隐藏的奥斯威辛集中营？有一次她在督导时讲到自己某天走在大街上，前面是一位体形很大的女士，她觉得自己忍不住退缩了一下。她想到了丽贝卡，心里很害怕，仿佛那些关于肥胖的感受全都在这一下退缩中显示出来了，还会伤害到她的来访者。督导师只是建议她留意并保存这次退缩的记忆，认为当前最关键的是去探究治疗师对肥胖、对丽贝卡的胖和对于身为丽贝卡的治疗师分别有哪些感受。毫不意外，治疗师很自然地对肥胖怀有负面感受。她自己也是这种文化的产物。她承认并涵容了那些感受，接下来最令人困扰的就是，治疗师害怕跟丽贝卡聊起肥胖会伤害她。治疗师担心这会是一种二次虐待，就像在她的伤口上撒盐。她不希望丽贝卡受伤害——她很清楚，丽贝卡除了拥有强大的力量和种种才华，还非常脆弱。

　　督导师非常中立地记录并抱持了这一段感受，又鼓励治疗师继续探究丽贝卡的肥胖体验。督导师提出假设，治疗师的恐惧、踌躇和危险感知是两种反移情反应：一是，一种诱发的一致性反移情体验，映射出丽贝卡对于知道自己的肥胖史的恐惧；二是，治疗师对自己胖和觉得胖的记忆与恐惧的映射。如果督导师曾有过对文化符号未经分析的移情，她可能就不会鼓励自己的被督治疗师去谈论和探究来访者被肥胖污名化的深刻体验，她还可能已经将这样的体验弱化，而不是容许治疗师对肥胖怀有强烈的感受了。

　　丽贝卡这边需要治疗师的温柔鼓励，以便能够详细探究自己与肥胖和身为肥胖人士的过去之间的关系。她很害怕这个素材；她的无意识移情期待是她的痛苦会让她受责备或被忽视，让她早年的内心体验再次出现。困在文化反移情中——哪怕是微不可察地受困于其中——的治疗师在两个方向上都很容易犯错，当丽贝卡需要治疗师确认她没太讲清楚的想法（恰如她怀疑的那样，肥胖是她生活中的重要体验）时，治疗师无法做出回应。不仅如此，丽贝卡还需要治疗师给她建议，帮助她在讲出自己肥胖的经历之后还能支撑下去。

　　她一点点地开始，慢慢地终于可以讲述出自己的真相。她还记得同学们是怎么对待她的：没人愿意跟她一起吃午餐。她基本上没有朋友。因为对肥胖的恐惧和反犹太主义，她在同龄人中一直被孤立。直到今天，有人叫她一起吃午餐的时候她还是会感到很惊讶。听到丽贝卡讲起那些令人难过的场景——孤单一人坐在食堂里，陪伴她的只有她的肥胖和让她更胖的食物，仿佛她在开一场耻辱秀——治疗师觉得很心疼。肥胖的作用对治疗师更清晰了，这可能发生在丽贝卡讲述自己住院接受胃间隔手术的时候。她在医院遭受的羞辱就是她一生中所受羞辱的典型时刻，给她带来了深刻的创伤。她讲起了医院的病号服没有她能穿的，全都不合身；医院的椅子她坐不进去，拍X光片她塞不进仪器，手术台也不够大；助手一边把她的身体—自体推来推去，一边没完没了地嘲笑她；还有最糟的，她被带到医院地下室的洗衣秤上去量体重，因为只有这个秤能扛住她的重量，这让她深感羞耻。她内心的羞耻和恶心，她都说不出口，恐惧让她无法动弹，万分害怕下一次会谈又会让她想起什么、重新经历什么。

　　治疗师在这个节点上向督导师讲起，丽贝卡在洗衣秤上量体重的画面令她深感不安，仿佛把她的心都撕裂了。治疗师在督导过程中联想到了一个犹太人的传统：如果有亲近的人去世，他们就会把自己的衣服撕破。治疗师和她的督导师给这些强烈的感受留出了空间并展开探究，这让她们都能够深刻地感受到丽贝卡经历的真相。她对羞耻的体验，包括她的住院经过，甚至她每天在学校里和在童年时居住的小区里的经历，都在一刻不停地、从不放松地提醒她，她跟别人不一样，她没有价值、令人恶心、样貌丑陋，这些都是创伤性的。这些创伤体验为丽贝卡的生活和她对自己的感知提供了组织核心。创伤太大、太核心，几乎将她淹没；于是丽贝卡压抑了它、解离了它。她不愿谈起自己的创伤，但永远无法战胜这个痛苦的想法：肥胖让她生命中的一切美好都消失殆尽。所有的美好都是虚幻的、不真实的。就这样，丽贝卡的羞耻感的中心与核心让她跟很多人一样，觉得自己在很多方面都远离旁人、与他们不同。但既然她在全世界看来都很胖，她就始终无法让自己觉得还算"不错"。不仅如此，因为几乎全世界都反感肥胖，所以她始终无法摆脱来自他人的评判，这也直接确认了她的经历和她深信不疑的东西。

前面讨论过，在全面探究了痛苦之后，治疗师不可避免地会退缩、会在哀悼的时候感到心被撕裂；她一度（一种反移情反应）几乎完完全全地感受到了丽贝卡的痛苦冲击。治疗师还意识到自己曾经的肥胖童年虽然不及丽贝卡的创伤性强，但一样深深地伤害了她，她只有让自己远离那些令人心酸的时刻才能记起它们、谈起它们。治疗师知道，所有小孩（尤其是有点偏重的小孩）都受到过警告，千万别长成丽贝卡那样。这样的严重警告给出的暗示就是：人活在世上都躲不开内化的肥胖憎恨。类似于内化的种族仇视或同性恋恐惧，对肥胖的憎恨也需要得到处理，不能避而不谈。督导师能够在治疗师"退缩"、憎恨肥胖的时候给她抱持，这让治疗师能在丽贝卡来到心理治疗室讲出下面的故事时，给她同样的抱持。丽贝卡的朋友马克体重300千克，因为肥胖已经完全失去了行动能力，只能依靠她，所以她花了一整天时间开车送他。他已经了无希望，对公共场所的恐惧越来越强，他没办法，也不愿意做任何事情来帮自己。丽贝卡对他非常生气；她满心厌烦，在心中嘶吼："你他妈的为什么就不做点儿什么？"她被自己吓到了，哭得很伤心："我无法想象这样的想法每天都在朝我甩过来。"治疗师只能帮助丽贝卡接受她无法避免的施虐性否定认同，以及她对马克的合理抱怨，而马克就跟她的父亲一样，苛刻、难相处、依赖性强、不负责任，把自己所有的痛苦都倒给了她。

丽贝卡曾经是个受害者，所以预料到了这一情景的再现，也很害怕出现这样的情况。在治疗场景中，治疗师共情地感受到了她的恐惧。不仅如此，她很清楚被污名化是什么感觉，迫切地想要否定与每一个"肥胖"的人或事之间的认同感觉。治疗师心里清楚，也就能保持近距离地见证丽贝卡既令人害怕又令人困惑的感受，明白丽贝卡在讲起自己肥胖的真相时没有对自己重新施虐。虽然治疗师可以理解，但她还是无法阻止丽贝卡对健康的担忧，而她也有同样的担忧。作为排斥的基础的施虐能够被看见、被感知，就不会被隐藏、被重复。丽贝卡的肥胖和羞耻应该得到它们想要的所有关注和它们应得的全部尊重。

丽贝卡的体像对她的体验特别重要，她的体像始终与文化中的理想体像截然相反，这两点随着时间的推移愈发清晰。丽贝卡的脑子里一直都有两对形象。一对是她肥胖、丑陋、可耻的自体形象与"正常"体形的人的形象，尽管前一个形象更明显、更令她痛苦，但她总会拿它来跟后一个形象进行比较。另一对形象则与食物相关，即她一直想吃的、批量堆放的所有点心与她应该吃的减肥食物。要是治疗师漏掉了这些画面如何构建起丽贝卡的情感生活，就会成为反移情问题。虽然丽贝卡接受治疗的时间比较短，但这个案例的情况就是这样：她的强迫性进食问题明显减轻了。她饿了才进食，饱了以后很快就会停下。虽然她的强迫性进食仍有发作，但已经温和很多，量减少了，频率也降低了。但是，她的体重没有减轻，甚至还增加了一点，不过已经比她以往任何时候都稳定了。

丽贝卡的体重和进食由很多因素造成，而最重要的原因是想要得到一个能给她关心和照顾的、抚慰人心的家长。肥胖导致了她的孤立，但最终保护了她的孤立：身为一个肥胖的犹太人，她在社区里既不受欢迎，也不安全。她被孤立的情况越来越严重，食物就成了她唯一的伙伴。也许令她蒙羞的肥胖创造出了一个像奥斯威辛集中营那么大的问题的形象。我们可能会思考，会不会肥胖表达的不仅仅是她在家里的痛苦和家庭关系带来的深刻痛楚，还有创伤性的集中营历史。但是，不管它是如何表达的，也不管为什么会这样表达，一旦实现，肥胖就有了自己的生命，文化态度和文化符号在其中就发挥了重要的作用，影响她的人际生活和内在客体关系。丽贝卡必须在理解了这一切之后，才能看清自己的肥胖和进食代表了什么，明白它们如何影响她的心理。

丽贝卡觉得自己像个怪物，被自己的手、自己的嘴、自己的行为羞辱和谴责。她需要听见自己讲出自己的经历，需要听到那个词：怪物。困在文化反移情中的治疗师可能会维持社会的压抑，不敢讲出痛苦的真相，不敢向她证实：丽贝卡在她肥胖的身体里已经真正地、客观地成为人们最深的恐惧、投射和憎恨的靶子。丽贝卡需要现实检验，曾经被埋葬的认知在得到镜映后，需要有人清晰地将它讲出来。一旦讲出口，她就能看见自己的体验并开始为它感到难过，同时开始信任自己内心认知的其他方面，包括她有多可爱、多有爱和多能干。丽贝卡跟所有创伤幸存者一样，需要拥有自己过去的真相，才能迈向未来。但治疗师只有在批判性地理解恐惧肥胖的文化给丽贝卡和她自己带来的强有力的、破坏性的冲击之后，才能帮助她证实这一切。治疗师必须有丰富的知识、强大的共情，才能去反抗严苛与责备。

丽贝卡生活中的大部分人（尤其是丽贝卡自己）都只能小心翼翼地对她身处的困境保持些许同情，因为大家都觉得这是她自己的错，是她选择把食物往嘴里放的。但是批判性的意识会补充如下观点：（1）她是被迫这样做的；（2）进食适应一旦形成，丽贝卡就成了社会力量的产物和客体，她自己已经无力左右，只能被动受创。伤她最深的不仅有来自内心的，还有他人强加给她的。让她没完没了地节食的，有她的家庭，还有她身处的文化，这又让她走向暴食；节食破坏了她的代谢；她越是因为肥胖遭到孤立、被视为另类，就越是把食物当作自己唯一的伙伴。丽贝卡把这些体验带入自己的客体关系幻想生活，残酷地把它们融合到自己的内心世界里。丽贝卡的创伤带来的全部羞耻和动力学并没有完全得到承认，一直还隐藏在责备的荫翳中。她需要走出责备的阴影、得到镜映，这样她才能明白为什么她会觉得自己是个怪胎。她需要为自己和生活感到悲伤，一直折磨她的有文化，他人，她与文化符号和文化现象之间的内在关系，以及在这些关系的要求之下无法避免的行为——憎恨自己的身体和害怕食物。

首先，对于丽贝卡和对于所有为体像羞耻感到痛苦的人而言，第一步需要承认这是真实完整的体验。必须承认对自己身体的无休止的憎恨带来了沉重负担，必须将这份经历带入心理治疗室里，然后才有可能把对身体的（也都是性别化的）自体憎恨和羞耻看作自体和关系体验的各个方面的隐喻，把它们从体像的语言转变为体像正在表达的内容。

对丽贝卡而言，被当作怪胎遭到排挤的经历是独立的，也是不可否认的创伤来源。但是，无论这份体验有多真实，丽贝卡的身体羞耻还代表了其他很多感受和体验，这些她都还无法用言语来表达。例如，她对自己的肥胖的憎恨代表了她孩童时期的不自信，因为她无力治愈父母，没办法弥补纳粹大屠杀带来的伤痛和丧失。她的身体羞耻表达了她对自体的憎恨，这个自体有需求，那个不得不给父母充当照料者的小孩的自体有依赖，充满愤怒仇恨与厌憎。治疗师的任务就是要感受并涵容丽贝卡依旧害怕的情感；治疗师只有置身文化之外——通过实现批判性的意识——才能看见那样的痛苦、理解那样的痛苦，不被动接受文化的谎言，去感受丽贝卡的体验。

科琳

相比于丽贝卡，身体羞耻的真实呈现和它作为隐喻的表现之间的冲突对科琳来说是不一样的。科琳看起来并不胖，但她的体重经常出现波动，她与食物或体像之间也一直无法和平相处。整整15年的治疗一直都没有处理科琳的身体羞耻，后来她又开始了女性主义分析治疗，这种治疗结合了反剥夺方式来探究进食。她需要为那些过去不曾看见的痛苦而感到悲伤。她哭着说："我一直很恨自己的身体，一直在攻击它。我哭着向父母求助，17岁那年，我一整年都没办法出门，我也试过告诉治疗师。没人理解我。他们要么告诉我，我看上去很正常，要么就给我另一套食谱。没人看出我已经快要被自我憎恨焚毁了。我一直活在对身体的憎恨、恐惧和鄙视中；整整20年，我每咬一口食物，都会发出质疑、感到罪恶。我信不过食物，一口都信不过！"有了治疗师的肯定，科琳终于可以带着恐惧与共情观察自己的困境。在之前的治疗中，关于体像对自体的影响的认识遭到了文化导致的阻抗，以此为基础的移情和反移情构造令科琳和治疗师深陷其中。在新的心理治疗中，这些体验得到了尊重，科琳可以让自己看清：她活在自体憎恨与自体羞耻之中，身心俱疲，而父亲每日的烂醉发火和母亲无力的抑郁都让她的恐惧和憎恨越积越深。她发现，她的自体憎恨与童年时期看着姐姐因为长得胖而成了替罪羊时心里的恐惧之间是有联系的。科琳扮演着"可爱、苗条、聪明"的孩子的角色，一定要替所有人填补他们失去的希望，这一切都让她没有安全感。面对这一切，科琳感到无能为力却又无法言说，只有把痛苦储存在身体里，不管体形是大是小都对它充满憎恨。

对于科琳和丽贝卡而言，要想让治疗取得成功，理解体像发挥的作用是至关重要的，但理解的方式有所不同。文化移情对科琳的作用是：她的痛苦是隐喻性的、主观的、完全个人化的、"疯狂的"，因为她其实很瘦，只有轻微的进食问题，只需要采取主动，避免增长体重而放大痛苦。对文化移情的默从，让科琳和她之前的治疗师在移情和反移情构造中遭遇了两个特别不幸的结果。第一，科琳的痛苦被极度弱化，使她再度遭到抛弃。第二，无法进行治愈性的交流，症状仿佛作为解决办法反而被强化了。科琳跟她的治疗师都执行着前面描述过的行动解决方案，她们认为一次又一次的节食、一个接一个的锻炼项目就能消除她的担忧和郁闷。丽贝卡正好相反，父母、丈夫和那些"善意的"人所说的，"你再这样吃下去就会变成'她'那样"，那个"她"就是丽贝卡，她（还有很多跟她一样的人）就是社会认定的、对社会有用的"怪胎"，是对所有人的警告。过去、现在她都被人们一再主动地拿来当"反面教材"用。她（还有很多跟她一样的人）就是客观的社会伤害的持续产物，并内化了虐待的经历。但是，要完全承认丽贝卡的创伤需要对文化习俗持批判性态度，这样才有可能与她相关联，而不会对于来自对肥胖的憎恨有任何保留，这样的保留会增强她的内在破坏者——文化破坏者。只有当丽贝卡在这段过去中得到了理解，她才能超越自己在人际污名化创伤基础之上建立的体像。

克莱尔

让丽贝卡感到非常害怕和不敢谈及的东西，其实在她每次的会谈中都在发出无声的尖叫；而外形正常的科琳却非常肯定，她的身体羞耻得不到理解。克莱尔的故事展现的移情期待略有不同，如果在治疗中与之联结，也会把身体羞耻拒之于治疗室外。克莱尔其实不算太胖，但她觉得很难堪、很耻辱，不愿谈论自己的外形。她每周接受两到三次女性主义精神分析治疗，10年之后她终于可以持续地讨论和深挖自己的体像羞耻了。有一天，她非常恐慌地谈起自己的感受，好像她跟她的身体被一段不幸的婚姻锁在了一起，双方既不能停止互相仇视，也无法离异。她的一部分自体始终在贬低她的身体："你又丑又恶心，没人愿意要你。"她说，她只有在失眠、醉酒和减肥受挫的时候才能承受谈论自己的身体。但她受不了谈论单纯的憎恨身体的体验。她非常清楚地记得好几年前的一次会谈，当时治疗师鼓励她谈谈她的肚腩和它对她意味着什么。那个时候她完全无法承受说出"肚腩"这个词和想到它对她的意义所带来的强烈羞辱。接着，克莱尔说起了她的大腿，她说它们现在会挤到一起相互摩擦。这种感觉特别恶心，让她走路摇摇摆摆、一瘸一拐，这完全地吸引了她的关注，让她没办法思考别的事情，她和它就像处在婚姻关系中一样。

那一刻，治疗师产生了一个幻想。她觉得好像身处特效电影里，她跟来访者在一座大山附近，大山周围云雾缭绕、水流湍急。天空、空气、声音和山中的一个山洞入口都透着不祥之气。她觉得有某种具体的、宗教的恐怖气息紧紧地攥住了她。这是一种一致性反移情体验，治疗师认同了克莱尔对自己身体的感受及其带给她内心的"重量"。她让这种反移情体验加入，同时批判性地意识到文化的存在，开始相信形象和克莱尔的感受都住在"恶魔的文化领域"中：庞大、柔软、饥饿又饥渴的女性身体，邪恶而有魔力。治疗师明白了"坏的"身体激发了这一层恐惧并对它加以涵容——这是它的社会任务，她也帮助克莱尔明白了这一点。

克莱尔的体像体验和对体像的憎恨会让人想起丁内斯坦（Dinnerstein，1963）描述的女性体像——一个剥夺一切的母亲。克莱尔和她母亲在一起的体验就是这样，她母亲在情感上缺位，她的身体一直在克莱尔身边盘旋，但她的心灵却不知所踪。有了治疗师的帮助，这个"魔法"被揭穿了，克莱尔终于可以观察神化、妖魔化、神秘和恐惧的烟雾，这些都是她内心挣扎的证据。有那么一刻，她还可以跳出曾经笼罩她的云雾，从一个近乎分离的位置去看待这一切。她可以带着惊叹和伤悲去观看污云的戏剧性表演，这一切虽然是社会设计的，却是个人亲身感受到的。强烈的羞耻曾经阻止了治愈关系的光芒照进她私密的痛苦山洞，治疗师的形象让她知道并感受到了进入羞耻的方式。这个山洞和她的身体憎恨都曾象征着她极度的情感孤立。

克莱尔曾经向治疗师发送过信息：她不想详细了解自己的体像，太敏感，太难堪了。如果治疗师接受了压抑性的文化反移情，克莱尔的信息很可能会被默默地轻视或忽略，好在这样的情况没有出现。这条信息得到了详细的分析，证实了克莱尔所体验到的危险而有魔力的东西确实存在，还带着某种强大恐怖的"真相"。"魔法"只有被看见后才能被消除。

拉尔夫

拉尔夫小时候是个胖男孩，在郊区长大。他每天在学校操场上都会挨打，放学回家就把怒气发泄到他弟弟身上，然后他父母又会因为他的暴力和暴怒而一再惩罚他。他恳求父母别再让他去上学了，还把自己在操场上挨打的情况告诉了他们，他们却总是希望他能学会处理这样的情况，因为他们觉得："这对你这个年纪的孩子来说很正常。"他的父母都很胖，也因为肥胖承受了污名。从小就胖的小男孩会因为他的肥胖而受到男性特有的污名化，就像长得胖的小女孩一样摆脱不了污名。这一段体像体验以及所有相关的体验从没离开过拉尔夫，不管他现在已经变得多瘦和取得了多大的成功。他不仅遭受了排挤和羞辱，还得不到父母的肯定，他的体验在治疗关系中需要很多空间。

不过，拉尔夫跟克莱尔和丽贝卡一样，只把自己的体验打开了一部分。即便是在讲述的时候，他也是愤怒但让人感觉遥远的。他的脸上会呈现出非常恐惧的表情，他安静下来的时候会立刻显得很小、很脆弱。他不愿多说、多感受和多想。他像被打过一样瞪着眼睛，看着治疗师的双眼，表情就是挨过打的样子。他好像想说："别过来，危险，不要过来，我的鞋跟卡住了。"但他看着她的样子又像是想说："拉我一下、碰我一下、接受我、帮助我。"他非常害怕，不愿让人看见他全部的体验，不愿得到抱持。如果治疗师对体像羞耻产生的影响感到害怕或者不够敏感，就可能再次抛弃拉尔夫，无法感受和连接拉尔夫在世界上、在家庭里和在他自己的内心幻想生活中的体验了。

来访者与治疗师对彼此的体形和体像做出回应：
移情和反移情联动

有了关于体像的文化批判性精神分析理论的帮助，治疗师就能认可并调查来访者与治疗师对彼此的身体可能产生的反应，如下。

- 你怎么帮得了我？——你太胖、太瘦、太善变、太邋遢、太漂亮、太完美、太符合理想……

- 我要怎样帮她？——她如此让我嫉妒、如此漂亮、如此完美、如此年轻，太有威胁感；或者，她这么胖、这么邋遢，让我觉得恶心。

- 真希望我能穿上那样的衣服，或者，我死也不会穿那样的衣服。

- 她这么胖，永远理解不了我在即使比她瘦时还是觉得自己胖。我没办法跟她谈这个。

- 为什么我跟某个特定的来访者在一起的时候，总是觉得跟自己的身体是解离的？

理解并承认这些想法很难，但这是心理治疗工作中很重要的一部分。如果对于彼此身体的投射一直处于隐藏状态，得不到解读和重新联结，那么就不能为未解的投射性认同提供肥沃的土壤。女性治疗师之间出现投射性认同的可能性尤其大，因为她们都属于这个文化，都对自己的身体有着易变（Orbach，1986）而多样的体验。她们会觉得自己太胖、太瘦、好看或难看、显老、显年轻、肌肉线条好、浑身松软无力，以及进食的时候很失控。因为随时可以产生投射，所以治疗师很难分辨投射究竟来自来访者、她自己，还是共同的文化。来访者这一方也可能有相同的反应。来访者和治疗师对她们自己体像和对方身体的不同体验，形成了我们在本章所说的移情和反移情联动。下面用几个例子展开说明。

第一个是接受督导的治疗师布伦达。布伦达讲述了她的一位名叫特里的女性来访者，她对布伦达身体的感知会交替发生变化，她觉得布伦达有时不胖不瘦，有时中等丰满，有时圆润，有时还挺胖的。特里的独特感知好像取决于她在特定会谈中产生的移情。有一天，特里说她觉得布伦达挺圆润的，但不胖。布伦达问她，那是什么感觉，特里说"圆润"是褒义的。特里说："你可以忍受一些多余的体重，还能在你的身体里觉得很自在，这让我感到安慰。"布伦达在这个人生阶段经常觉得跟自己的身体相处融洽，她在现实中也确实觉得自己还算圆润，但不胖。于是，让布伦达觉得很舒服的圆润所带来的反移情体验，能够也的确起到了情感容器和榜样的作用，为特里带来了希望，让她可以想象与自己的身体融洽相处的可能性。

　　但在同一次治疗的后面某个时间点，特里有了截然相反的感受，她觉得布伦达挺瘦的，虽然布伦达的体重并没有发生变化。不过，布伦达告诉督导师，这一次她受困扰于想象自己在对方眼中显得瘦。事实上，她在会谈的进程中觉得自己越变越胖。由于布伦达能够容忍内在的详细问询，所以可以做出这些细致的观察，她和她的督导师才能对移情和反移情的"联动"做出如下推测。当特里在治疗过程中感知布伦达很瘦的时候，好几个重要的发展联合出现了。布伦达并没有变瘦，但她在自己的领域里扮演着教师的角色、发展了她的技能，也在努力保持一个与自己的成就相符的专业自体形象。她的体像和自体呈现也许确实反映出了她的掌控感和自信心在增长。很可能，特里把这些变化解读为"变瘦了"、更"有掌控力"和独立自主，并觉得有些嫉妒。于是特里把自己对布伦达的这些变化的体验翻译为体形语言。她分享了太多移情体验，又诱发了布伦达的反移情体验。布伦达想象自己变瘦就觉得不舒服，她把更瘦跟她很熟悉的身份——弱小无能的小女孩联系在一起，这也是她一直想要摆脱的。布伦达发现有人嫉妒自己，大感恐惧。

　　这个移情和反移情构造中还有一个有趣的转折，特里在家里是姐姐，她跟布伦达的姐姐有很多相似之处。我们可以假设很多来访者和治疗师的感受都存在体像和体形感知。例如，特里嫉妒布伦达的成长，所以"缩小"了她的身体，来让感觉到的关系恢复平衡。布伦达可能用体像的语言来表达对自己的姐妹往事或对特里含蓄的信息或者对上述二者做出的回应。不过，识别这些体形和体像的反应体验，毫无疑问又打开了更多的探究通道。

布伦达在讲述自己与一位叫汤姆的男性来访者之间的关系时，提到了很不一样的体像反移情体验。在这个例子中，当汤姆提到他觉得她体形"中等"之后，布伦达一反常态地觉得自己很胖。这一次，她在会谈过程中觉得自己越变越胖，而且非但没觉得更安全，反而害怕幻想出的体重增加会给她带来羞辱。这一次的体像体验让布伦达做出了一个假设：汤姆描述的"中等"是带有批判意味的。当布伦达问汤姆对"中等"做何感受时，他承认自己很挑剔；中等并不算正常。布伦达发现，这次自己以体形为基础的反移情中有一部分是投射性认同，但也包含她对自己没有达到内化的文化理想的感受，这些感受被来访者的轻视所诱发。布伦达还注意到，汤姆是在他们之间的关系开始变亲近的时候表达他的批评的，她猜测他的轻视其实是他的防御：他害怕被治疗师了解得太深，内心充满了矛盾。布伦达把这次的观察结果和假设储存了起来，以备不时之需。

最后一个移情和反移情联动的例子，是布伦达与她的一位接受了十多年治疗的严重肥胖来访者芭芭拉之间的经历。芭芭拉在接受治疗以后，对自己生活中的很多方面都更加满意了。她交了朋友，不再与世隔绝，工作上也得心应手，成为一位深得好评的法务秘书。她的父母都曾经方方面面地侵扰她的独立，现在她跟他们之间已经能够有很舒适的边界了。她有了认真约会的对象，也很接受自己的双性恋状态。芭芭拉的世界在这些领域都变得更宽广。但是她跟进食和体像的关系还在让她痛苦不堪。她继续暴食、憎恨自己的肥胖。布伦达在督导过程中谈到，她跟芭芭拉在一起的时候会觉得自己忽胖忽瘦。经过一段时间的细心追踪和详细问询之后，布伦达发现自己无法理解为什么芭芭拉的其他方面都变好了，唯独进食和身体憎恨没有得到明显改善。布伦达意识到，虽然芭芭拉非常依赖自己，但食物和身体憎恨能带给芭芭拉的安全、舒适的陪伴，而这些是自己给不了的。布伦达思考了自己在这个情境中对胖和瘦的情绪感受，发现自己很沮丧、很忧虑，她不知道自己对芭芭拉是否重要，有没有辜负她。布伦达相信，在这个情境中她的体像出现的奇怪的胖瘦交替代表了她与来访者之间的关系。当布伦达觉得自己特别瘦的时候，她对芭芭拉或多或少有些鄙夷；当布伦达觉得自己胖的时候，她对芭芭拉的进步感到恐慌、羞耻和困惑。布伦达监控着自己的体形和体像体验，因而能够更直接地面对自己的忧虑和沮丧情绪了。最终，她放下了背负超高责任感的重担，并觉得自己能更好地容忍来访者的节奏和症状，这让芭芭拉终于可以找到信任，也让布伦达自己可以与来访者的节奏区分开。体现在体像体验的自责和对来访者的责备都渐渐变少，布伦达也随之变得越来越有耐心了。

体像联动中的暴露、合理性、相互性和不对称性问题

暴露反移情体验是现在心理治疗中一个热议的话题。体验到反移情已不再是一个技术问题，暴露这样的感受也不再是禁忌话题。伯克（Burke，1992）、伍利（Wooley，1991）等都提到，打破这个禁忌让治疗师和理论家都得以思考，暴露在哪些时候有益（例如，当它们提供可以为来访者所用的新客体体验的时候），哪些时候有害（例如，当它们只会重复旧客体体验的时候）（Burke，1992）。自我暴露问题与当代文献中的"合理性""相互性""不对称性"等问题十分吻合（Aron，1992b；Gill & Hoffman，1982；Hoffman，1984；Levenson，1983）。接下来的几个相关例子都包含了体像移情和反移情的常见体验。

特里的心理治疗逐步推进，她对自己的感觉也慢慢变好了。但她还是觉得，如果她不再一直说自己胖，就是放松了对肥胖的警惕，这样她就没办法跟自己的身体融洽相处。她对自体憎恨有些上瘾，这是她应对自我能力不足的焦虑的一种方法。上文曾提到，特里幻想自己的治疗师在圆润的身体里感到自在，这让她的焦虑得到了缓解。在讨论特里的身体憎恨时，布伦达提醒特里，她曾经幻想过布伦达觉得圆润的身体还不错。布伦达认为，虽然特里的内心有一部分很坚定地认为身体憎恨是一种安全措施，但另一部分又很渴

望自体接纳，这也是特里想象布伦达所拥有的。布伦达认为，分析特里对布伦达的幻想就能够帮助特里，让她能够收回投射，拥有她所渴望的不受批评折磨的生活。

至于那个时候布伦达是否有必要暴露自己的舒适感，则是另外的问题。也许这样的暴露可以给特里一些希望，让她相信自己最终也可以跟身体友好相处。但这样的暴露也许会形成一场假惺惺的、政治正确的竞争，让特里对自己的自体憎恨感到愧疚。甚至可能阻止特里继续讲出自己对治疗师的身体体验的更多幻想。

关于暴露的问题，可以考虑一下这个情况：特里觉得她的治疗师很瘦，而布伦达觉得很不安，并立刻用她觉得自己胖来"纠正"特里对自己的这一感知。布伦达不太确定，如果她向特里暴露自己有时候会用胖瘦来表达对能力的恐惧，会不会有用。例如：当特里讲述自己开始着手工作任务的时候，她会表述自己有多胖，治疗师完全能够共情她通过体形状态表达出的矛盾与恐惧。治疗师想分享共同的挣扎经历，并在心里列出一些相关的标准。如果布伦达需要确认一部分现实，移情也得到了很大程度的解决，治疗是不是就进入终止阶段了？或者，治疗结束的时候应该是特里对布伦达感到满心怒火，她不再需要关于布伦达与食物和体像角力的新信息了？

不过，布伦达很清楚，她最后向汤姆暴露了她觉得自己胖的体验，这样做是有用的。汤姆在治疗中展示出的情况是：当他害怕在恋爱关系中走得太近时，就开始对女友的体形挑三拣四。不仅如此，女方有时候也会用觉得自己胖，觉得自己不对、不值得爱去回应汤姆的挑剔，最后与他渐行渐远。汤姆没有把自己对体形的感受跟女朋友的退出和抑郁联系起来。布伦达对自己的反移情体像体验进行了观察和思考，恢复了平静；跟汤姆一起工作的时候，她不再觉得自己胖了。现在她认为可以通过自我暴露给汤姆一种重要的新体验，于是她决定把那次汤姆说他觉得她体形中等，以及之后她觉得自己胖的这段体验讲给汤姆听。她还告诉他，她认为他的认知反映出，他对他们俩在治疗中变得亲近是心怀恐惧的。经过讨论，汤姆意识到他对体像的轻蔑态度对他的女朋友们产生了影响，而她们本就已经在文化中伤痕累累了。他甚至假设（也许是正确的）为什么有一个女朋友在他开始挑剔她以后，体重就真的增加了：她把他的批评深度内化，立刻就觉得自己得更瘦才行，于是产生了焦虑，并开始频繁暴食。其实，对汤姆而言，治疗师能够一直稳定地忍受他满心恐惧的防御性攻击，就已经是一段举足轻重、安心落意的新体验了。

与存在痛苦的进食问题和体像失真的来访者一起工作时，治疗师常常被问起关于她们自己的事情。来访者会频繁地问："你"有没有被进食问题折磨过？ "你"在"你的"身体里有什么感受？仔细调查后就会发现，这样的问题透露出来访者的疑问，他们不知道自己对食物和身体的感受会不会真的变好；这样的问题也包含着可能出现变化的希望。不过这些问题也不一定总是这样的意思。有时候来访者真正想问的是："'你'这么'胖'或'瘦'，怎么帮得了我？"她们希望你能帮到她们，但又用蔑视、质疑或否定认同去防御这份希望。每一位治疗师都需要判断暴露对来访者是否有用以及何时暴露才有用，而无论是否暴露，都要在治疗过程中随时追踪来访者的反应。这一领域的相关文献越来越多，对于思考个体案例颇有助益。

另有一组问题也是治疗师常常被问到的，但直接作答通常效果不好。例如，当来访者问：你减轻了多少体重？你过去或现在体重多少？你怎么进食的？你吃些什么？你的体重是不是完全稳定？进食和体像执念是不是完全不能困扰你了？最好不要给出直接的回答。这类暴露存在的危险是：来访者会在与治疗师的认同或融合中迷失；或者，她们会用操控体形和进食习惯的方式去与治疗师分化。而且，文化"场"的控制力太强，很多来访者只要听见一个体重秤上的数字或者一套进食的习惯方式，就很容易陷在这些具体内容里，只想采取同样的进食方式，获得同样的体重数字。人人都想体重55千克、身高1.7米、30岁永驻，但想要"跟治疗师一样"会更吸引人，体重、胃口、食物偏好、锻炼规律和治疗时长全都一样。对于存在进食问题和体像不安的来访者，她们对融合与个性化格外敏感；要符合统一的理想已经给了她们足够大的压力。

不过这些普通的考虑在很多案例中需要加以平衡，要尊重来访者对治疗师的体验、思想和感受做出估计的"合理性"。例如，治疗师的体重不是理想型的或不是平均体重，或者出现了体重增加或减少的情况，这些现实都无法否认，否则一定会对关系产生破坏作用。虽然如此，治疗师还是必须非常谨慎，不能太具体化，要帮助来访者探究她对治疗师的观察得出的最完整的幻想和相关意义。总体而言，不管是过度抗拒、切断合理的问询，还是谈得太具体、太放开，都存在危险。

这里的最后一个案例涉及前文讨论过的全部重要问题：来访者与治疗师对彼此身体的感知以及关于美的文化理想侵入心理治疗关系的可能性，以及不平衡性、相互性和暴露等问题。

一位名叫安的治疗师在她督导师的协助下，开展了一个关于强迫性进食和身体憎恨的心理治疗小组，她讲起自己常常会产生痛苦、尴尬的想法和感受。她说，她本人很瘦，当她跟小组里的肥胖女性坐在一起时会产生近乎施虐的感受。她确实觉得自己比来访者更优越、更高尚，这些感受让她觉得自己与当代最坏的社会等级标准沆瀣一气；她在这个文化中拥有的力量和特权的确超过肥胖的来访者，她虽然相信这一点，但又没有诚实地接受它。她的看法是："我们不一样，但无论是我与这些女性的治疗工作，还是治疗的方法，其中都存在一些错误的内容，它们给出的虚假暗示就是，我们是一样的。"

安和督导师一起讨论了这些恼人的感受以及安的过去，他们的谈话从不同方面阐释了安的经历。最重要的是，安对社会现实的感知得到了证明。安不仅身材苗条，还非常漂亮。人们看见她都会为她的美貌所震慑。督导师猜测，这样的美貌在安的生活中是幸也是不幸。例如，安的一位同事讲过，遇到安的时候发现她如此貌美，他甚至觉得很尴尬。安在青春期晚期一度厌食到需要住院治疗，之后增重50多千克，看上去非常笨重，她还因为肥胖遭受了排挤，从辛苦得来的高高在上的位置跌落让安感到非常痛苦。他们能够对这样的感受产生共情。他们讨论了安的美貌中的各种复杂性。安很清楚自己的外表被理想化了，也知道自己身边围绕着憎恨、嫉妒和施虐，她对此很坦诚。

更严重的是，安还遭受了严重的、施虐性质的、有计划的性虐待，切身体验过在一个等级制度中孤立无助是什么感觉。在这些经历中，她的美貌招来了嫉妒又被践踏，作恶的人试图拥有她并控制她身上似乎蕴含的力量。她很清楚自己有时候会忍不住与这些攻击者以及将自己的美貌理想化的人产生认同。完全建立在美貌之上的优越或低劣模式让安觉得罪恶，这样的模式中包含了隐秘的权力系统，这些系统在她的受虐体验中和普通的社交生活中都深刻触及了她。安已经暴露在了最糟糕的当下社会习俗中。

　　谈到所有这些复杂情况，对它们加以分析，使它们不再神秘，让安得到了解脱并与当下有了更多联结，安的沮丧和困惑都得到了关怀。有了这些基本的东西，安和她的督导师就能进一步认识到，美貌不完全是私人的事情，也不仅仅是社会理想。一方面，安的美貌完全是她自己的，不单单是社会标准的一份回报。真正震撼人心的是她内心的光彩与活力。安的魅力四射不仅仅是因为她长得好看，而且因为她很强大、技巧娴熟、一心扑在提供最优质的关怀上。她的出现似乎就是为了让人知道，她多多少少算是一名幸存者。另一方面，安的苗条和美丽与来访者的肥胖并不存在于她们自身，也不是为了她们自身而存在，甚至不是简单地与文化天平相关。文化理想作为一个标准，将苛刻的评价传递给了每个人的身体；无人能逃脱它强有力的、施虐性的审视。美貌的力量就是这样被赋予的。理想已经内化了，跟内在破坏者联手成为内化的"文化破坏者"［这个术语是扎菲罗普洛斯（L. Zaphiropoulos）1994年在一次私人谈话中造出的］，并硬生生地插入来访者与治疗师之间的关系中。不过，这个过程很隐秘，因而治疗师与来访者之间的交流似乎完全是个人化的，但其实是既是个人化的又是社会化的，几乎没有个人性可言，而且自然地客体化了。

　　有了这样的深入讨论之后，督导师建议安去鼓励她的来访者，让她们在工作过程中找到合适的时机，讲出自己对安的身体和外貌有什么感觉。随着分析的推进，安明白了怎样才能帮助来访者发现并讲出她们跟她以及她们跟社会标准之间的经历和关系，以及这一标准是如何进入她们的个体情感体验中的。下面这些问题或许会对来访者有所帮助：她们对她有什么感觉，对自己与她的关系有什么感觉？她们会不会把她们跟她的外貌之间的关系与社会理想加以区分？或者，是把它们合并到一起吗？她们对她的体验以及她们对她们自己的体验，如何反映出她们自己的过去和共同的社会历史？督导师的建议是，小组场景不适合安暴露自己的痛苦，但可以用她相关的、相似的经历去引导来访者了解她们自己的内在真实，因为它就存在于她们的社会现实中。

第 九 章

移情与反移情问题：节食心态与协调性进食

苏珊·古特威尔

移情和反移情构造通常会合并的第三个领域（目前还缺少文献研究）就是，治疗师面对自我喂养所持的立场给治疗带来的影响。一方面，文化上符合标准的节食心态立场，始终是不易察觉的默认立场，其对移情和反移情施加了特别的压力。另一方面，对协调性喂养和身体接纳的社会批评、反剥夺承诺，也对移情和反移情产生了影响。

几乎在每一个进食问题的案例中，来访者的父母和其他亲人都曾试过让来访者去节食。在当下由节食心态主导的人际关系和社会文化关系中，这一段历史会挥之不去。进食和想要食物带来的内疚——节食心态不可避免的产物——总是与暴怒的叛逆和始终觉得被剥夺的无尽悲伤一起出现。来访者心里幻想着各种版本的"节食将军"，一再通过特定的进食事故来把内心的冲突付诸行动。内心的"节食将军"是幻想和现实体验的产物，在食物上投射出来。例如，临床工作者在详细的问询中会反复听到来访者讲一些内容，这些内容表明她开始吃东西了，但紧接着她会攻击自己，就好像食物对她展开了劝诫和诱惑。于是她会叛逆："不，我偏要吃！"然后吃得比她本来想要的更多。

这样的叛逆和暴怒几乎一直是通过食物活现出来的，但它们常常会进入来访者对治疗师的移情中。移情中充满了暴怒，都是针对剥夺者、责备者及操控者的，来访者觉得他们就是"节食将军"。来访者可能太习惯于这种囚犯—狱卒式的关系，即便是新的治疗师和她回应饥饿的办法，也都代表了无法达到的、拒绝式的新节食标准。也就是说，来访者觉得等到有了饥饿感再进食、有了饱足感就停止进食，这样的体验就是一种新的节食方式，同样会激活以前反力比多的、严苛伤人的、挑剔的内在客体关系。在随之而来的移情和反移情构造中，来访者常常会暴怒，觉得治疗师是一个不可理喻、刁钻刻薄的监工，剥夺了她以前的节食防御，让她无所依恃。现在为了得到认可，她只能臣服于治疗师的愿望和"程序"，因为旧的应对机制被窃取而活在恐慌中。服从和违抗的循环就在移情和反移情体验中成为现实。

例如，很多来访者来治疗时都是满心绝望、觉得自己是受害者、命运不在自己的掌控中，丝毫的体重增加都会让她们危机感暴增，必须来个90天断食，或者做个胃间隔手术或下颌锁定手术。由此激发的反移情可能是为了阻止这些极端行为，但在来访者眼中也许就变成了治疗师在控制她，正好符合来访者的角色预期。但是，如果治疗师不采取任何保护的立场，只对来访者的困境展开探究，则会被体验为漠不关心的家长。永远没有正确的答案，心理治疗就是这样。治疗师要根据来访者的挣扎情况和治疗所处的阶段做出相应的决策。

或者，来访者可能曲解有了饥饿感才进食这一反剥夺承诺，把与身体保持协调当成是想吃就吃的通行证。这种时候，这样的思路和治疗师都可以代表挑逗性的内在客体，用来反抗必要的限制，就好像在说："你吃什么都行，一直都行。"这是在暗示限制是有害的，会带来伤害、惩罚和批判。来访者在移情中会对这位最终在意她却又不够有效、结果依旧是辜负了她的母亲又爱又恨。"你说过什么都可以吃，我也在努力，可是……"她会一直感到受挫，与内在的狱卒持续交锋。

下文的例子都很有代表性，节食心态（包括身体憎恨）在来访者的内心世界扮演了重要的病理性角色，对移情和反移情产生了复杂而有挑战性的影响。每一个案例都需要治疗师从陷入僵局的移情和反移情中摆脱或避免由节食心态支配的构造，这样才能实现其他重要的治疗目标。

沙立

有一天，沙立来心理治疗时用特别夸张的方式讲述了一段独特的经历。她觉得自己的体重在增加，她努力做到有饥饿感才进食，但效果不好，治疗害得她退步了。"我受不了啦，我已经撑到极限了。我必须换个方式。等我减点儿体重以后，我也许能学会好好吃东西、养好我自己，但现在这个体重，我做不到。我恨你。就是你偷走了我的自由。要不是因为你，我还在节食，就跟以前一样。现在因为你，我矛盾得要死。我要是节食了，就会失去你的认可；要是不节食，我又恨我自己。更可气的是，我现在就算想节食也做不到了。（她已经忘了最初来接受心理治疗就是因为没办法节食了。但她的节食心态丢不掉。）你把我仅有的应对机制偷走了。我是抱着美好的愿望来的，现在情况还变糟糕了。"她哭了起来。"我觉得我有办法。那天我差点就叫牙医把我的下颌锁定了。说不定哪天我就去把手术做了。"

沙立的妈妈是奥斯威辛集中营的幸存者，而沙立最近回忆了一段可怕的经历：她小时候嘴上被胶带封住过而不能用嘴呼吸，这对小孩子很危险。她又把封嘴的记忆跟另一段记忆联系起来：以前她容易从床上滚下去，所以大人就用床单把她绑在床上。这两段记忆与其他相似的戏剧性事件叠加在一起，都与她在整个童年时期感觉像她母亲的囚犯的经历联系在一起，即使现在她俩只是通过打电话维持着远距离的交流，这种感觉依然如此。

沙立谈起可能去做下颌锁定手术那天，她对治疗师的感觉就跟她对她母亲的感觉一样。治疗师跟她的那些破主意，都在替她做决定。她觉得自己就像治疗师的受害者，完完全全失去了力量。她的怒气笼罩在哭腔里，加倍暴露出她在母亲面前的无力感。不过，治疗师也在经受考验。沙立对她父亲满腹怨气，恨他把自己丢给无能又易怒的母亲。她觉得父亲对她不够支持，在他跟她母亲离婚后还是把她丢给了她母亲。

在反移情体验中（适用于本章所有案例），治疗师必须避免文化通常倡导的一致性体验——认为沙立现在就应该"采取行动"节食，只有这样她才有资格思考痛苦的问题。这种文化共振立场的观点是：(1) 现在沙立憎恨她自己，部分原因是她的体重增加了5千克，这5千克对一个小个子来说是很严重的；(2) 要是她能减掉体重，她就实现了一个真实的目标，这样她就能更好地处理其他冲突了。这种一致性反移情体验的一个变体是，治疗师深刻认同并共情沙立对肥胖的沮丧心情，以至于会支持采取一切举措来帮助她走出痛苦。治疗师还拥有一点优势：她不必像沙立的母亲那样用自恋的方式去控制她，把自己的生活准则强加给她。不过，治疗师在现实场景中会处在父亲的立场上，将沙立扔给具有侵犯性的——这次不是母亲——节食行为。但是，治疗师还会用不那么明显的方式，活现沙立内心那个不被承认的、受虐狂的施虐伙伴："去吧，去把下颌锁上，不惜一切代价，减掉体重。"施虐的反移情补偿始终是一个危险：来访者很容易被当作受虐的、受害的、"有癔症的"女性，只会不停地抱怨自己有多胖。一定要避免活现这个反移情立场，不过实际操作起来可能困难重重。因为要接受沙立的移情指责、认同它的"合理性"是很容易的：一个治疗师不应该对自体喂养持明显的立场，中立态度才是合理的，反对节食就是治疗师在寻求自恋满足。其实治疗师并没有那么大的力量，来访者完全可以想节食就节食，但这一点很容易被遗忘。沙立已经节食过无数次，即便是在治疗过程中，她都能顺应身体的饥饱感受，小心、营养、健康地进食。切记不要接受这种移情和反移情陷阱。沙立想做什么就可以做什么，完全不用在意治疗师的意见。要帮助她记住这一点，让她能够收回投射，这样她的内在冲突才能显现出来。沙立对贪吃的自己和自己肥胖的臀部恨得毫不容情、咬牙切齿，这正符合她母亲的批评和父亲的抛弃，她还将这二者都再现出来了。不仅如此，如果她真的去做了下颌锁定手术，就是活现了那些残忍的侵犯画面——她认为她母亲在集中营里曾经遭受过的所有侵犯。其实，生理上的痛苦表达能多多少少让沙立觉得自己没资格承受的心理痛苦得到缓解，毕竟在她家里，她母亲才是"真正"受过伤的人。节食心态，既是一个受害者—加害者框架，也是一种顺从—反抗的内在关系，很容易将治疗师吸引到相关的反移情活现中去。

要想摆脱这种破坏性的纠缠，唯一的办法就是首先认清节食心态的力量以及它对沙立的控制。治疗师必须对霸权式的文化信息持批判性观点；也就是说，她必须摆脱未能明言的对整个文化的移情。治疗师只有站在这个立场上，才能帮助沙立带着同理心去精准地观察自己的幻想世界同真实的文化环境和文化之间的关系。沙立需要"认清"自己、认清自己身处的困境，这样才能离开让她痛苦不堪、泥足深陷的受虐—施虐活现。她需要认清自己有多想在思想上、行动上对自己实施侵犯，并把这一困境与生活中遭受的侵犯联系在一起。她母亲的遭遇，她和母亲在一起时的经历，这些都跟文化对肥胖无休止的批评产生了共鸣，并且跟沙立的心理世界产生了共鸣，令生活倍加煎熬。节食心态能够激活和刺激沙立生活中的其他痛苦领域，当治疗师认清它的力量之后，就获得了观察反移情拖拽力的视角。

克莱尔

由节食心态导致的强迫性进食需求与持续不断的不要进食的告诫之间产生的冲突，会引发冲突的移情和反移情体验。前文讨论过的克莱尔就是这样一个案例，她有一天来接受治疗的时候，语气跟沙立很像，也是满满的抱怨和沮丧。"我受不了啦。不管我怎么做，就是做不到。我已经来这儿10年了！可我还是好了几天之后，就放纵、失控，最后又开始暴食，一天就能抹去我前几天的努力。我受不了。10年啊！我明显就是做不到啊。看起来好简单、好清楚，饿了才进食，记得要对过量进食温柔和好奇。我全忘了。根本没用。我现在越来越胖了。"这种情况下，克莱尔觉得没有信心、很不解，也对治疗师很失望，她帮得了别人却不能帮到自己。治疗师很容易在一致性反移情中感到自责，又用补偿性的施虐进行防御，去匹配受害的来访者的受虐倾向。逃出这个陷阱的办法很多，可以通过详细的问询和说明，帮助来访者摆脱常见的、自暴自弃的说法——为什么"它"就是不管用，办法之一就是问她：上一次等待出现饥饿感才进食的时候究竟发生了什么？她心里想的是什么特别的事件？这个简单又复杂的方法可以避开移情和反移情的窘境（待理解和后续利用），这样工作才能继续开展下去。不过，治疗师为日后的工作记录了一点：克莱尔的陈述让治疗师感到恼火，治疗师在那一刻无法对克莱尔的痛苦产生共情。

克莱尔说她想起了周末的一个场景，当时她很孤单、不知道该做什么；通常她会觉得那些情况让她感到羞耻。她想找点事情做，决定练习当时正在学习的音乐，但又觉得压力很大。她没信心把它学好。于是开始吃东西，还喝了几杯。虽然她立刻、反复提醒自己别再吃、别再喝了，却始终停不下来；提醒的次数越多，她反倒越肆无忌惮了。她很快就把音乐掌握了，却因为暴食和酗酒而对自己充满了憎恨。

治疗师先问她，听见自己内心发出的要求，让自己停止进食和饮酒，那时有什么感觉。克莱尔立刻发现，她越是劝诫自己，就吃喝得越多。这又让她想起了无数次相似的事件。她顿时再次意识到了节食心态的作用；这赋予了她力量，让她得到了解脱。接下来，治疗师问克莱尔，当她看着乐谱觉得不安全和束手无策的时候，她对自己有什么感受。克莱尔的情绪稳定了很多，她说她讨厌自己如此缺乏安全感，这么没用。治疗师又问她，对自己的孤独感有什么感受。"一样的。"克莱尔说。"这一次，"治疗师说，"比起意识到自己讨厌的是那个被孤独压垮的、孤单的克莱尔，恨自己是个强迫性进食者和太胖要容易得多。"两人在意味深长的沉默中坐着，感觉到了心意相通，长期一起工作的默契让克莱尔能够为自己感到伤心了。接下来克莱尔提出一个问题："我为什么要利用肥胖？"治疗师回答："社会已经把它指定为个人难以承受的、社会不愿接受的情感的释放渠道或保存仓库了。"治疗师没有把克莱尔的问题看作是从自体中撤退、藏进文化里以防御自体，也就没有活现文化反移情，而是在克莱尔想要了解并利用文化贡献的时候，对它进行了解释和呈现。随之而来的是又一阵耐人寻味的沉默，之后克莱尔说，她觉得自己在挣扎中更有尊严，对自己更加尊重了，也更有能力尝试等有饥饿感再进食了。

然而，在对这段插曲的讨论结束之前，治疗师将自己在会谈开始时感到的恼火和无力共情的感受进行了处理并加以利用。她明白了克莱尔就像利用食物和节食心态一样在利用她，以便能够加入一场独特的顺从—反抗挣扎中，她的目的只是为了掩盖对自己的需求、脆弱和孤单所产生的羞耻感。她们讨论了这段互动。克莱尔最初陈述素材时，发了点牢骚，她认为治疗师在倾听过程中显得比较冷淡。她俩一起澄清了情况，发现克莱尔的悲伤表达出她对治疗师的预期，觉得治疗师会对她的暴食和失败感到不耐烦和恶心。这时克莱尔能够观察她对自己感到多不耐烦和多恶心了。她们最后发现，治疗师短暂地接过了克莱尔的自卑，并在克莱尔的无意识客体世界里（以不易察觉的形式）活现了这些关系，这个客体世界被受害者和加害者之间的痛苦争斗主宰着，而这样的接触形式至少帮助她填满了悲伤和独立的感知，藏起了她的脆弱感和依赖感。

节食心态的暗示和动力学在克莱尔的案例中本来会再次创造出移情和反移情构造，成为它的活现形式：来访者正在走向失败，贪心的治疗师只知道提出实现不了的要求；来访者觉得自己是个不配得到爱的失败者，治疗师为了防御失败感和责备，对这个破唱片一样的来访者心生恼火和挫败。如果克莱尔的进食、暴食或肥胖让治疗师觉得恶心了，如果她没能看出节食心态如何创造出引向暴食的双重困境，她就不可能这样轻易地洞察隐藏的工作和心理动力学，也就不可能实现有效的干预了。

埃丽卡

埃丽卡的案例是关于节食心态自行运作的最后一个例子，它对其他问题都进行了防御，也给复杂的移情和反移情动力学施加了压力。帮助沙立看清她想锁定下颌的愿望，并最终（如果有必要）努力阻止它，这样做非常重要，但要阻止埃丽卡断食整整6个月却很难做到，尽管她会减重将近50千克，但毫无意外会反弹更多。

埃丽卡的父母都是时尚杂志的顶级编辑，他们的生活里只有光鲜亮丽、样貌"得体"。埃丽卡这个女儿在他们眼中一直太胖，她也一直痴迷于寻找

"禁忌"食物、展开暴食。埃丽卡的父母都对她非常专横，但通常是父亲唱红脸、母亲唱白脸；而她身处的文化代表着虽然没被承认却象征性地带有侵犯性的专横。在她的精神生活中，她成了一个彻头彻尾、毫不退让的叛逆者，以此拯救自己免遭绝对专横的吞噬。她就活在战争中，活现的方式就是时刻为食物而挣扎：她想要一刻不停地进食，痴迷地渴望食物、购买食物、隐藏食物——同时又在每一次重新开始的时候对自己充满仇恨。她永远得不到平静。她的生活就是令人难以承受的折磨。她的适应——与专横斗争——让她格外偏执，一旦有人质疑她进食的权利，她就怒火中烧、吃下更多的东西。她受节食心态可预计的起伏变化的掌控，因为暴食而变得过度肥胖。

治疗过程中总有要斗争的对象，这一点不足为奇，尤其在心理治疗最初的几年里。埃丽卡像鹰一样观察着治疗师。一旦治疗师出现任何差错、态度发生丝毫"合理的"变化、对边界有些微的侵犯、产生任何不协调，埃丽卡都会觉得自己遭受了背叛，继而怒气冲天，进入"律师模式"，开始滔滔不绝地讲述治疗师的言行失检。治疗师很努力地与埃丽卡真诚、灵活地相处，承认自己的错误，在她受伤害时与她共情，希望埃丽卡能够体验到新的、不带专横的关系模式。但有些时候治疗师还是会跟她开战，埃丽卡最终带着些许解脱的心情发现，治疗师是一个很强大的对手。她俩一起努力，承诺要对她们的情绪爆发保持好奇，最终也在这条路上积极地走了很远。

眼睁睁看着自己的来访者摧毁自己的消化道、长出疝气、暴食度日［偶尔靠着整瓶的"碱式水杨酸铋片（Pepto-Bismol）"缓解胃不适或用"美乐事柠檬胃片（Maalox Plus）"中和胃酸］，这对治疗师而言是非常痛苦的。埃丽卡一度陷入对体重不断增长和无力控制暴食的绝望之中，她甚至提出要完全断食，努力减重50千克。那个时候她已经不再催吐，正面对着（用她的话说）崩溃的恐惧，所以她想借助节食来涵容恐惧，这一点也不奇怪。她说她知道，治疗师不希望她这样做，她也非常感激治疗师，因为她俩已经在进食之外的领域走了这么远（的确取得了很大的进步！），同时她很欣赏治疗师集灵活、真实、关爱和强悍于一身。但她这次真的想断食，她觉得治疗师不应该太教条。毕竟这样做也许对她有用；如果她能快速减重，也许她就能有一些感受，也许、也许、也许。她对婚姻心怀恐惧，害怕丈夫会憎恨她的肥胖，她觉得自己完全无法控制冲动，虽然她已经很勇敢地在尝试（她确实非常努力）。她说自己就是受不了困在这样肥胖的身躯里。她无法动弹、无法弯腰，什么都做不了。需要注意的一点是：在治疗师决定支持她断食之后，埃丽卡在真正开始断食之前想着即将挨饿和即将被剥夺，于是又一次大吃特吃，骤然增重了15千克。

治疗师感到非常为难，也跟来访者讨论了自己的进退两难。她几乎可以肯定这次断食只会让埃丽卡体重增加，让她损失一年的治疗，转移此刻的痛苦，不用在当下去面对。埃丽卡会学习怎么挨饿，而不是怎么进食。当埃丽卡处在"节食嗨点"上的时候，基本无法对症状展开任何工作。但与此同时，治疗师也明白，埃丽卡心意坚决，而且这也是对她的测试，要看她会不会跟埃丽卡的父母和整个文化一样，带着自己的生活准则来掌握主导。她们把这个决定对她们之间的关系可能存在哪些意义全都讨论了一遍，最后治疗师觉得，这就像是一瓶"碱式水杨酸铋片"：她只能看着它被喝掉。另外，她也无比希望埃丽卡能够获得一些解脱，心存一线希望，说不定埃丽卡就是那个能通过断食起效的幸运儿呢。治疗师和来访者一起讨论了这个愿望对她们之间关系的意义。之所以讲述这个例子，是因为它展示了一些时候，为了保持治疗不得不完全服从于节食——即使不是节食心态。只有熬过了断食，之后增加的体重比减掉的多，治疗师才能帮助埃丽卡更好地看清和理解她想要立刻修复的愿望以及她对于真正改变进食行为的冲突。这一次的共同经历让她们之间的心理治疗联盟得到了巩固，相互信任也得到了加深。

当前的治疗实践：一些批判性反思

我们认为，进食障碍领域有一些标准的操作方式和治疗方案，最好将它们理解为是对文化反移情错误的制度化。这些治疗方案受到如下三方面因素的影响并以它们为基础：（1）当前对女性身体的意识形态处方，以及进食和

"健康"的身体所包含的紧张而复杂的意义，这两个方面结合起来共同给执业者施压，让他们不顾一切地将"控制住进食障碍"的重要性具体化；（2）这些社会压力得到了成瘾领域"12步项目（12-step programs）"的支持和强化；（3）这两股社会力量得到了现实的放大和解释，在太多的案例中，存在进食问题（厌食症或暴食症尤甚）的女性如果不能控制住挨饿或催吐，都会真切地面临死亡。这三种压力相结合，就很难不在过度控制方向上犯错。不过，这样的行动动员和节食心态对患者而言可能带有惩罚性或婴儿化性质。

有些对住院患者展开的惩罚性和婴儿化的治疗流程是，对自由受限的女性进行强行喂食；对她本人或她的房间展开羞辱性监视，寻找暴食或催吐的蛛丝马迹；对她上洗手间进行监视；甚至还要强迫上秤。行为导向的医院项目中普遍对存在进食障碍的患者使用这些极有争议的技术或治疗模式。

有一个相关案例使用了一种特别让人生厌的治疗方式，它因萨尔瓦多·米纽庆（Salvadore Minuchin）和助手（1974）的实施而出名。这种方式教家长联手，学习给他们十几岁的女儿们强迫性喂食——就是字面意义上的往嘴里灌食物。米纽庆没有考虑对可能由性虐待导致的厌食行为给予社会支持，反而认为厌食是父母不团结以及不懂对家庭和子女施行管控而引发的一个症状。我们心惊胆战地观看了这种方法的一个教学视频，感觉它是在训练父母对女儿实施生理虐待。

很多住院患者和门诊患者会遇到另一种明目张胆的治疗式虐待方式，遵循的是负面行为强化原则：主动羞辱患者（一位患者听到过，"你可真够恶心的，你瞧瞧你自己，满身都是肉，软塌塌的，还吐自己一身"），或者恐吓患者（"你知道你的肥胖、挨饿和催吐会对你的子女造成什么影响吗？"）。来访者本来就是这样看待自己的，我们无法想象这些医生为什么会觉得自己在帮助她们。在每一个汇报给我们的案例中，进食问题和自体憎恨非但没有得到改善，反而愈加根深蒂固。

这种种治疗方式不仅对来访者的挣扎进行了残忍的辱没和婴儿化，而且让它脱离了原本所属的位置：从她内心深处，介于她心中想变好的那部分，和依旧需要通过进食问题的形式来表达挣扎的那部分之间（Orbach，1986）。如果挣扎的竞技场被医源性地设在了治疗团队和女性之间，顺从的"康复"之后无疑会出现骇人的高复发率。这种治疗跟整个社会环境沆瀣一气："她"不需要为自己的身体—自体做主；众所周知，代表父权的"他"会为她做主、替她着想。非常不幸，即便这种被伍利称作"皮格马利翁模型"的厌食症治疗具有破坏性的动力学，它在我们的领域仍然已经拥有了太长时间的统治（Levenkron，1978；Wooley，1991）。

　　门诊和住院治疗的另一种标准治疗方案当然就是节食，这是一种隐患无穷、更为隐蔽的治疗式二次伤害。当代的进食障碍治疗很看重节食和食物计划，尤其是医院里的项目。大部分这样的部门都会告诉女性：吃什么，什么时候吃，吃多少。大体形女性必须少吃，体重不足的女性则必须（常常被逼迫）多吃。大部分进食障碍治疗的核心就是一套外界强加的、精心设计的"健康"食物计划——通常叫作非节食。* 从努力帮助存在进食问题的人获得安全结构的体验、减少进食混乱这个角度来看，这种做法比前文讨论过的其他方法更容易理解。但我们坚信，帮助患者应该是教会她们在安全的环境里对自己的饥饿感和饱足感做出回应，不管这个过程有多复杂和管理起来有多困难。

　　此外，许多医院的项目和私人治疗师都不加批判地依赖"过量进食者匿名会（OA）"，而OA教给患者的就是，终身都不相信自体和食物会是真正的解药。尽管一方面OA对消除进食问题提供了出色的社会支持，但另一方面，它确实支持对食物的执念，提出食物和进食都是成瘾性的，进食问题跟所有成瘾问题一样无法治愈。OA的哲学和实践用这样的方式支持对食物和身体的神秘化，认为有进食障碍的人在食物方面始终需要"禁欲"，应该严格计划

---

　　*　一位名叫塔尼娅·施罗斯伯格（Tanya Scholssberg）的社会工作专业学生进行了非正式电话调研，为女性心理治疗中心研究所确认了这个信息。施罗斯伯格女士给大量住院机构拨打了电话，得知所有机构都使用了以约束、定量和要求为基础的食物计划。即便一些案例中提到了生理饥饿，食物计划仍然是最重要的。即便有的项目宣称反对节食，最终还是会利用节食，他们的特色也是节食心态。

吃什么、吃多少和何时吃。

OA已经是大多数治疗项目的核心，原因复杂多样。它能给感到羞愧、失控的来访者和过度膨胀的专业人士提供巨大的帮助。它是免费的团队式自助服务。这些都反映出它令人赞叹的优势。此外，以OA为基础的解决食物成瘾问题的办法很受保险业欢迎，"12步项目"拥有大型的专业游说程序；这些让OA在这个领域能够获得霸权地位的原因都不那么光彩，也不太以患者为中心。

当前的治疗思路还需要对急症进行回应，这是善意的、值得尊敬的。很多时候人们的生命面临急症的危险，在这样紧急的情况下开始治疗，就把一个非常复杂的问题摆在了临床工作者面前。强迫性喂食和相似的治疗方案在这种情形中或许是必需的，也是一时之间不可避免的。但至少应该处理一下这种侵入性治疗带来的情感问题。例如，强迫性喂食无论如何都会让性虐待的幸存者感到虐待又活现了。一些临床工作者已经开始意识到这个问题了（Herman，1992；Putnam，1989）。我们不会说我们知道该怎么解决，但每一个案例都需要个性化的思考和治疗方案，还要彻底处理好侵入性程序对患者的意义。即便患者已经饿到大脑无法正常工作，也应该让她参与到讨论中来。遭受过性虐待的患者尤其需要得到帮助，不管伤害有多严重，还是要学会区分"彼时"和"此时"身体被胁迫的情况。（请见第十一章）

有些时候，侵入性程序的确必不可少，但是反思心理健康领域如何定义"急重症"同样重要，这样整个领域才不会围绕急症心态而把常规的侵入性治疗方案合理化，应用到不那么紧急的情况中。这会是对文化反移情的制度化。绝大部分进食问题都有害健康，但算不上急重症。太多来访者都成了侵入式治疗程序的受害者。这些来访者在她们的医生眼里是住院项目成功的案例，但她们一旦出院，问题就会回来，而且比之前更加严重。执业者对这样的故事已经太过熟悉：被迫上秤之前疯狂灌水的女性，往胸罩里塞硬币压秤的女性，病房浴室锁着就到处找厕所或小树丛催吐的女性。这些女性大部分都是出于探究与食物和身体的内在冲突的动机来参加医院项目的，但基本上所有案例中的女性最后都跟医生产生了矛盾，治疗的焦点也不在内在痛苦和挣扎上了。在另一些案例中，有母亲前来联系我们，说她们发现自己十几岁的女儿一直在催吐。母亲们吓得不知所措，只想把问题扼杀在摇篮里，有时候她们会选择让女儿加入住院治疗项目。我们的经验是：这些年轻女孩会觉得自己被侮辱、被病态化了；于是会一心一意地与制度化的控制斗争，并不会好好去治愈自己的进食习惯、身体和体像。

第 十 章

进食问题与性虐待：理论思考

苏珊·古特威尔和安德烈娅·吉特

本章从女性主义视角探究：(1) 为什么性虐待问题和进食障碍会频繁交汇，它们是怎样交汇到一起的；(2) 前一个问题的答案对有效的治疗有什么样的启示。

近期的研究和种种迹象都显示：进食问题与性虐待之间存在大量的交汇情况。研究证实了这个亚群体体量相当大，尽管研究评价各不相同 (Goodwin & Attias, 1993)。已有的调查证明了这两种现象之间存在显著的关联 (Calam & Slade, 1989；Goldfarb, 1987；Smolak et al., 1990)。部分研究提出，所有存在进食障碍的患者中，有三分之二都遭受过性虐待 (Oppenheimer et al., 1985)。另一些研究的样本中，存在进食障碍的患者有接近三分之一曾遭受过性虐待 (Crisp, 1984；Nash & West, 1985；Palmer et al., 1990；Sloan & Leichner, 1986)。一些关注与乱伦相关的解离性障碍患者的研究 (Coons, Bowman, & Milstein, 1988；Kluft, 1990b)，显示了高频发生的进食障碍 (Demitrack et al., 1990)。科林·罗斯 (Collin Ross, 1989) 认为，如果仔细研究，就会发现50%~75%的多重人格障碍案例中有进食障碍。总体而言，这些研究将进食障碍狭隘地定义为厌食或暴食。摩西·特雷姆 (Moshe Torem, 1990, 1993) 对进食障碍的这些代表性定义做出了重要拓展，把部分更加规范的问题也纳入其中，例如：强迫性进食、过度节食或过度锻炼、体像失真等。如果定义没能得到拓展，已有的研究就无法完全代表经历着进食问题的全部创伤幸存者。

不过，虽然很多研究都强调了性虐待与进食问题的交汇，但几乎没有人从女性主义的理论和临床角度来研究这一现象（Kearney-Cooke，1988；Wooley，1992，1994；Wooley & Kearney-Cooke，1986；Zehner，1992a，1992b）。接下来三章都将对与这个群体一起工作的理论和实操进行补充。

创伤后应激与进食问题交汇的原因之一，是二者都被父权制从根本上建构到了我们的社会生活中。性虐待已经过于常见，据说乱伦和性侵都不是秘密，而谈论这些事和知道这些事才是禁忌，把强奸看作是被管制而非被禁止反倒更合适（Herman，1993a；Rush，1980）。父权制社会组织导致针对女性和儿童的性侵事件高频出现（Brownmiller，1975；Herman，1981，1992；Rush，1980；Russel，1986）。大量调查给出了一系列结果。一些研究发现，四分之一的女性遭受过殴打，三分之一的女性在童年时期受到过虐待，至少有四分之一的女性被强奸过。未满10岁的孩子当中，四分之一的女孩和五分之一的男孩都曾遭受过性虐待（Russel，1986；Zehner，1992a）。黛安娜·罗素（Diana Russell，1986）对乱伦进行了开创性研究，通过广泛的访谈和极大量的样本收集，发现样本中有16%的女性都遭遇过至少一次乱伦，其中还有5%的女性与自己的亲生父亲发生过乱伦。怀亚特（Wyatt，1985）的另一项研究得出的结果跟罗素的相符。赫尔曼（Herman，1981，1990）和罗素（Russell，1986）得出的结论是：遭受虐待的女性数量相当之大，而且乱伦和性虐待会带来长远且有害的影响。古德温（Goodwin，1982）进行的临床研究揭示了乱伦经历之后会出现的各种问题；克里斯蒂娜·库尔图瓦（Christine Courtois，1988）将同样的情况详尽地写进了《抚平乱伦的创伤》（*Healing the Incest Wound*）一文中。大部分尚未亲身遭受性侵的女性始终活在恐惧中，知道自己随时可能加入受害者的队伍（Brown，1991）。赫尔曼（1993a）提出，在我们的文化之中，性侵出现在绝大部分女性的青春期，这成了一种针对女性的暴力的文化启动仪式，是父权文化的基石。

非常不幸，在父权文化中，对女性的侵犯并没止步于实际的人际性别暴力。女性还总是被消费文化中的象征性场景所侵袭。虽然文字和符号带来的侵犯跟身体暴力和性暴力有所不同，但它们对女性造成的严重侵犯和束缚是相似的。性侵犯通过公开的生理手段、性手段施加控制和恐吓，之后通常伴有某种精神控制，会让受害者在一段时间内都把自己当作物体来对待；她会画地为牢，借用弗朗茨·法农（Frantz Fanon，1968）说的话，即成为自己的狱卒。在家庭的私密范围里，性暴力是得到了允许的暴虐行径，但在公认以民主为基础的公共领域中，侵犯则是象征性的、更为隐蔽的（Herman，1993b）。本章讨论进食问题和体像困扰与创伤后应激障碍（post-traumatic stress disorder，PTSD）之间的交汇，重点探讨这两种针对女性普遍存在的同源暴力形式是如何产生共鸣并进行互动的。我们先回忆一下消费文化的象征性场景带来的部分结果，例如鼓励节食和倡导苗条，这两点尤其突出。80%的美国女性在节食并生活在对食物的恐惧中，78%的美国女性觉得自己的身体太丑或太肥、需要纠正，还有无数年轻女孩对体重抱有执念，她们都是象征性暴力的受害者，这样的侵犯带来的是长期的潜在创伤（Brown，1989）。类似于赫尔曼（Herman，1993b）提出的关于性虐待的观点，金·彻宁（Kim Chernin，1981）认为，文化让女性学着节食、害怕食物，由此对女性的身体和胃口实施的侵犯，这是西方文化中女性的重要启动仪式。年轻女孩对肥胖甚至对与肥胖人士产生认同都怀着强烈的恐惧。生活在对食物的恐惧和担心中，生活在对自己身体的憎恨里，只会让每一天都充满有毒的恐惧和有攻击性的自我批评，这就跟性暴力带来的后果差不多。

性虐待造成的严重破坏已经得到了广泛承认，但只有部分女性主义者认识到美丽神话同样会杀人，即便它的形式更隐蔽，虽然它打着"健康"的旗号（Wolf，1991）。消费文化环境把美丽拔升到了极大的高度，甚至连抽烟都在公众中推广开来，目的是为了减轻体重；长期节食则要对各种各样常见的进食问题以及每年数千起厌食和暴食导致的死亡负主要责任（Brumberg，1989）。这些全都是致命的厌女文化造成的，强迫性锻炼会阻碍生长、导致贫血；胸部填充泄漏引起的并发症常有生命危险，十分恐怖；抽脂手术会致残致死，却因为"仅"导致九名法国女性的死亡而被美国人广泛接受，并认为是成功的手术（Wolf，1991）。在美丽神话的土地上，你的身体虽然残缺不全了，但你的健康和自尊都提升了。而你如果死了，可能也就没有多少人在意了。

从创伤理论的角度重新考量针对女性的符号化攻击带来的结果，是很有必要的，因为美丽神话（尤其是用恐胖理念表达出来的时候）同侵犯女性一样，跟性虐待造成的自体攻击产生了共鸣。长期节食以及由此引起的种种状况——甚至包括缓慢致死的厌食症——都比不上人际性别暴力，但节食文化的累计效应和提升美貌的消费伦理就其对女性（尤其是对她们的身体和自体整合）的影响而言，与创伤有诸多共同点。不仅如此，侵犯的不同形式回响在每个个体的脑海里，回荡在整个文化里，相互增强毒害作用。深入理解这些共同点，在治疗承受着进食问题和创伤后应激双重痛苦的患者时，就能够建立基本准则，提高治疗效果，体现对患者的尊重。

创伤后应激

创伤应激理论发展的基本原则从对乱伦的定义开始。古德温（Goodwin，1982）提出，乱伦是"担任家长角色的年长者对儿童实施的性剥削"。罗素（1986）将乱伦定义为，亲属之间（包括无论亲属关系多远的兄弟姐妹）在受害人年满18岁之前发生的意外性接触或主动性接触。（更多关于性虐待和创伤后应激障碍的讨论，请参考 Briere，1992；Browne & Finkelhor，1986；Courtois，1988；Davies & Frawley，1992a，1994；Herman，1981，1992；Kluft，1990a；Putnam，1989；van der Kolk，1987。）创伤理论研究战争、自然灾害、事故、折磨、监禁以及在生活的"私密"领域中对女性和儿童实施的暴力所带来的影响。这项工作展示了深刻复杂的创伤的性质和运作方式。

乱伦的儿童虐待可能始于它最坏的一面：受到儿童爱戴、理应为其提供保护和养育的成年人，彻底背叛了儿童的信任。这样的背叛抑制了对养育环境之安全性的基本信任感，其深刻程度跟虐待本身带来的恐惧一样。由于虐待对自体和养育环境都实施了侵犯，自我无法再维持它的象征功能和组织功能的正常发展。儿童为了强撑下去，就必须将他或她的自我跟身体—自体分裂开来，这样才能找到一种悖论似的、有创造性的和适应性的方式，在他或她所经历的真相和由此产生的心理影响面前当"鸵鸟"。当代思想家认为，现实创伤事件可能会消除自我的完整性，解离就是它唤起的第一种防御形式。

解离最初是心理自体对现实生活中自己无法控制的可怕事件的反应。这种逃离的最终完成通过将注意力高度集中在两个方面来实现。一个方面，一部分自体专注于事件，而事件是镌刻在遭受创伤的人身上的。但另一方面，镌刻的印记在解离过程中被否认，事件常常以精神上碎片化的形式被遗忘。这就像是自体专心致志地把注意力放到别处，这样就看不见创伤了。就这样，记忆中的事件、感受和知觉全都很清晰，但都被锁上、冻在时间里，通过解离得到了失忆保护。戴维斯和弗劳利（Davies & Frawley，1992a）认为，性虐待的儿童受害者运用解离来把真实体验与家庭神话分裂开。（更多关于解离与压抑之间区别的讨论，请见 W. Young，1988；R. J. Loewenstein & D. R. Ross，1992；J. Briere & C. Courtois，1992。）通常认为，解离是对现实生活事件造成的创伤进行的防御，而压抑是指对可怕的感受和冲动的防御。戴维斯和弗劳利（Davies & Frawley，1992a）提出，至少发展出了两个自体：（1）正常运转的"日间"自体，仿佛侵犯从没发生过，这个自体保守着家庭的秘密，装作一切都很好；（2）自我与自体发展严重受阻的"夜间"自体，这个自体把创伤性侵犯的真相保存了起来。虐待受害者在心理治疗中的典型表现是：既是成人，又是小孩；一方面能力卓越、做事有条不紊、效率极高，一方面又极度缺乏安全感、生活无法自理、遇事理不清头绪及始终困在时间里。这两个绝望的自体一起来接受治疗，常常还有别的很多相关联的、适应性的分裂——身体与思想、知识与知觉、情感与行为（Braun，1990）。一些自体碎片抓着真相，另一些则努力活下去，"仿佛"一切都还好。自体无法完整整合地存续；而即便存续下去了，发展也被迫放缓，还会受到很多部分的影响，自体的体验就失真地、拉扯地储存在这些部分里。

　　如此分裂的自体无法通过代谢和整合创伤体验去应对创伤。所以创伤性侵犯就在体内一直活着，仿佛始终处在当下。例如，当一位名叫莉莉的来访者看见街上的移动厕所时，厕所的外形诱发了一段解离记忆，她认为自己就在小时候遭受虐待的外屋附近。解离的记忆会一直存在，虽然不能用清晰的语言讲述出来，但却会被冻结起来、分裂成各种各样加密的身体感知、侵入性画面、无意识行为活现、认知失真等，这些都是典型的创伤后应激。

　　一直存在的创伤虽然是碎片化的，却要求它的受害者—幸存者进行三种特定的适应。第一种，它要求受害者始终保持过度警觉的状态（Herman，1992；Horowitz，1986；van der Kolk，1987）。或战或逃的状态，与之始终伴随的生理、情感和认知方面的状况，都令受害者不堪重负，慢慢就会变得容易受惊，极易陷入高度惊恐和受刺激状态，害怕噪声，无法安稳入睡。

　　第二种，适应创伤会让幸存者持续体验到在感受状态中摇摆，会（1）侵入性地——即便是碎片化地——回想起事件真相、创伤以及虐待带来的恐惧；（2）唤起麻木反应，以牺牲感受和意识为代价，把创伤推开。侵入性感受状态通常包括记忆闪回、噩梦连连、频繁出现躯体症状以及可怕又生动的强烈感知（例如，有人在掐我喉咙、在观察我、要扑向我）等，这些虽然不是对事件记忆的清晰回想，但会反复活现创伤事件的方方面面，将碎片化的感受与活现挤进当前的生活和关系之中。创伤虽然从意识的知识层面消失了，却加密存在于感知体验中。于是，一种气味，一天假日，一个季节，一首歌曲，一道视线，对体形、体像或外表的一种感知，还有性，这些都会诱发一段可感知的、依赖于状态且解离的记忆，一阵抽象又吓人的疼痛，或红疹、害怕、惊吓和恐惧症——各种各样的感受状态。

　　例如，一位名叫珍妮特的来访者曾经被继父骚扰、抚弄过，她只要看见摆在落地窗旁的椅子就会很害怕。她继父总是坐在一把那样的椅子上，盯着她来来去去，浑身散发出胁迫的气息。这样的场景会诱发珍妮特本已解离的、无意识的情景依赖性（state-dependent）体验——对她而言，这是视觉诱发的体验。珍妮特用了很多办法来应对这些侵入性的恐惧体验和自责体验，其中一种是把它们转变为失真的体像体验。珍妮特利用文化对待肥胖的恐惧和厌憎，运用了复杂的精神策略，终于把乱伦带来的令人难以接受的现实与由此产生的影响都转变成了对肥胖的恨意，这虽然令她感到苦涩，但至少是她扛得住的，也不觉得陌生的体验。就这样，乱伦变成她腰臀周围的肥肉和她对危险与自我憎恨的泛化感受，并侵入了她的生活中。

　　乱伦受害者会有意识地或无意识地让自己变得麻木，以此逃离恐怖的世界，逃离矛盾、分裂和不可靠的自己，而这样的行为不难理解。让自己变得麻木、让感觉都失声，这样的愿望与上面提到的无意识侵入性体验交替着出现。赫尔曼（Herman，1992）称这个现象为"囚犯屈服后的麻木反应"。她为了躲避侵入性体验，就从生活中撤离、进入了疏离状态。到最后，她会觉得自己似乎真的不存在了，一切都不是真实的。这样的人格解体和现实感丧失之后，她会出现失忆，会忘却时间。例如，也许她清楚地记得发生过什么，但会用恍惚出神、服药、进食、自残和酗酒等解离适应手段来钝化自己的情感。也许她只剩下残缺不全、支离破碎的记忆，也许她什么都不记得了。克里斯蒂娜是一名患有贪食症的来访者，她用食物来抹去与性虐待相关联的强烈感受，经常会大吃特吃，以此让感知都麻木，这样就能忘却整个暴食的过程和引发暴食的性创伤。

　　不容忽视的是，这种解离的防御（包括侵入性的和让人麻木的）姿态是通过自体诱发的恍惚来完成的（Bliss，1986；Spiegel，1990）。对创伤性事件的常见适应方式就是陷入恍惚状态——类似于夜间被驶近的汽车头灯致盲的动物。在这种严重的恍惚状态中，受到创伤的个体的注意力也一样变僵了。例如，这个人会把注意力全放在天花板上，与体内的感受解离，向下俯视着遭受强奸的自己，就好像这件事情发生在别人身上一样。出现这种恍惚状态的目的，是为了创造出失忆壁垒和镇痛壁垒。尽管刚开始是适应性的，但如果形成了习惯，这些对所有压力源的反应都会变成病理性的，反而阻碍了对生活的掌控。例如，侵入性综合征中有一些内在或外在的体验会引发情景依赖性的、对早期创伤的侵入性回忆,这又会触发解离的恍惚状态,让受害者觉得自己再次经历了最初的创伤。她在这样的状态下,整个人都会僵住,新的信息使用不了、新的应对机制也发展不出来,她完全无法对当下的情境做出准确的自我保护性回应。

第三种,性虐待受害者的创伤情况会导致她愈发地远离众人,感觉自己无法融入人们似乎拥有的生活。这样的分离和绝望,又会把她早前为了获得亲密关系、自动、自主而争取到的胜利果实全都侵蚀掉。于是,她时常感到绝望,认为自己配不上旁人似乎拥有的生活。她的身体容纳了那么多不可言说的东西,也时常感到愈加沉重、灵肉分离;身体—自体整合性的丧失导致了身体被侵犯、被玷污的体验一直停不下来。就这样,当前的生活体验通过进食障碍、体像失真、肥胖畏惧等方式,又强化了创伤体验。身体—自体本应发展为内化的关怀矩阵中很重要的一个方面,却在这里变成了持续的背叛和虐待的源泉。忘记乱伦、憎恨肥臀,这样的体验一方面是适应性的,另一方面又是病理性的。这种情况下,我们会交替使用"幸存者"和"受害者"这两个名称,以此暗示力量与病原性代价。

受害者在这种种情况下日渐虚弱、心力交瘁,再度受害的可能性也随之变大。她已与世界、与真爱失联,继续承受着双重束缚,一心要找到一段令她遭受攻击和背叛的关系。赫尔曼(Herman, 1992)谈到了囚禁体验,出于自愿的囚禁受害者对加害者恨爱交织,又怕又念。在这样卑微的状态中,令囚禁受害者对未来彻底失去希望的,除了锁链,还有创伤过程中和创伤结束很久以后依然存在的绝望、抑郁和自责情绪。赫达·努斯鲍姆(Hedda Nussbaum)和乔尔·斯坦伯格(Joel Steinberg)的恶性事件就很清晰地证明了这个困境。惨遭长年折磨的赫达与世隔绝、人性尽失、身心破碎,却依然离不开向她施虐的丈夫,甚至连他害死他们的女儿,她也无法阻止。

费尔贝恩(Fairbairn, 1952)在客体关系理论体系中的观点有助于更好地理解这个痛苦的过程,这也符合桑多尔·费伦齐(Sandor Ferenczi, 1992)对儿童虐待的影响的观察结果。费尔贝恩断言,儿童最基本的需求就是一直依附于提供照料的"客体"，当她严重受挫时，就有了一个恼人却又无法逃避的任务。费尔贝恩（1952）的理论认为，无法独立的儿童很难想象照料者不再爱和保护自己。为了处理好这样的双重束缚，儿童内化了外部现实，以便对它进行掌控和转变。而儿童实现这一目的的方法，就是与施虐的照料者的心理表征产生认同。一旦这个客体表征得到了内化，儿童就会把这个内在形象分裂为两个客体（这反映出了早期好坏参半的经历），因为冲突令其难以忍受。两个客体一个完美无瑕，令她心生向往，却难免令她失望；另一个一无是处，对她毫不容情。吸引她的那个内在表征阴阳怪气地向她解释，如果她再乖点儿、再瘦点儿、再壮点儿、不哭不闹、白肤金发、身材娇小，或者如果她跟现在不一样，那么爸爸、妈妈就不会伤害自己的女儿了。儿童与这个令人向往的客体表征建立起内在关系，把一部分自我分离掉，让依附状态能一直维持下去。同样，拒绝性的客体也需要与自我—自体的一部分扯上关系；它认为儿童天性本恶，就该为自己感到羞耻，一次次被虐待也不足为奇。就这样，儿童为了与他人建立关系的绝对需要而发展出了一种"客体表征"关系的内在世界，这构成了她的大部分内在生活体验。这一理论从儿童的视角展现了强迫性重复无法避免，因为内在自我与客体关系确保了儿童看到的生活就跟它原初的面目一样。

只要这些虐待动力在受害者身上存在，就需要治疗。戴维·卡洛夫（David Calof, 1998）生动描述了这些动力，并提出：受虐的儿童内化了"整个家庭"，仿佛在体内复制了一张全家福，形成了她的一部分自我状态和自体状态。于是，内在的受虐儿童不仅是受害者，同时承担了其他家庭角色——施虐者，以及背叛她、不保护她的父母。这些角色一旦进入内在世界，成为内在世界中的一部分，就变成了持续不断的冲突，卡洛夫称之为内在的"三方对话"。家庭成员之间的争吵在这场冲突满满的三方对话中是响亮清晰的，绝不会像在真实生活中那样悄无声息。受害者、加害者和背叛者，三方的内在冲突让幸存者时刻处在难以忍受的紧张状态之中。她无数次想让压力得到释放。那些包括自残或暴食暴吐在内的自体（即口头的、人际的、身体上的）伤

害式的活现，都会让三方对话爆发，以便让内在各部分之间的紧张得到一些
释放（Harkaway，1992）。

这些心灵虐待动力建构了受害者的情感生活，同时是治疗的特色和亮
点。在多重人格和其他解离性障碍研究领域，涌现出越来越多的文献在研究
"创伤性移情"这一概念，而在与性虐待的幸存者一起工作时，这个概念无法
回避（Courtois，1988；Kluft，1992c；Loewenstein，1993）。针对内在客体世
界如何在幸存者内部延续，如何为受害者—幸存者的治疗体验打下深刻烙
印，乔迪·戴维斯和玛丽·盖尔·弗劳利（Jody Davies & Mary Gail Frawley，
1992a，1994）也写过一篇文章，剖析入理。两位作者与加伯德（Gabbard）、申
戈德（Shengold）和格罗斯坦（Grostein）曾展开对话，共同描述了心理治疗中
不可避免的、"令人抓狂的"移情和反移情构造"循环"，证明了虐待拥有强
大的力量，能给受害者的内在情感生活打下烙印。他们都认为，大部分治疗
过程中往复出现的主要移情和反移情范式包含了受害者、加害者、背叛者和
拯救者等角色的活现。治疗师与来访者在多个组合中活现这些角色。这些角
色除了出现在心理治疗关系中，也出现在幸存者自己与进食和与身体之间的
关系之中。例如，"进食者"自体与叱责进食行为或痛斥"肥胖"的自体之间
的冲突，就再造了受害者与加害者或者拯救者与加害者的角色。其实，临床
工作者会发现，她的来访者跟食物之间的关系主要就是一种表达和保持内在
家庭冲突的方式。这种情况下，进食者的体验和痛斥肥胖的人的体验，以及
她们之间的施虐与受虐联结的核心都很重要。

为什么进食问题会跟随性虐待而出现？

现在回头看本章最初的问题：为什么这么多创伤幸存者还要受到进食问
题和体像失真的折磨？

进食问题与体像失真之所以紧随创伤之后出现，原因很多。我们出于概
念划分的目的——虽然有点刻意——把这些原因分为以下三大作用类别：

（1）家庭动力学，随着家庭对食物和身体的感受而传递；（2）内心适应，身体的防御角色和自体解离；（3）消费文化对身体和自体融合的二次伤害。这几类原因提供的工具，可以用于思考进食问题对创伤幸存者具有哪些复杂多样的意义。它们为治疗师提供了不同的假设，帮助她对需要详细问询的领域进行概念化，以及理解症状传递出的信息。它们还为治疗师提供了一种方式，让她帮助来访者谈论和了解自己的沮丧情绪，而不用去追逐症状（即她疯狂想要表达却讲不出口的症状）。这几类原因指出了困难的幻想来源和现实来源，这些来源都是受害者或幸存者需要了解的。

家庭动力学

　　进食问题有可能在性虐待之后出现，因为在具体层面上，大部分施虐的家庭都是混乱的或者处在严格操控之下的，被虐待的受害者接受喂养的体验基本上都很糟糕。大部分施虐家庭里，儿童都遭受了不同形式的忽略，他们缺乏对食物的良好体验，没学会如何正确地喂养自己。之前讲过的来访者莉莉就被父母严重忽略，常常得不到喂养。所以她会给自己和弟弟妹妹做蛋黄酱三明治，以此表达爱和关心，对她而言这不足为怪。

　　很多家庭都用食物来进行奖励、惩罚、管教和控制；但在施虐家庭里，食物常常关联到与创伤性事件本身直接有关的结果上。例如，35 岁左右的莉莉是妓女的女儿，她父亲的家庭属于中西部地区的宗教激进主义教派，她从出生之日起就是这个家庭的耻辱。最初她被母亲抛弃，随后又被父亲虐待，之后再被母亲收留，母亲时常虐待她并利用儿童卖淫来赚钱。她记得自己很小的时候就遭受过群体里的系统性施虐。她好不容易逃离了那些暴力、虐待、嗑药和酗酒的场所，被安置到一个为 13 岁女孩提供寄养的家庭，却又遭到了邪教团体的虐待。莉莉一路遭遇父母、家庭和教会的虐待，整个社会没有一个可以让她安身的角落。到了 18 岁，她步入了一段受虐的婚姻，但这也就不足为奇了。莉莉有许多进食症状和身体症状，最严重的是慢性疼痛。但她来治疗却是因为进食行为和长期的体形状态。一开始，她觉得没必要谈及受过的虐待。她反倒觉得酗酒、暴食和总认为自己胖这些情况有必要接受治疗。每次莉莉被母亲利用和出卖之后，就会被领去吃早餐，还能点煎饼吃。这样，她就能体会到被母亲短暂养育的时刻，她觉得是母亲在表达关爱、遗憾和愧疚。对她来说，煎饼一直代表着母爱尚有希望。

许多来访者还讲过其他例子，被用特定的食物（尤其是冰激凌或点心）引逗，让她们服从于性行为。过去，克里斯蒂娜想要吃到点心只能通过接受性虐待，否则想也别想。她一次性吃下大量点心再催吐出来，就代表着她受到诱惑而接受了性行为但又排斥性行为的混乱情绪。有些时候，女性只会简单地把挨饿或得到喂养跟受到侵犯联系在一起。在这些（和其他类似的）情况下，特定的食物或得不到的食物就在情景依赖性的记忆过程中，从情感和认知两方面，与家庭的关爱记忆或背叛记忆直接联系起来了。

施虐家庭的动力学与体像之间的关系，其最明显的特点就是，羞耻、恶劣感和内疚等被否认的家庭情感全都被投射到了受害者的身体和性欲上。例如，来访者一再向我们提起，施虐的父亲或继父会羞辱女孩成长中的身体。在这种情况下，父亲、母亲和兄弟姐妹都在无意识间对她日渐发育成熟的身体痴迷无比、难以自持，又都把他们自己对受害者的渴望和被她的身体诱惑的感觉投射到了她的身上。许多受到创伤的来访者也总是听到他们说："这是你自找的。"从本质上来看，整个过程就是一种投射性认同的形式，加害者不承认自己的"恶劣"或渴望，对此予以否定，再把它无意识地投射给了受害者。而受害者一心想要保持与加害者之间的重要关系，还时常与他或她产生认同，在投射面前就毫无抵抗力了（Davies & Frawley, 1992c）。她相信，自己就是很"恶劣"，于是就自甘堕落了。这一过程带来的恶果，就是女性对自己的身体—自体一味地进行侵犯性的、敌对性的贬低，并使这个过程得以活现。幸存者背负着这层投射，她的体像就无法也不会好好发展。整个家庭存放在她体内的恶劣，是她每分每秒都必须面对的。克里斯蒂娜和珍妮特的家人都把他们对于施虐的内疚和羞耻投射到了她们的身体上，而她们把这些感受内摄了。她俩其实都很瘦，但都觉得自己很胖。克里斯蒂娜的投射性认同尤其强烈，已经出现了躯体化，例如，当她满脑子都是这些不良感受的时候，她的身体就真的会变大。有些时候，在治疗会谈开始前，她的裤子都扣不上，可会谈结束后，同一条裤子就会变得合身。

内心的适应

进食问题常与遭受性虐待的经历交汇的第二个原因，与本书一直在讨论的内容相符：所有女性都被她们的身体定义，她们的身体—自体整合十分脆弱，所以会用进食和体像作隐喻，也用它们来当竞技场，在这里既表达也逃离自己的痛苦。身体、食物和自体等全都可以在女性的无意识体验中轻而易举地相互转换。这些互换会对身体—自体整合或身体—自体解离、情感健康、防御性适应和病理性适应都产生影响，而在遭受性虐待的女性身上就明显表现出来了。

温尼科特（1989）曾提出的"安住（indwelling）"一词（见第三章），是指在"足够好的"想象自体和身体—自体之间达成一致和整合的感觉。其他研究者在研究这个关键的人类发展成就或失败时，会用"身体—自体整合"或"统一"这样的表达来称呼"安住"。我们认为，婴儿初次体验到身体—自体，是来自母亲、父亲和家人的搂抱、触摸、喂养、镜映和对它的识别。所以，初生的婴儿对自己的看法就源自她收到、看到、听到和感受到的一切，以及她情感联结的方式。视觉、听觉、触觉、嗅觉、动觉、图像和情感的各种体验，全都促进了自体感的发展，以及与世界和他人相关的自体的发展。长大成人后，人们利用象征形成的过程，再在整体文化中以相似的方式映射出来。

这些概念都在提醒我们，肉体与情感的关联终将合并，正如现实中的身体与自体本质上也是统一的。不过，人类的象征能力不断发展，会越来越多地用到图像自体和符号自体，身体—我，感受—我，甚至是认知的、理智的、思考的思想—我，这些感受都独立发展起来了。在想象中解离自体的一些方面，这种能力是自相矛盾的，因为（准确地说）这些部分在本质上都存在交互性，从很多方面来看都是难以区分的。将身体—自体与心理自体分离的想象能力，就是对创伤的解离性适应的根本。

人类的象征能力和解离能力的一种应用方式，就是女性将自体、身体和需求转化为对食物、进食或体像的特定体验的能力。女性要想在这世上为自己争取到地位，要想获得并拥有自己的渴望与主体性，要想在女性的身体里好好生活，实属不易，她们会遭遇饱含文化意味的重重困难，她们只能用自我喂养与看待自己的身体的方式来进行表达。为社会所不容的自体无法自行分解或自行驱散，只能把渴望和恐惧从不被认可的情感领域转换到另一个能与文化产生共振的领域中：食物和身体的女性地带。可以这样理解：女性首先将自己与不被社会接受的需求和感受解离，然后用身体和食物的失真的、秘密的、无意识的语言将它们重新联结在一起。

然而，如果这样的转换一而再、再而三地完成，它就会离开隐喻领域，成为女性在现实世界中与自己的身体—自体、与自己的身体边界、与自己的体像之间重复而真实的体验，并一再重复。这些身体、食物和自体等的转换，成为保证身体—自体失真与适应能够得到持续增强的体验。于是，女性在这些构架出的体验中定义自己、了解自己，就跟她们最初与早年的照料者在一起的生活体验一样。或者说，这些解离与重新联结，这些转换，都成了女性从根本上创造自己的生活的构架。女性主义哲学家苏珊·博尔多就会说：她怎么"打造"自己的身体，就会变成什么样子；她在时空里使用这具身体，也就变成了这段经历的产物（Bartky，1990；Bordo，1993）。

性虐待的女性受害者几乎都会用社会给予她的方式——与进食和身体相关联的冲突——去表达难以承受的痛楚、仇恨、恐惧、暴怒和绝望。性虐待给幸存者的生活造成了根本性的改变，这段经历她既不能讲述，也无法忘记，所以她用身体体验、体像和进食来隐藏或诉说发生在她身上的隐秘，以及这段隐秘对她的身心、认知产生的巨大影响，而这样的行为都不足为奇。食物、身体和自体的转换，充分讲述了发生在受虐女性身上的虐待行为以及它带来的无穷后患，也讲述了真实事件与幻想客体之间的关系。

例如，幸存者会用让受虐过的身体挨饿的方式，尝试让虐待行为消失。

暴吐和严苛的节食行为仿佛可以将羞耻的体验排出身体，最终让痛苦的受害者得到净化。变胖和变瘦都是受害者常用的办法，在想象中掌控已遭侵害的身体边界。改变体形就是在打造安全的边界，让身体免受攻击，让意识免遭情景依赖性的记忆的入侵。但换个角度看，大体形可能代表了安全的对立面；这样的体形可能是施虐的重现，是幸存者在延续他人加诸她的仇恨，让内化的自体憎恨者保持活力。

因为情感原因，不考虑生理的饥饱而持续进食，也是对创伤及其后果中重要方面的表达。进食能起到舒缓的作用；可以真正改变心身失调状态，从而调节强烈的焦虑；可以创造出情景依赖性的记忆，其中包含的关爱就像煎饼之于莉莉，它一度存在过，却早已遭到背叛。进食就用这种种方式促进了对需求、恐惧、冲突和焦虑等"难以忍受"的感受的涵容。但进食也是一种创伤重现的形式，就像一位来访者拼命把干硬的饼干塞进喉咙里，直到把自己刮伤。这样粗暴的进食方式既是想要把自己受不了的感受塞下去，也是为了重现早年施虐的喂养、关系体验和内在幻想生活。*

以上提到的全部意义（甚至更多意义）都可能存在于同一个人身上，莉莉的案例就是这样。她的肥胖情况很复杂。她用肥胖来反抗对她的要求：高收入的妓女需要有完美的体形。她的肥胖也代表了一个安全区，这样她就可以保护自己千疮百孔的身体。她在比较瘦的时候就会陷入解离状态中，常常不明所以就跟人发生了性关系。但另一方面，她的肥胖又代表着她无时无刻

---

* 读者会发现，这些利用食物的迥异目的——为了舒缓情绪或为了施虐重现——与当下对创伤后应激障碍及多重人格障碍中常见的自残或其他自伤行为的看法存在相似之处。针对自伤行为有很多不同的看法。约翰·布瑞尔（John Briere，1992，1993）认为它主要是一种释放紧张情绪的行为。理查德·克鲁福特（Richard Kluft，1992a；Kluft & Fine，1993）觉得这种行为害人不浅、难以接受。弗兰克·帕特南（Frank Putnam，1989）提出通过签订合同来减少这一行为的出现，并用没有危险的象征性行为来取代它。戴维·卡洛夫（David Calof，1992）强调，选择干预行动之前一定要对功能进行评估。我们认为这些看法都很重要，但更认同卡洛夫的意见。对于自伤性的进食行为、暴吐、滥用泻药和对体像进行象征性攻击等，我们一定要在来访者有能力主动结束这些症状之前，花一段时间对它们进行观察和抵抗。

都在感受的羞耻和烂到骨子里的坏。她认定自己的肥胖在向全世界尖叫：她一无是处，她活该这副烂样子。肥胖唱出的歌谣各不相同、相互抵触。莉莉本人，以及她的体重和体重的全部象征都必须得到治疗，这样才能让她讲出它们的意义。

她的进食跟她的肥胖一样，以五花八门的形式在她的无意识里工作。进食可以帮她舒缓情绪。她性格中属于儿童的那一部分把能吃上巧克力和冰激凌跟关爱和生活联系在一起。而在其他时候，她的暴食和暴力催吐就是实实在在地重现了被强灌有毒物质导致生病的过去，有时候她还会接着打自己。她的厌食则是对填不饱肚皮的过去的记忆和防御。

这个案例很好地说明了，性虐待幸存者会无意识地赋予食物和自己的身体各种意义。食物和身体的确是文化创造的容器，可以涵容充满恨意的、危险的想法和感受的投射。女性在这个社会中从心理角度利用自己的身体，去表达与涵容创伤给她们带来的难以消化的体验。

消费文化与象征性二次伤害

进食问题与体像失真的汇合，还可以从第三个不同的角度来理解，这是本领域尚待探究的一个视角。这一观点认为进食问题的本质是社会构架对创伤的延续。当遭受创伤的女性走出受虐体验或施虐家庭而进入外面的世界时，迎接她的社会这面镜子确认并强化了她早已成型的对坏的感知。文化环境非但没有为她提供一套全新的、可能存在的客体关系，帮助她治愈和抵抗家里的客体关系，反倒重演了原生的虐待。

受虐的女性在面对"文化屏障"（Gilligan & Brown, 1992）的时候，会发现对女性身体的普遍物化和商品化最让人感到刺痛。她早已明白，她的价值要由身体来界定。她的身体承受的既有欲望，也有诋毁；既是高涨激情的理想代表，也是最卑微、最屈辱的人类境况。她的身体早已被迫与自体分离。她进入文化的发源地，听到这些信息在高声回响。她环顾四周，所见所闻全都在告诉她，要怎么使用身体，要如何呈现身体；环境强行向她确认，她的身体是可以雕琢的物品，是可以调节使用至最大里程的机器。她早已被迫与身体解离，也学会了多多少少服从于各种惩罚性规范。举个例子，克里斯蒂娜是一名高收入的广告业高管，在她身处的环境里，身材型号大于8码就是耻辱了。大文化背景和亚文化环境造成了她的二次创伤。这个环境为进一步虐待的发展提供了肥沃的土壤，让她忍不住每天疯狂锻炼4小时，常常练得满身都是伤。

珍妮特既不在时尚圈，也不在广告界，还是收到了类似的信息。任何体重增加都会证明，她就像自己所感觉到的那样可耻。她对大文化的理解非常精确。她的身体可以轻易为她带来二次伤害。

创伤借助心理过程带来的信息，又通过生活在整体消费文化的社会过程中一再重复。文化本身让解离变得更彻底；它在叙事中提出：身体是离散的，是与自体分离的，永远可以更趋完美，永远可以证明自我价值。解离既是心理策略，也是文化要求。心理体验与社会体验都在鼓励对身体的妄想性移情（delusional transference）（Little，1957，1986）。

回顾一下，从前文讨论过的内心的适应角度来看，女性会在心理上利用身体去处理、隐藏和表达创伤性压力。也就是说，存在进食问题的来访者在进食和体像中无意识地重现或表达了性虐待的后遗症。重点在于幸存者的无意识，她之所以要重复创伤性攻击，原因可能是她深陷其中难以自拔，可能是她努力想要获得掌控，也可能二者皆是。文化透镜给了我们另一种方法去设想进食问题与性虐待的汇合。从这个角度看，遭受过性虐待的女性正在文化的象征领域里承受着新的但又相关的侵犯，这样的侵犯本身就是对早年创伤的重现。这个社会视角研究的是节食强迫、肥胖恐惧的文化在二次创伤中的作用。这里的重点是文化符号和文化体制对女性实施积极的侵犯，最终导致女性的长期（虽然已经是司空见惯的）节食行为、对食物的恐惧情感和对自己身体的厌憎情绪。

由此可知，进食问题与性虐待汇合的第三个原因与创伤形式有关系，它由整体文化造成，且受消费文化的象征性场景所驱动。这种全球性的虐待体验瞄准的是女性的身体。这种虐待体验及其与性创伤之间的关系尚未得到精神分析领域的深入探究，有待进一步发展。

象征性场景的侵犯方式

女性在象征性场景中体验到的侵犯与性虐待造成的创伤既相关联又并行，最终使其得到延伸。象征性侵犯的五个方面共同证明了它与性侵犯的同源性。

本书第一章已经讨论过，费尔贝恩（Fairbairn, 1952）曾推断所有人都在寻觅客体，这个事实就是象征性侵犯的开端。不过，人们在后现代大众社会中寻觅的客体包括了象征性过渡区域里的客体。女性在大众消费文化中利用自己的象征化能力，不懈地寻找镜映客体和过渡性客体，以此为自己争取自体意识、内在幻想生活及与他人的关系。（见第一章。）此外，虽然个体都在寻觅客体（即便在他们的象征性环境中同样如此），但是消费文化的符号却在寻觅主体。所以，要理解象征性场景如何实施侵犯，第一个要素就是留意女性自己打造的她们与文化符号和过渡区域之间的密切幻想关系。

第二个要素是女性与她们的身体和胃口的符号之间的关系的特定属性。这个关系很大程度上取决于这些广告中的符号，它们呈现女性的身体和胃口，目的就是要俘获和操纵个人的不安感，以此实现更多的销售以及把控社会现状。这些符号和图像的呈现虽然以操控为目的，但它们却伪装成权威和对人很有利的样子，仿佛它们深谙主体的心思，一心只想助她得偿所愿。女性会把在力比多客体关系与反力比多客体关系中受到的伤害内化，就像跟让人产生挫败感的家长在一起时一样。

看看乔迪的案例。她惨遭亲生父亲的乱伦奸污，又被母亲鄙薄责怪，于是对自己苗条的身体心怀怨恨。她的腿一点也不粗，胸一点也不大，这些都成了她失真的自体形象存在的焦点和被社会扭曲的焦点。乔迪虽然手头并不宽裕，也害怕更多的身体伤害，但她还是觉得必须给胸部和匀称的腿部做整形手术。她的胸部填充手术和（她自认为的）腿部赘肉的抽脂手术获得了大众和医学的广泛认可。乔迪对整容手术充满信任，将自己的内在客体关系暴露给了手术符号以及理想化的女性大腿和胸部图像。在它们之间的关系中，乔迪的身体被判定为不够理想、尚待改善，通过择期手术就能加以提升。乔迪的内在自体憎恨者、反力比多自我和反力比多客体早已断言：乔迪受到虐待是她自找的，而整形手术不仅与它们产生了共鸣，还加入其中。消费文化对乔迪的压榨与它对大部分女性的压榨并无不同，它令内在的分裂性客体关系得到了增强。

乔迪希望能够通过与整形手术以及与手术传递出的信息的关系，让自我感觉变好一点，可惜事与愿违：手术刀出于"为她好"而侵入了她的身体，于是她又进入了受虐关系中。乔迪真正地再次成为受害者。凯茜·戴维斯（Cathy Davis，1991）曾提到，一部分案例中的特定外科手术确实对女性的自尊有所裨益。不过，对大多数女性而言，外科手术并不会带来明显变化。不仅如此，整形手术的崛起作为一种文化现象，是在向广大女性暗示：她们需要变得更好，她们可以用侵犯自己身体的方式获得帮助。

整形手术的象征性沟通话术是这样的："要想被接受，就得先接受我。"外科手术在心理领域中靠着拒绝（"你还差得远"）或诱惑（"让我给你割两刀，立马就见效"）来嘲讽。嘲讽的目的是为了售卖产品，又与早已存在的"深层心理结构"（Ogden，1990）产生了共鸣。这一心理结构的出现通常是为了在受到挫折后进行适应，而对乔迪而言，是因为她跟她父亲之间的施受虐关系。

消费文化就这样推动着自我大范围地投入内在的、令人欲罢不能的客体关系所在的孤立世界中，远离了人际关系的潜在治愈效果。所以，如果一个纤瘦的女性乱伦幸存者的失真体像是"肥胖的"，那么无论她的朋友、家人和爱人怎么跟她讲，她"看上去完全没问题"，她的体像都已经由客体关系决定并受到文化的强化，始终无法令她释怀。她的内部客体中的自我投入远比人际关系强大，这份内在客体关系一方面来自早年经历和它们的幻想延伸，另一方面又在成年生活中由压榨的文化维持了下来。

　　这个攻击每天都在象征性场景中重新激活，阻碍着心理旧伤的愈合，就像身体会因为重复受伤而无法痊愈一样。消费文化怂恿受害者用象征性手段去戳探旧伤口，借助奚落她肥胖、贪婪和丑陋，让她再次成为受害者。

　　象征性侵犯与性创伤类似的第三个要素，是它的秘密属性。大部分人都不知道自己与消费文化的符号之间有着真实的关系，也找不到一个互助小组可以解决与广告中的女性形象之间混乱、强迫的关系。在下意识中，消费文化的意识形态坚称：产品都是消费者所需所想的，广告传递出的信息只有教育作用，是对消费者的兴趣点做出的精确而关切的回应。没有哪款产品会宣扬自己只要卖出就能让"露华浓"公司获利，它们也不宣传到底有没有内在的消费者需求。广告信息绝对不会公开承认自己在摆弄人心。于是，它们发出的攻击构成了一份未被承认的虐待关系，神不知鬼不觉地加重了原生的侵犯。虽然很多消费者都知道消费文化在摧残女性，但大部分精神分析学派并没有系统化地研究消费文化的潜入方式及其破坏的对象和方式。而这一点没有得到理解，文化侵犯就始终得不到正视。只要"毒文化"的影响得不到客体关系理论的承认，一直处于无意识状态中，文化造成的伤口和虐待就一直保持着隐秘性。

　　客体关系导向的精神分析过度重视早期幻想和家庭的体验与发展，始终未能开发出一套探究文化环境的运作与影响的话语体系。"母亲"和"父亲"这两个精神分析术语只是指真实的父母，并没用作隐喻来指代整个生命周期中必需的环境供给。

　　当代西方文化中的精神分析讲的是普通大众对自己、对生活、对感受和对环境的看法。从未踏入心理治疗室的人现在也会买一些自助的书来读，会参加一些会议和对话，透过大众化的客体关系理论去了解自己的状况。"有毒的父母"和"受伤的孩子"是最常用来将个人伤痛加以概念化的两大解释性概念。客体关系理论特别看重母亲呵护的质量和养育的环境，这一点已经激发了大众的想象力。例如，魅力型导师约翰·布拉德肖（John Bradshaw），他的号召力大得令人咋舌。他命令所有人都去治愈自己的内在小孩——那个因父母照顾不当而受伤的孩子。尽管布拉德肖（1988a，1988b）及跟他相似的大众心理学家会在口头上抚慰到消费文化带来的伤痛，但这些都流于表面。口头安慰无法用深刻的理论去分析这种文化给人们带来的影响以及它的价值和符号，所谓的分析也就止步于此了。

西方世界的人通常用精神分析来讲述情感生活故事，而没办法对自己讲出完整的故事。因此，人们与这种文化的符号和人工制品之间的关系给他们打上了深深的印记，他们也缺乏有效的叙事来帮助他们理解和尊重由此带来的伤痛。当一名女性站在镜子前面大喊"我好胖啊，我好丑啊"，她其实已经退回到了婴儿时期的场景中：她的需求没被标记、没被象征、没被理解。她并没有真正搞懂正在发生的事情。

珍妮特发现每当感恩节将至的时候，她就会觉得自己的腿臀变胖了。珍妮特在分析"感觉自己变胖"所包含的第一层秘密的时候发现，她害怕在家庭节日聚会时面对自己的弟弟。父亲在她弟弟小时候对他打骂，令他深受创伤，总是安静地坐在一处，纹丝不动，而这个父亲就是对她乱伦的继父。她也害怕体验到自己对母亲的矛盾感受，因为母亲没有阻止继父对她的虐待。分析到第二层秘密的时候，珍妮特发现，自己拥有一个由媒体提供的内在形象，那是一副好女人应该有的模样。珍妮特（一直都这样）认为，如果她"优秀一点"，如果她乖，如果她达到了这个内化形象的要求，就能够阻止弟弟挨打，让自己不再遭受性侵害，她也不会是那个遭到背弃的小女孩了。这些对个人和社会来说都是无意识的，所以对她和其他很多人而言都是个秘密。

这个文化秘密对分析经历、临床时刻有着直接的影响。因为心理治疗这个职业很难有意识地讲出社会造成的创伤，所以治疗师基本上不知道该怎么问来访者：她们对自己胖、瘦的符号有什么感觉，她们对周围图片里展示的肋骨、腰、唇、臂和臀又有什么感觉。临床背景下，与文化符号之间的关系很少得到探究。临床工作者也许会问起早年的直觉、幻想和体验等引发的情绪，但对于女性身体的这些文化形象所唤起的恐惧、嫉妒和恨意却鲜少问及。她们也不会问乱伦与文化侵犯之间的关系。可惜的是，如果来访者谈到她们需要挨饿、害怕食物、憎恨自己的身体，心理健康执业者常常会把这些症状理解为母爱（有时候是父爱）剥夺或挫折的结果，或者是性虐待的结果。

这样的解释不像还原论那般错得那么离谱。个体与文化家园之间的客体关系缺乏完善的话语体系，治疗师和来访者无疑只能透过实际的原生家庭和家庭实施的侵犯来看待发生的一切。虽然女性主义者展现了文化对早期家庭关系产生影响的多种重要方式，但人们与成人文化的符号之间依然持续存在着深刻且时常是原初的客体关系。没有个人的或专业的话语，社会带来的攻击就始终属于秘密攻击，而秘密属性正是虐待关系的本质特征。

象征性场景也会导致对身体的退行性使用和身体—自体整合性的退行并以此来实施侵犯。第一章已讨论过，消费文化中的女性形象在过渡区域的"潜在可能"中"坍塌"了（Ogden，1990）。女性在这个过渡区域的关键元素中，遭到侵入性文化符号、过往经历以及这些符号制定的模式化互动的攻击。这一坍塌导致很多女性出现真实的发展退行和自我瓦解，她们纷纷将身体作为表达心理痛楚的方式。例如，一名年轻女性开始拼命节食，进而出现厌食症，这样的情况下，她可能就不知道也不记得要如何去喂养自己了。

前面讲过克里斯蒂娜的体形变化，这又是一个对身体的退行性使用的案例。珍妮特的案例同样如此，她的退行导致她无法在感恩节晚餐的时候直接表达对家人的愤怒和恐惧，只能对自己发起体像攻击。在这些案例中，她们没办法用言语表述自己身上发生的事情，于是她们的身体就说话了。

美丽神话的特定符号得到了内化，这些符号暗示着各种内心的、人际的要求，这些都会导致成年女性（精神分析认为的）象征化能力的退行。因为自体与象征之间的关系具有攻击性，也因为对这种攻击性的沉默、最小化和彻底的意识形态压制，所以伤痛从未得到充分的理解、象征、表达和倾听，即便在分析场景中也是如此。女性既然无法充分将伤痛象征化，就必须用身体这个非象征的、具体的领域来表达未心智化的伤痛。符号的社会学运用会导致象征形成的心理能力产生退行，这一点很有讽刺意味。也就是说，不仅是未心智化的、前俄狄浦斯的伤痛在通过躯体表达来进行表述（Dimen & Harris，

1992)，文化领域里的成人经历也会实实在在地消除或破坏象征形成的能力，幼化女性，让她们用退行的方式使用自己的身体。这个观点不同于奥格登（Ogden，1990），斯托罗楼和阿特伍德（Stolorow & Atwood，1991），以及克鲁格（Krueger，1989）等人的看法，他们都把重点放在心身病理的前俄狄浦斯源头上，却没有详细阐释成人生活为这样的综合征所做的贡献。

　　更具讽刺性的是，这样使用身体必然会导致退行，却通常是以象征着社会成熟的方式完成的。例如：针对文化攻击以及个人往事对精神的扰乱作用，女性普遍会努力用文化赋予的想法加以涵容，包括："你不够好、不够瘦、不够匀称、不够年轻、不够紧实、不够自律——那就节食吧。"只要开始节食，否定自己内在的饥饱信号，发展出自我厌憎且吹毛求疵的体像，就做到了社会许可且推崇的事情。

　　象征性场景里的侵犯与性暴力也有相似之处：受害者的伤痛是她被责怪的原因。责怪性创伤的受害者就是在象征领域里对受害者的加害。女性时刻都在分享自己对进食、体形和外形的担忧，一般都不否认对自己的身体的厌憎，迫切需要节食，不敢靠近食物，嫉妒状态比自己好的女性，等等。恨自己的身体、害怕食物、安排周密的自律计划，这些都是常规操作。甚至，这些准则带来的羞耻感，都会因为女性在遵守它们时的团结一致而降低。不过这种团结只是假象，因为虽然女性在一定程度上会相互同情，这些规则也纵容了她们相互抱怨自己的"失败"，但与食物或身体相关的最深层、最复杂的痛苦和羞耻，却没有得到这些规则的证实。例如，大体形女性的治疗团体很容易围绕成功或未能成功实现以下任务而团结起来，这些任务包括：把自己打造成"更好的女性"，以及成为更瘦、更自律、更健康的女性。但团体成员很难向自己和其他成员承认，极端肥胖如何为自己的生活带来了创伤性影响；也几乎不可能谈及内心的痛楚，一直觉得自己是个怪胎，为世人所不容，是个藏不住的丑八怪。这些痛苦的问题也许会被隐约触及、巧妙回避，彼此之间点点头就能传递同情、团结和认同。但女性基本上不会分享、承认和细说她们全部的痛苦。围绕让身体更趋完美而达成的团结一致，不同于意识提升团体或幸存者治疗团体的团结，因为在后两种团体中，个人的伤痛与社会设定是相关的。女性通常会藏起自己的伤痛和社会设定，既不承认，也不谈及，只是相互指责、自怨自艾，慢慢接受调节，掌握做好女人的艺术。

第 十 一 章

进食问题与性虐待：治疗思考

苏珊·古特威尔和安德烈娅·吉特

诊断与识别

治疗性虐待幸存者的首要步骤，是建立治疗同盟及进行评估。性虐待案例中的虐待包含了严重的警告——绝对不能说出去，所以找出问题的过程非常复杂。临床工作者一定要读懂在保守秘密的同时又暴露了秘密的语言。性虐待的创伤也受到了保密性的告诫，它无法整合，所以是全部自体组织的核心。它同时存在于侵入性构造和麻木性构造中，所以创伤的表达形式通常有这样一些症状：秘密的（且常为躯体的）隐喻；怪诞的梦境；深度的焦虑与抑郁；重度的低自尊；大量看似无关的内心煎熬和人际交往痛苦；一些自毁行为。因此，所有乱伦和性虐待的治疗指南都会为临床工作者列出大量可能出现 的 症 状（Bass & Davis，1988；Courtois，1988；Dinsmore，1991；Herman，1992；Putnam，1992a；Ross，1989；van der Kolk，1987；Weisberg & Herzog，1992；Zehner，1992a）。这些清单很有用，因为这么多年来，当来访者（尤其是女性）呈现出很多上述症状的时候，他们都只是被当作有癔症，而他们与创伤之间的联系都被忽视了。从另一个角度来看，如果假设，只要来访者出现部分上述症状，就表示他们受过虐待但仍不自知，那么就完全站到了对立面，也是不对的。只要来访者出现了严重的进食障碍就假设其曾有早年乱伦经历，是错误的。这就跟"深度焦虑或抑郁只会出现在遭受过性虐待的人身上"这样的想法一样，是完全错误的。

受害者可能出现的各种症状都非常重要，因为大多数时候，受害者已经不太记得清虐待的具体细节，与它解离了。但临床工作者应该问清楚，是否存在有意识的虐待过往：患者记不记得童年时期曾与任何成年人发生过性接触。事实证明，患者如果被问起，很可能会透露自己的创伤。而且临床工作者就此发问，就表示她愿意倾听来访者曾经被警告说"讲出来也没人会信"的秘密。就像面对进食行为的案例一样，临床工作者要对可能出现的情况持开放心态，但一定不能诱导来访者。很多患者都已经不记得或害怕承认自己的记忆，所以临床工作者可以想想别的表达信号。一些生理、行为、认知和关系（即内心的和人际交往的）功能方面的缺陷都可能是未曾代谢的创伤，仍然在体内发挥作用。

身体上可能出现各种各样的躯体不适，包括失眠，全身痛（尤其是生殖器、肛门、泌尿器官等处），身体各处不明原因地长期出问题等。在行为上，受害者常会提到既有高度警觉、过度谨慎的感觉，又有反恐惧症和寻求刺激的想法。来访者经常提到自己滥用食物、药品及酒精，似乎是为了自我治疗，或者是在对受虐进行有组织的内在重现。由于种种原因，自伤行为（例如，自残）通常是早年虐待，甚至可能是多重受虐的重要信号。严重的容易促发事故行为尤其值得注意，包括难以坐定、来回踱步、摆出胎儿造型、扯头发、不自然地坐着一动不动、无法与人对视、极度性欲化的行为，等等。认知功能也会多方面受损，其中最严重的一种是记忆力减退，记不住时间，颠倒事情发生的时间和顺序。一种典型的创伤导致的认知失真就是混淆过去与现在。这种情况也叫"闪回"，当下某件事中的点滴信息唤醒了昔日的创伤记忆，从而触发过去创伤的完整体验。这时，未经代谢的创伤在当下再次显现，让受害者感到恐惧、出现惊吓反应、产生幻觉、对治疗师产生妄想性移情（即创伤性移情）反应（Courtois，1988；Herman，1992；Kluft，1992c；Loewenstein，

1993）。很明显，这种认知损伤同情感障碍与关系障碍密切相关、无法割离。

对于深刻持久的自尊、自恨和羞耻问题，受害者—幸存者都深有体会。同样，她们也都体验着深刻的焦虑以及无法调节情绪和自我安抚。不过，这是所有幸存者都面临的严重问题。她们经常报告说自己一再受到伤害，相信那些对他们造成伤害的人，没有边界感，也不懂得保护自己。自尊的缺乏让受害者轻易就成了那些时常把爱挂在嘴边做诱饵的人眼中的猎物。有些时候，幸存者对自己极度不信任，对自己的过往极度恐惧，于是让自己跟旁人断掉联系，在渴望联系却又受到强烈的不信任和恐惧感限制的折磨中苦苦挣扎。第十章提到日间自体尚能把控生活，但那个夜间自体捧着如此多的未整合真相，根本得不到休息，只觉得自己的能力和取得的成就眨眼就会消失，全都是骗人的。这些内心的煎熬和人际关系的困难并不是幸存者独有的，在几乎所有遭受过虐待的人身上都能看得到它们毒性的存在。

治疗乱伦幸存者的基本原则

虽然评估一直不能停且一直在发生变化，临床工作者也在不断地领会、再领会症状学，但还是可以逐步确信一名来访者遭受了性创伤。临床工作者都认可了"治愈乱伦伤害"（Courtois，1988）的一些重大核心治疗原则。

首要原则是帮助来访者恢复记忆。不要忘了，长期以来创伤理论的重点都放在来访者是否能说出发生在自己身上的大概情况这一点上，这种传统治疗方式将创伤的真正意义极度弱化，只强调了幻想层面上的问题，直到近期才得到修正。当然这个原则不是要求来访者必须想起所有细节，发泄并感受所有情绪，而是要在总体画面中补充一些细节，同时对这个画面产生的影响进行哀悼。在修正传统治疗方式的同时，一些临床工作者也提到，要警惕这种新的倾向——当下对回忆的过度重视［Comstock，1992；与卡伦·霍彭瓦瑟（Karen Hoppenwasser）博士的私下交流，1993］——这种情况有可能给幸存者带来不必要的二次创伤。治疗师可以好好想象，每一名来访者愿意和需要想起来多少往事，没必要太死板或对回忆的重要性过度推崇。需要多少回忆才有助于治愈，不同的来访者情况各不相同。不过，大多数沿袭桑多尔·费伦齐（Sandor Ferenczi）及其现代追随者思想（例如，Davies & Frawley，1992a，1994）的精神分析思想家，以及创伤理论领域的工作者（例如，Courtois，1988；Herman，1992），他们都认为至少应该将回忆从解离的症状状态转变为对真正发生过的故事的叙事（Bass & Davis，1988）。故事在慢慢浮现的过程中与已经解离的感受、行为、感知、想法重新建立起联结。发生过的事件及其骇人的后果必须得到见证和哀悼，这样它们才会以有意识记忆的状态得到整合，从此不再是一堆侵入性的或麻木的症状。

治疗师可以提问的内容包括：发生了什么，跟谁在一起，什么时候发生的，虐待是怎么开始和结束的，虐待开始的时候来访者在哪个成长阶段。治疗师在尊重情感节奏的重要性的前提下，细心地帮助来访者理解自己一路走来、逐渐适应创伤的感受、想法、生理感知、行为和关系习惯等。芮妮·弗雷德里克森（Renée Frederickson，1990）称这个过程为"心理疏泄"。

对于严重创伤，治疗师一定要站牢信任的立场，不必相信每个细节，毕竟创伤造成的记忆屏蔽和幻想出的添油加醋始终存在，但要相信创伤的总体事实。只要保持这个信念，治疗师就是站在虐待者对面的见证人，她目睹施虐者不许受害者相信她们自己的亲身经历，因为施虐者惯用的说辞就是："谁都不准说，说出去半个字我就杀死你——这都是你自找的。你明明喜欢这样子。你还很享受嘛。""就算你说出去，也没人会信；可你要是说出去了，我就把你的舌头割下来。"治疗师代表的信念是：了解真相需要勇气，也是保证安全的真正方法。治疗师的任务不是把来访者对于是否相信的冲突当成自己的冲突，而是把来访者在信与不信之间的挣扎都表达出来，并且抱持冲突中的来访者。来访者无法相信的东西，治疗师也没责任去相信，虽然她常常会选择相信。修正和调整的问题又来了。在弗洛伊德放弃了性诱惑理论，更倾向于对婴儿性幻想的过高估计之后，近些年的临床工作者就有了修正的任务，因为临床工作者的不信任通常会对来访者造成二次伤害。爱丽丝·米勒（Alice Miller）的作品《你不应知晓》（*Thou Shalt Not Be Aware*，1986）极富感染力，讲述了治疗师非但不相信来访者诉说的受虐经历，反而责备她们有性幻想，给她们造成了二次创伤（详见，Courtois，1998；Hainer，1993；Herman，1981；Wooley，1994）。涉及有组织的群体施虐的情况尤其棘手，读者可以阅读萨克海姆和迪瓦恩（Sakheim & Devine，1992a）的作品，了解深入讨论的内容与参考资料。

　　要实现治疗安全的原则，必须尊重来访者；遵守治疗场景的边界；保证来访者与治疗师的人身安全；不让回忆给来访者带来过重的情感负荷（Fine，1991）；重新连接行为、情感、感知和知识四要素（Braun，1992）。这一点将在第十二章详细讨论，必须引起足够的重视。创伤幸存者的生理边界与情感边界都遭受了残忍的攻击，所以受害者—幸存者通常需要帮助才能学会不让回忆将自己淹没。如果是严重的虐待案例，通常会通过自发的情绪发泄来重现创伤（Fine，1991；Kluft，1991b）。特别是在关于多重人格障碍的文献中，临床工作者越来越重视对回忆工作的情感逐量分析、稀释、疏远和计划方式。运用这些技巧，让回忆成为幸存者的赋能体验，而不是让她透不过气来的二次伤害（Hammond，1991；Kluft，1991b；Peterson，1992a；Ross，1989）。一定要让来访者学会照顾自己，治疗师就是这个过程中的老师，坚定不移地支持来访者的不断努力。

　　如果一个人在成长过程中最脆弱的阶段遭受过无情的背叛，那么他将很难学会重新与人建立联结，也很难信任自己、他人和整个世界，不知道怎么哀悼失去的和不曾得到的一切，也很难与真正有用的（但或许不可靠的）客体维持关系。对受害者—幸存者的治疗是长期的、高强度的、高要求的；但也可以是高回报的。从分析角度来看，清楚并且能够在无法避免又困难重重的移情和反移情构造中工作，是这项工作的基本内容（Davies & Frawley，1992b，1994；Harkaway，1992）。受害者、背叛者或旁观者、加害者、拯救者，这些角色都以不同的组合形式进行了角色重现。创伤理论强调创伤的生理和认知后遗症，丰富了分析视角做出的贡献（Ross，1989；van der Kolk，1987）。

例如，催眠疗法唤起对解离作为一种恍惚形态的重新思考（Bliss，1986；Liner，1993；Spiegel，1990）。要想以帮助幸存者建立与自己和他人的关系为目的的分析工作取得成功，就必须关注所有临床知识和理论（Liner，1993；Davies & Frawley，1994）。

女性主义精神分析对合并治疗创伤与进食问题的贡献

针对性虐待与进食问题的交汇，一种从女性主义角度出发且有社会依据的理论和治疗方法，必须彻底改变性虐待和象征性侵犯的隐藏要求。这两种侵犯形式都在告诫女性：（1）不要爱自己，要看清自己的缺陷和耻辱；（2）不要相信自己，也不要相信自己的真实内心；（3）不要对自己的症状感到好奇或共情，不要给症状发声的机会，要不择手段地除掉它们；（4）不需要了解伤痛出现的原因。治疗师需要打造出安全、礼貌的分析关系和抱持的环境，让女性能够容忍自己对发生过的事件的感受，并把故事讲出口。只有这样，她才能哀悼自己的过去，抛开创伤、继续发展。乔迪·戴维斯（Jody Davis）说过，受害者的故事讲的是发生在她自己身上的故事；是创伤之后她对自己的看法；是她将幻想加入那些事件后的详细描述。明白了这一点之后，她的故事就会包括逐渐地理解与整合她解离后的自体与客体关系（Davies & Frawley，1992c，1994）。分析空间就是开展这些工作的竞技场，让幸存者能最终用主体间性的实现方式让自体与他人重新建立联结，放下所有与食物和身体有关的症状和补偿性关系。

饿了再进食对创伤受害者的重要性

第一条治疗原则强调两点：重新联结创伤受害者与她自身的饥饱信号，向她澄清长期节食的多方面破坏性。创伤幸存者在体验和自身成长的如下三个基本层面都受到了伤害：生理、认知和关系。本小节将从这三个体验层面分别讲述，依照生理饥饿的基本组织原则来进食或不进食的简单行为对幸存者造成的影响。

生理层面

在身体做好进食准备的时候，消化道会分泌多种酶，带来有效、舒适的食物消化体验。这种身体行动可以感知为饥饿感，大部分时候，与它共存可以让人同基本的生理节奏保持同步。

频繁地、经常性地不饿就进食，会给身体造成负担。如果这些基本的生理节奏被推翻，就会出现持续的混乱状态，拉大意识与身体之间的距离。反之，适应生理和情感需求（包括适时、关切地满足饥饿感）就能整合意识与身体，打造出安全合作的状态。"安全"一词在这里非常关键，因为从留心饥饿感开始，一直到把身体打造成字面意义上和隐喻意义上都安全、滋养和协调的环境，而非过去那个侵犯、忽略和危险的创伤环境，需要经历漫长的过程。

认知层面

生理功能的认知知识（即了解并识别身体如何工作）对于产生安全感并获得生活掌控感十分重要。如果缺乏这些非常基本的知识，不仅极易误读饥饿与其他内在信号，而且会对这些信号产生恐惧感和自我破坏感。例如，遭受过创伤的人感受到了饥饿，却可能不明白令她感到害怕的需求和脆弱是怎么回事。低血糖带给她的感觉，可能像是危险又来了或者创伤造成的抑郁感。饥饿的信号对很多幸存者而言，不代表是时候进食和获得满足了，反而是泛化的无助绝望状态和一种无差别的需求的体验。对创伤受害者而言，所有的脆弱感都可能与原始创伤的严重性产生共鸣，甚至不相上下。正是由于基本的生理和情感需求，以及身体—自体得不到认知发展，才会在这样不幸的情况下产生痛苦。

有效的治疗能帮助来访者发现无差别的身体感知中的意义，同时相信自己有资格留意到这些感知。适时回应饥饿感，就能培养出包括自我的分辨能力在内的认知能力,从而调节和管理强烈的身体感受。这也证明,自我抚慰离不开知识。遭受过创伤的来访者通常都被过度警觉的种种症状困扰着,需要了解是什么原因造成了自己的这些感受,需要认识到这些感受并不会让她们活不下去或者受到二次伤害,更要明白食物并不能将她们从痛苦的感受中拯救出来,她们必须扛住,勇敢地面对这些感受。建立起认知结构,有助于幸存者用内在环境去抱持自己的痛苦和焦虑。

这些认知能力显然离不开经历和成长中的关系元素。知识就好比是善解人意的母亲,知道该说什么来缓解孩子的沮丧情绪。

关系层面

学会饿了才进食的疗愈作用,在自体对关系的需求方面表现得尤其明显。人与食物和进食之间的关系,表达并包含了许多成长与关系的问题。创伤造成的成长伤痕和抑制常常表现为惧怕饥饿感或需要通过与食物相关的强迫性行为来调节感受。所以,学会听从饥饿感进行自我喂养,以及在不饿的时候忍受并应对感受状态而不是求助于食物,对于遭受创伤的女性的伤痕都有着极其重要的效用。当她有能力适时回应身体信号,并且能够共情地忍受自己的各种感受状态,而不是试图用强迫性的食物或身体行为去改变它们的时候,她就真正做到了治疗和愈合乱伦留下的部分伤痕。

体验饥饿感和跟随饥饿感进食,可能对于性创伤幸存者而言,有如下几点重要的关系层面的意义。

1. 饥饿意味着她的身体在诉说。幸存者的身体有很多故事要讲。她一直接受的训练就是不要讲,不要说出这些故事,所以她会把身体表达的一切蛛丝马迹体验为对自己产生威胁的潜在背叛。她会觉得自己就生活在危险之中。

2. 她的饥饿感是在宣告:她有生理需求与关系需求;因为进食代表着对生存、依恋和关爱的需求。饥饿感宣告了她需要也想要得到关爱和慰藉。满足饥饿感这样的简单举动,其实是意味深长的自我关爱和治愈行为。它预示着一种新的可能性：能够掌控，也能够全心全意地去满足自己的需求状态。遭受过性虐待的女性能够跟随饥饿感进食，这是意义重大的治愈体验。这一举动带来的自尊与她长期忍受的羞辱体验迥然不同。她终于能够以真正的幸存者的身份行动，不再是另一种支配形式（即长期节食心态）的受害者。她有足够的力量自己面对问题，自行决定什么可以而什么不能进入她的身体。一次又一次地满足了自己的饥饱之后，幸存者获得了自行划定边界的机会——这个我想要，那个我吃够了，我不需要那个，我的身体装不下，我的身体现在有需要。她的每一次自行判断，每一次有序回应身体的需求，都修复了一小块破碎的、被剥夺的边界。饿了才进食，饱了就停下，能让她一次次地看清自己真实的需求和真正的界限。她也许有需求；但她只能消化这么多。了解了这一点，就能修复边界。

3. 回应饥饿感，意味着她终于能够摒弃轻蔑、内疚、羞耻和危机感，迎接来自内心的基本需求。学会这样做，知道什么该吃、什么时候可以吃以及要吃多少，这些知识的重要性远大于她只是一个进食者的身份。这些知识肯定了她的独特性和完整性——这两点正是持续暴力一直以来攻击的对象。当她明白了自己需要的是多还是少，了解了自己对不同食物的不同反应，就会深刻理解需求对自己的真实意义。在饥饱体验逐步协调的过程中，她通过依赖、需求、分离和个性化的基本体验，肯定了自己获得关爱的权利，肯定了自己基本又不可或缺的偏好、热情、反感、倾向、能力和限制。所有这些累积在一起，构成了个体自我知识的深刻体验和她以简单又基本的方式为人的权利。跟随饥饿感进食，提供了多维度的知识，既有象征性，又覆盖了生理、认知和情感各方面。这样的体验正是为创伤和象征性暴力要求的适应类型所不容的，它再次确认并发展了曾经被阻止或撕裂的身体—自体整合。

4. 遭受过性虐待的女性在跟随饥饿感进食的过程中，逐渐与自己建立了新的关系。她成了真正在意的关爱给予者，没有剥夺，不带侵入性。她愿意在亲密层面上去了解自己、回应自己，让自己时刻接触到真相。这份投入也让她得以了解自己过去的真相。唯其如此，她才能将知识进行整合，让它离开压抑和解离的位置。

可以用以上多种方式学会跟随饥饱的感受进食，实现自我建设与重新滋养，治愈乱伦创伤造成的许多自我和关系的伤痕，可以反复练习新的内在关爱能力，可以重建基本的信任体验——相信世界是一个安全的、关切的处所，可以让身体—自体需求与整合性都拥有全新的开始。

节食行为与创伤幸存者

理解第一条治疗原则——重新联结创伤幸存者与她的饥饱生理信号——的重要性的另一种方式，是检视忽略或不理会饥饿感可能造成的后果，尤其是它们对性虐待幸存者的婴儿期和成年期造成的影响。如果婴儿的饥饿信号一直被忽视或者婴儿一直挨饿，会出现什么情况？这样严重的不协调会给婴儿的幸福感、身体—自体整合性、可能出现的安住的舒适感都带来损害和创伤。克鲁格（Krueger）在《身体—自体与心理自体》（*Body-Self and Psychological Self*, 1989）一书中写道，通过静脉注射得到喂养的婴儿（它们的饥饱信号不是被忽视就是其极限被超越，都得不到理睬）学不会进食，感觉不到满足，也不会识别和确认内在身体信号。这种根本缺陷带来的后果就是：这样的婴儿无法感受到生机、动力、意向和个人掌控。也就是说，这些婴儿遭到了成长剥夺。它们跟遭受性创伤的儿童一样，对环境的信任感和安全感在成长过程中受到了抑制。

让孩子挨饿的母亲是剥夺的、失职的，甚至是施虐的，但如果情况发生在青少年或成年人身上，关于婴儿的基本知识就大不一样了。以节食为导向的恐惧食物和恐惧肥胖的文化开出的处方，恰恰就是不信任和不理睬饥饱信号。长期的持续节食，会破坏成年人幸福与稳定的根基。

现在把注意力集中到这些问题上：认为并坚信自己应该节食，应该受限，应该接受进食计划，不该信任身为进食者的自己，应该找个好的节食项目或计划来认真执行。我们一起思考一下，节食心态的这些常见影响是怎样与创伤的普遍后果相契合的。忽略饥饿感的长期节食行为，会营造出剥夺的内在环境与安全感的缺乏，还会产生恐惧、需求和渴望都不会被接受以及自我安抚无法实现的想法。持续忽略饥饿感（哪怕已进入青春期或成年期）会瓦解身体边界、攻击身体—自体整合。假以时日，节食就会传达出身体—自体解离的生活模式，不断使这个模式得到增强，进一步培养身体—自体失真。与文化场景带来的侵犯一样，一旦这样的模式得到确立，精神分析就需要更好的话语体系来对它进行理解和讨论。

以上种种对创伤幸存者而言不仅是不幸的，还可以是悲剧性的。由节食心态和节食行为导致的这种对身体边界的瓦解、混淆、自我否定和推翻，都让幸存者早已存在的安全感匮乏更加严重。如果创伤幸存者忽视饥饿感，那么与原始创伤相关的恐惧感和脆弱感就会得到重现，创伤的后果会进一步得到强化。如果幸存者长期节食，就在用否定自己的内在需求和扭曲对需求的认知的方式，一再重复创伤的内容。节食心态不间断地驳斥和否定她的内在体验、内在真相、好坏观念和是非观念。所有这一切都让她无法获得对生活的全面掌控。

节食心态作为一种意识形态，是一种内化的社会支配形式。第二章已经讲过，节食成了内在的狱卒，警惕的双眼狐疑地审视着创伤受害者的一举一动，这样的凝视让她倍受鄙视与伤害，而她本就已经受到训练，一直怀疑、惧怕和隐藏自己的冲动，总觉得是这些冲动直接导致了危险的降临。用朱迪斯·赫尔曼（Judith Herman，1992）的话来说，对乱伦幸存者而言，长期节食行为就是：一种与囚禁类似的体验，里面装着"加害者投下的阴影"。赫尔曼认为囚禁是创伤的一部分，受害者的意愿和独立都被加害者刻意摧毁了。在卖淫和色情行业，这种普遍存在的行为被称为"调味剂（seasoning）"。加害者会通过控制受害者的身体功能、进食、睡眠、排泄和触觉等，努力地——通常也很成功地——摧毁她的意志。这样的控制和剥夺会让受害者不顾一切地想要按照加害者的意愿行事。在长期节食行为中，控制女性身体的文化需求得到内摄，于是受害者要找一个人来帮忙，甚至付钱来控制她的基本身体功能。不仅如此，另一种虐待的直接类似情况是：由于节食行为总是会引发暴食，所以变成了一种感官剥夺与感官超负荷相互交替的文化许可模式。长期的节食体验给人的感觉就像是加害者投下的阴影，它宣扬的就是"为了你好才控制你"，因为你要是靠自己的话，就会"一败涂地、自取其辱"。创伤受害者总是感觉失控或受到制约，节食者也一样，总是在暴食与禁食之间摇摆。节食并不是一个安全的环境，因为它带来的是暴食、自责和自我厌憎，这与创伤幸存者所处的状态何其相似。其实，节食，以及文化世界对女性胃口和身体的肥胖恐惧情绪，都让居住在她的内在客体关系世界里的加害者与引诱者变得更强大了。

珍妮特10岁的时候第一次被继父骚扰，她立刻就开始了强迫性节食。第一个原因是为了跟母亲融合，因为母亲一直在节食。第二个原因则是为了掌控自己的人生。第三个原因是，节食是一个新的竞技场，她可以在这里活现并表达虐待和背叛带来的自我憎恨与羞耻。她患上了贪食—厌食症。珍妮特在节食的过程中会怪自己的胃太大，上一次暴食吃得太多，创伤带来的内在加害者也会认为继父的虐待是她自己造成的，而节食和恐惧肥胖的文化又把这些内在加害者联合在一起，让它们变得更强。她自己和她身处的文化都在表达对臀部的憎恨，也都相信少吃就能维持纤瘦的身体。节食的世界、心态和规则给了她虚假诱人的希望：只要她吃得够少，不理会自然的饥饿感，就能改变她那具招引他的身体。引诱者们很清楚，节食也很清楚。他们再次向她传递出信息：她没有能力也不配自我关爱，"大爹"和节食心态才是她身体功能的最好组织者。面对这样的心态，她对食物和慰藉的需求变得愈发可疑，它们一再地向她证明，否定内在信号而选择外部控制——100克肉、一片菜叶——她就会过得更好。但珍妮特吃得比这还少，迫切渴望自己能变得更好。也就是说，由于性创伤和对饥饿感的忽视是身体—自体及其内化的关系的根本组织体验，它们产生的极大影响都需要执业者非常仔细地加以探究，而且相互之间会产生深刻的共鸣。

芬克尔霍与布朗（Finkelhor & Browne, 1985）提出了四大创伤动力图式（a schema of four major traumagenic dynamics）。我们可以用它来认识节食和节食心态与虐待后果之间的类似关系。他们的模式认为：创伤的第一个动力是创伤性性欲化，即虐待型性关系塑造出的性欲的非正常发展。性虐待导致的结果是：儿童倾向于用自己的身体和性行为来获取爱和关心，满足成长阶段的其他合理需求。节食的一个主要目的就是打造出有性吸引力的身体，可以用作吸引他人的物体。为了打造出完美具体的、有性吸引力的身体而长期节食的来访者，其实就是延续了虐待的"创伤性性欲化"。对有性吸引力的身体的持续需求，长期节食行为要求的自我牺牲，以及操纵体形的长久意愿，都是在模拟虐待的动力。

虐待之后的第二个动力是对基本信任的背叛。节食心态固有的属性就是背叛自己的身体。节食让人无法回应内在信号，却狠狠地背叛基本需求。

第三个动力是无力感，孩童的渴求和效能感不断被否定。长期节食行为就隐含着无力感，只能依赖"有力的"外部节食规则来知晓何时及如何进行自我喂养。其实，"过量进食者匿名会（OA）"的基本信条就是：人在食物面前永远是无力的。面对食物的无力感，这同芬克尔霍与布朗（Finkelhor & Browne）提出的创伤诱发的无力感是相似的。

芬克尔霍与布朗讲述的第四个也是最后一个动力是污名化。污名对于伤害是雪上加霜。幸存者本就觉得自己有污点，一辈子都洗刷不掉羞耻和内疚，因为污名，她更觉得身上的问题全是自己造成的，既非原初创伤加害者的错，也不是创伤对她的成长产生的影响。除了躁狂阶段，节食心态还令长期节食者感到内疚和羞耻，结果回弹的体重比减掉的还多。长期创伤和长期节食行为的症状都属于病态，它们引发的后果已经与原初的基本攻击解离。创伤幸存者一直被人笑话，说她们疯疯癫癫、歇斯底里，而长期节食者在旁人眼里则是懒惰、任性、善于算计、无法治愈的模样。这些特质全都跟芬克尔霍与布朗的污名化动力相似。

总而言之，节食心态加大了治疗的难度。按规定进食，而不是听从自己感受到的饥饱需求进食，压抑的不仅是对饥饿的自知，还有对身体—自体的全部需求和感受的自知。随着来访者慢慢学会等待饥饱感受的到来并做出回应，她们开始不知不觉地做好准备，去了解与倾听自己对需求、恐惧、难以控制、容易受伤和得到滋养的种种体验。这些感受都会在她们学着等待并感受饥饿感、再用食物去满足它的过程中慢慢出现。长期节食行为让治疗变难的另一个原因是，一直在节食或一直计划着节食的来访者呈现出的是顺从的自体。让来访者感觉到真诚，表现出对了解她们不顺从的感受的兴趣，有助于培养她们忍受创伤、记忆和自体状态的能力。

允许自己选择食物的能力

虐待幸存者听到的训诫都是：她憎恨的和会伤害她的，其实都是她喜欢的；令她深感煎熬的，其实都是她想要的；她觉得有用的事情，全都不该做；越是受不了的东西，她越是要接受。在学着感受自己想吃什么、该吃多少、何时应该吃的同时，她重新划出了自己的身体边界，发展出身体—自体的整合感。当她明白自己想吃什么就能吃什么的时候，她也知道了自己的欲望是安全的。当她发现自己的身体喜欢什么食物，喜欢多少食物之后，终于学会了健康的、与虐待无关的、自主的、不带惩罚性的自我调节。

将所有食物都"合法化"，学着接受享受所有食物的资格，把节食世界给食物贴的"好""坏"标签都摘除，这些都是学会跟随饥饱感受进食、回应饥饱感受和停止强迫性的情绪化进食或挨饿所必须做到的。只要还有食物是不能吃的、"危险的"，它们就会成为有魔力的食物，在想象中它们可以改变痛苦的内在自体状态。如果某种反节食方法意味着容易发胖的食物必须得到严格控制，不能取决于真实的选择，那么这种方法就没有实在意义。与食物选择有关的节食心态会阻碍真正健康的食物选择，导致对"吃不得的食物"进行失控暴食。学会信任自己的欲望，这对性虐待幸存者有着特别的意义。

不过，与身体和身体的营养需求同频共振并非易事。虐待受害者在适应过程中已经学会了忽视和压抑自己的身体欲望，也与它们完成了解离。所以每当饥饿感冒头的时候，她都很难准确决定哪些食物能够填饱肚皮。例如，一位名叫伊莱恩的来访者只想吃薯片和冰激凌，她觉得这样的渴望就是她真正的食物需求。伊莱恩的情况在幸存者和非幸存者的治疗中都很常见。伊莱恩的受虐狂式性冲动让她陷入危险境地，而她的食物"选择"同样让她营养不良。身处积极兜售高脂高糖快餐食品的文化之中，伊莱恩在劫难逃。她满心内疚、害怕脂肪，但快餐在向她招手，她没办法跟自己的身体—自体保持足够密切的联系，以此忽略快餐的诱惑。治疗工作中最大的挑战之一，就是如何帮助这样的来访者学会了解和体验自己的身体与营养需求，相信它们是真的，而不需要给自己强加或强化节食心态。虽然外部来源也可以提供信息，但这样的信息不应该招致顺从行为。治疗师要帮助来访者用自主的、滋养的方式使用营养信息。不过做到这一点耗时耗力，且因人而异，非常考验治疗师的创造性。

当受害者—幸存者开始觉得，她能够且应该让自己——身体与心灵——准确地感受到什么食物适合自己并做出选择的时候，她就真正离开了遭受虐待的场景和动力。当她相信她可以决定自己想要什么，什么对她身体好和让她感觉好，以及她的嘴、她的喉咙、她的胃都在渴望什么的时候，她就真的在治愈乱伦和虐待留下的伤了。当她有能力一天几次地跟随生理饥饿感挑选有营养的食物喂养自己（即进食的东西不仅味道好，还对身体真正有用）的时候，她就能明白，自体的需求是可知且可满足的。实现了这一点，她就学会了把从前的经历全部颠覆。

接受体形对创伤幸存者的意义

太多女性觉得自己的身体很丢脸。她们想要变瘦，想拥有另一种体形，想变年轻……虐待幸存者的身体憎恨都非常严重。身体可以包含非常多的意义；它可以代表这个文化中的创伤幸存者的很多生活体验。治疗师在与明明很瘦却觉得自己胖的女性一起工作，应对厌食症和暴食症的时候，通常很清楚自己的任务：鼓励她们检查失真的体像。如果这样做的目的是为了确认来访者的体形符合文化的接受标准，那这个方法就是错的。这个方法虽然也在意对身体的健康滋养，但同样关注和看重对体像和体形的体验。治疗的目的是要帮助所有来访者接受自己的身体，重获身体的意义与体像的意义，爱上身体本来的模样。女性只有接受了自己的身体，才能与自己当下的体形和睦相处，或者主动根据饥饱感受来改变体形。

如果人们跟随饥饱感受进食，她们最终就能达到自然体重范围内的体形。这样的体形不一定符合她们的理想型号，但听从饥饿感进食的过程令人愉悦且井然有序，大部分人都会觉得身体的生理和心理舒适感都得到了极大的增强，体形已经不再重要。同时，在长时间稳定有序的进食之后，还有艰巨的任务要完成，因为文化场景和它的内在表征（即几乎不能镜映女性美好的多样性的场景）始终都在发起攻击。接受体形对每个人而言都很重要，却极难实现。不过，这样做对于性虐待幸存者而言有着独特的意义：接受并拥有自己的身体，意味着在没有解离或攥紧内在的加害客体的情况下，承认了虐待、羞耻和伤痛的发生地。

当下的文化审美标准苛刻、古板且伤人，这个方法一直有别于这些标准。肥胖不一定是坏事，苗条纤瘦也不一定是好事。不过，肥胖的身体，能为社会接受的苗条的、年轻的身体，它们都能承载关于来访者的自体和生活的重要信息。如果幸存者能接受自己任何型号的身体，这种能力就意味着她的内在客体关系发生了深刻的转变。这样的她能够去掉与真实的加害者和内在的加害者之间的认同，能够不带羞耻和内疚地、不加惩罚地接受自己。她的身体成为安全的场所。对于接受体形的可能姿态给予抱持，也给了来访者转变的空间，让来访者能够获得这样的体验。*

---

* 布加德与莱昂斯（Burgard & Lyons，1994）的著作里有更多关于帮助大体形女性学会关爱自己的身体的精彩讨论。

详细问询的重要性

　　强迫性进食、限制食物、失真的体像感知，这些都是虐待幸存者的重要表达通道。它们是女性的标准化领域；一直都是表达关系伤痛和关系渴望的容器；是自体体验的中心。因为这些容器实在太小，远不能涵容对来访者的感受及她当下与过去体验的完整表达，所以在与虐待幸存者一起工作的时候，尤其重要的一点是：治疗师要检查全部进食事件和体像失真时刻的所有细节。

　　如果事件仪式性地反复呈现，就会诱发反移情反应，令治疗师反感这个"失控的"女性，因为她似乎在仔细地掌控和管理治疗，利用她对食物和身体的痴迷与强迫，来回避谈及更为"真实"和隐蔽的问题。临床工作者在与创伤幸存者一起工作的时候，常常发现在回忆创伤和为此感到难过的过程中，自己会因为来访者发展出或又开始了进食问题而感到生气或害怕，于是好像在治疗过程中制造出了危机，或至少出现了偏离。然而恰是通过应对那份强迫性思维（有时会是弱化它），明白它的防御适应属性以及自伤致创属性，治疗的成功才得以实现。

　　与自我喂养和活在自己体内的能力或能力缺失一样，创伤性的性攻击也成了自我和自体体验的核心组织者与分解者。这二者都是生活的基本内容，影响着内在客体关系、认知发展和人际交往关系。由于全面暴露性创伤是遭到禁止的，所以性创伤常常转变为与文化同频的食物和身体综合征。

　　例如，一次强迫性的、不协调的进食发作，在特定的时候有可能表示（也可能是在尝试应对）以下各种可能性。

- 当她只允许自己了解家庭诱发的体验中关于受害者部分的情况时，她会觉得自己很有攻击性，可能会变成一个加害者。于是她带着内疚进食，努力把自己不想要的部分塞进去。

- 反过来，当她无法忍受内化的受害者体验时，她会更愿意与自体体验中的攻击者部分产生认同，于是就在脆弱的时候进食、催吐和挨饿。

- 她期盼有拯救者出现，但又害怕失望。食物能够满足她的期盼，就算它让她失望，她也依然手握掌控权，还可以暴食、催吐和挨饿。

- 她感觉到内化体验中其他精神失谐的方面，包括加害者、受害者、拯救者、背叛者和否定者等。

- 她进食，接着恨自己，表达出自己的内在受害者表征与背叛者或加害者表征之间的施虐—受虐关系。

- 她很难过，悲伤令她无法承受。食物能缓解她的难过情绪。

- 她很想哭，但被告诫过不准哭，否则还会被伤害。她仍然只能用进食、催吐和挨饿来舒缓情绪。

- 上次会谈时，她说出了一个秘密，很怕真正的加害者以及她的内心加害者会惩罚她。进食缓解了她的焦虑。

- 她恨自己，相信是自己太坏才会招来这么多伤痛。于是用剧烈暴食、催吐和长时间挨饿来向自己证明这一点。

- 她渴望得到食物或爱，于是想在感到失望之前先把这份渴望压制住。她可以先进食，再叱责自己，用这样的方式管控渴望和压制行为。

- 她的羞耻感无所不在，有时候会如潮水般涌上来将她淹没。食物能掩盖羞耻感，平息她对污名化的焦虑。

- 她进食是为了产生内在父母的幻觉，不让自己感觉到背叛。食物最能让她想起早年父母的照顾，进食特别有用。

- 她进食是为了产生真正的过渡性体验和落地体验，这样的体验能给她带来掌控感。食物一直都能转变她的自体感知，哪怕最终只是隐喻性的，但还是能在这方面起到作用。

- 她挨饿是为了控制住对毒性滋养的恐惧。

- 她暴食之后就会回想起专治、虐待的家庭关系，于是又催吐出食物，让自己得到净化。但内心对依赖的需求和依赖可能带来危险的冲突始终都在，所以她一直跳不出暴食、催吐的循环。

- 她进食，然后割伤自己，这代表着她需要得到照顾和慰藉，以及她对自己的需求和愿望的恶性内化攻击。

- 她用吃巧克力来掩饰自己对啤酒的施虐联想，虽然她只觉得自己是个巧克力迷。

- 她强迫性地进食，因为她特别害怕吃不上食物；教人长期节食的社会又加深、加固了这份恐惧，重现了早年的食物剥夺，那段经历联结着性攻击以及那个容许性攻击发生的、背叛她的、忽略她的家庭。

- 她进食是为了把遭受过虐待的体形转变为不让她想起虐待的体形。

失真的身体体验也代表了无数种可能性，包括对上述各种情况和以下情况的回应。

- 她必须认为自己体形大，这样才能给自己一个可以接受的理由：为什么她会受伤害。她需要在这个世界上找到一些理智和可预见性。

- 她靠挨饿来塑造身体，想象着没人会要这具身体，便不会再遭受攻击。

- 当她被"拒绝性客体或挑逗性客体的回归"攥住时，她看见的是一具糟糕惹人恨、肥胖又丑陋的身体，这是她早年与施虐者之间关系的内在重现（Fairbairn, 1986）。

- 她的生活体验用这样或那样的方式带来这种想法：生活中出的错，都是身体上出的错造成的。她的家庭责怪她又胖又撩人，这样的信息在消费文化中的成年生活里一再重复，令她感到进退两难。

- 相比而言，谈论她对自己身体的憎恨，要比谈论她对加害者的憎恨更容易。这样的恨意是导向自体的。

这些意义与其他意义都以进食事件或体像失真的形式出现，乍一听似乎都是一样的。但经过调查，治疗师就能很快找出，在生活中的特定时刻或特定治疗中出现的一次进食或体像事件所承载的主导意义。

弗劳利（Davies & Frawley，1992a）曾经说过，每当治疗师表达对进食或体像事件的尊重，详细询问它的细节的时候，她就获得了一次新的机会，去扮演考古（即找出事件）角色和关系（即了解事件的影响）角色。考古角色中的治疗师能真正理解来访者关键的身体活现。进食与体像都是非语言表达的通道，当语言和口头披露都被阻止的时候，就需要这样的表达方式。通过关注内在客体关系组织的细节，受到创伤诱导或限制的认知及创伤引起的生理反应就都暴露出来了。

关系角色中的治疗师可以询问各不相同的事件，这样就有机会加入来访者的解离、孤立状态中去。尤其重要的是，每当创伤幸存者想要从食物或体像的角度进行自我表达的时候，治疗师要细心对待她的努力，切不可忽视她讲述自己的创伤及创伤带来的影响的唯一一种语言。每当治疗师认可某次暴食、催吐或不吃饭事件的重大意义的时候，她都展示出了在深藏的伤痛、羞耻和恐惧情绪里去面对来访者的能力。只有当治疗师愿意进入来访者的体验，扮演容器来抱持环境和恐惧，让来访者能够看到过去发生在自己身上的经历与自己的反应的时候，她才能理解来访者有多害怕解码自己的体验，有多畏惧重新体验创伤和被创伤淹没。治疗师和来访者必须一次又一次地进行自我建设与自我疗愈。来访者一定要感受到她的治疗师带着移情与好奇的声音加入了她的体验，仅有几次是远远不够的，必须一再重复，持续经年。

这样做的意义是显而易见的。毕竟精神分析就建立在解构所有这些细节的意义的基础之上。专注人际关系的精神分析师按照哈里·斯塔克·沙利文（Harry Stack Sullivan）的方式，把"详细问询"作为治疗的核心原则与技巧。埃德加·列文森（Edgar Levenson）尤以坚持不懈的精神而知名，他相信治疗师能够发现过去与现在发生的事情（Hirsch，1993），还提出：治疗中的大小错误常常都是因为没有留意细节，反而让理论来决定应该选择性地留意什么和忽视什么。

不过，即便是擅长处理进食障碍的人际关系导向的精神分析师，也很少谈及来访者在食物和身体方面的体验的各个真实时刻及其意义（例如S.

Stern，1992）。这可能是因为精神分析在与食物相关的领域（就像过去在与性创伤相关的领域一样），一直受到内嵌的文化偏见的阻碍。这些偏见来自互不相容的两大社会趋势。第一种是，食物行为、进食的重要性和进食的角色，这些都已变得微不足道。它们与养育工作相关联，价值已被看轻；所以精神分析理论完全没有好好把食物和体像体验发展成为问询的中心。治疗师缺乏理论去抱持和编码对进食与体像的兴趣，就很容易受到与食物相关的第二种社会趋势的影响，即不顾一切地想借健康和"美德"之名掌控食物。所以即便进食行为无足轻重，仍然会引起强迫性的甚至病态恐惧的兴趣。对整个社会而言，让女性的身体和胃口得到控制是一件重要的事情。这套自相矛盾的社会禁令也说明了，为什么女性对进食和体像的关注微不足道，却可以跟一种针对进食行为失控的女性的态度长期共存，哪怕这种态度专横傲慢、自以为是和焦虑至极。

　　我们不建议把任何人简单归入进食问题的范畴，或者"接受"这种强迫思维并让它阻碍我们的问询。恰恰相反，我们建议用接近体验的方式，与来访者一起留意细节，关注她们与食物和身体的关系，帮助她们明白进食代表着无数种可能的核心体验。把可能导致选择性地忽视各种事件的真正意义的理论预设减至最少，这才是明智的做法（Levenson，1992）。

关系精神分析框架内的身心技巧、非语言技巧和体验技巧

　　我们的理论会分析文化对人的体验和心理结构造成的影响，也会把对身体体验的细节以及对非语言、动觉和感官等领域的分析都纳入女性的治疗模式中。将诸多细节编码到来访者体内，对这些细节进行工作，这一点非常重要，因为身体是体验进食问题和性虐待的常见载体。遭受过性虐待的来访者常常无法说起自己的创伤体验，甚至不了解自己遭受过创伤。同样，有进食问题的来访者也经常讲不清自己的体验，因为对食物和肥胖的恐惧具有常模属性。身体在这两种情况下都可以用作容器，涵容说不出口但又无比强大的体验。

身心的、非语言的和体验的方法可以使来访者对那些不让她们讲出自己的秘密和故事的社会禁令、家庭阻碍置之不理。这些技巧让她们既可以"讲出来",又不必害怕威胁或担心说了会受惩罚。治疗师可以借助它们与来访者相遇在无形的、未知的身体—自体状态中,用言语表达出这份无差别的体验,让它变得有意识。这样的技巧包括:引导意象、写日记、艺术、舞蹈或动作、音乐、催眠、触摸。治疗师自己也可以观察非语言反应和互动(例如,手势、姿态、呼吸、肌肉紧张状态、疼痛和伤痛等)(Hornyak & Baker,1989;Pruzinsky,1990;Rabinor,1991)。

这些技巧遭到了一些临床工作者和理论工作者的反对。精神分析可以是相互矛盾的,尽管弗洛伊德强调过身体体验排在第一位,但相对而言,当代精神分析——"倾诉疗法"——对身体现象没那么在意。而且有时候非语言技巧的作用被弱化,被边缘化,又被理想化了。有人说这些技巧太"婆婆妈妈",在这个文化里,尤指太过"女性化"。语言的、理性的、连贯的表达模式属于较高层次的功能,而非语言表达则是初级的。一般都认为,一旦达到了较高层次,实现了象征功能,再需要别的表达类型就属于退行。从发展的角度看,象征功能的发展的确在躯体功能之后。但也正是抛弃了象征功能,大艺术家们才能够绘画、跳舞和创造音乐。关键在于发挥这两种功能模式,最终成为完整的人。非语言技巧的作用一直遭到排斥,属于治疗界内的"边缘"团体(例如,创造性艺术与身体工作治疗师),传统的训练项目很少接纳它们。休·夏皮罗(Sue Shapiro,1993)认为:"如今与身体一起工作精神分析师已经被贬为'不入流的'了。"(参见Aron,1992c)这种现象的出现,是西方文化中的灵肉分离以及精神分析史上的意识形态斗争造成的(Shapiro,1993)。

另一方面,一些人使用非语言技巧,认为它们是通向早年深埋的、最深刻的人类体验的唯一道路,这部分人把这些模式理想化了。精神分析师的一种反对意见认为:非语言素材威力无边,可以影响移情与反移情,反而导致治疗过程中发生了什么无迹可寻。其实,在使用非语言技巧和体验技巧的时候常会遇到困难。这样强大的武器如果握在了不熟练、不负责、不谨慎的治疗师手中，轻易就会变成伤人的利器。例如，它们可能触发失控的发泄，弗朗辛的案例就出现了这样的情况。当弗朗辛在回忆她母亲把手指侵入性地探入她的阴道时，治疗师让她把自己的感觉画下来，同时递给了她一支笔。弗朗辛立时全身僵硬，体验到那支笔就像她母亲的手指一样不受控制地强行出现在她面前。她变得更加焦虑和混乱，无法与治疗师沟通。

治疗师的这个建议非但没给来访者赋力，反倒削弱了她的力量，她就像在没有做好充分准备、未经沟通的情况下，用这个技巧去胁迫或控制弗朗辛。近来这类现象中还有一个很不幸的例子，治疗师被指控让来访者陷入催眠状态，然后通过提问的方式引导、暗示解离的受虐记忆，在来访者脱离催眠状态后以及在后续的治疗中，治疗师仍然坚称这些都是事实。这样的情景无论如何都是在可耻地滥用职权和催眠工作的力量。*

在身体层面上用非语言和语言的方式自行显现出来的防御，都会很快被忽略，就算有防御的适应功能也一样。必须要意识到这样的危险，因为涉及体验的非语言领域的行为会自动要求来访者（哪怕很短暂地）放弃言语表达中固有的一层防御和有意识的控制。

反过来看，如果小心使用这些技巧，有可能实现不同的结果。心理治疗的目标之一是把口头的认知体验与心灵和躯体整合在一起，让来访者识别、接受和找到身体的缓解，有能力讲出自己的体验。这一过程加深了思想与感受的整合，也是最重要的分析目标。运用这些技巧，能让身体成为治愈场所，而不仅仅是虐待场所。萨利的引导意象就是一例。大多数时候，萨利不饿也会吃东西。她从小就很难等到饥饿感来临才进食。萨利的治疗师问她能不能

---

　*　不过，"虚假记忆基金会（False Memory Foundation，FMF）"及其合作者近来强调的"治疗师提建议"的现象非常复杂，因为这个团体夸大了持有偏见的治疗师的数量，导致很多幸存者不愿意来接受治疗。我们认为FMF是反应性的，它不公正地否定了20年来（甚至更久的）对解离和创伤的研究。对于完整问题参见德莫斯（De Mause，1994）与《心理历史学期刊》（21卷，4，1994年春）。

试着放松，深呼吸，闭上眼睛，并想象自己等到饥饿感的场景。治疗师给了她一点时间去想象这个场景，然后叫她留意，随着饥饿感的来临她有什么感觉。萨利发现，是焦虑引起了自己的饥饿体验，这样的感觉并不陌生。她睁开双眼，开始向治疗师讲述，这种焦虑感很像她小时候体验的恐惧感，每天晚上她都会听见父亲的脚步声由远及近，他会来到她的房间对她进行性虐待。萨利在安全的治疗关系中用这样的方式接触到了自己的一部分，这是她无法靠自己独立完成的。这个技巧让她能够进一步处理性创伤带来的影响和她的进食问题。

14岁的琳达一直在抱怨自己的大腿太粗，却又讲不出更多的感受。她的治疗师给了她纸、钢笔和蜡笔，让她画一幅自画像，琳达画得非常细致，还特意用黑色墨水涂掉了自己的生殖器。治疗师让她讲讲这幅画和它投射出的感受。她俩开始讨论琳达对自己的一些身体部位的感受，于是琳达第一次说出了自己被性骚扰，由此引出了另一个层次的问询。琳达与弗朗辛不一样，她能够用非语言技巧推进治疗。她的治疗师问了她对这样的干预有什么明确体验，以便能够追踪它对她们之间关系的影响。

用沙利文的话（Sullivan，1940，1953）来说，这些技巧需要精神分析师拓展自己的参与者—观察者角色。要对分析工作（目标是始终用开放的心态去理解关系本身）保持初心，治疗师必须在移情和反移情范式下细心追踪这些技巧产生的影响。精神分析师在运用这些技巧的时候，需要保持警惕，了解它们对关系造成影响的方式。精神分析师介绍体验并引导体验，这就会对动力学产生影响。当体验的内容浮出水面时，治疗师真实地与来访者在一起，她的能力和意愿近在咫尺，也会对治疗产生影响，同样值得分析。例如，治疗师可以问来访者，对于"我跟你同在体验之中"有什么感受。运用这些技巧的时候，一定要保持分析框架的完整性。时间和地点的边界，分析师与来访者共同的意愿（即做最有利于来访者的事情），这些都不能牺牲，也不能受到干扰。治疗关系一定要有界限和可分析。

第十二章

多重人格障碍患者的进食问题

苏珊·古特威尔

多重人格障碍的识别、诊断和治疗

　　多重人格障碍处在对创伤的解离性适应连续谱的最远端。虽然多重人格障碍可能包含其他解离形式，例如，失忆、神游、人格解体、现实解体、梦游、催眠样状态，以及创伤后应激障碍的一些常见特征，如严重的焦虑与烦躁；但是，多重人格障碍有着独一无二的特征，会出现分离和转换的身份或自我状态，叫作"转换人格（alter personalities）"（Braun，1990；Fine，1993；Fine & Kluft，1992；Kluft，1986a；Loewenstein & Ross，1992；McWilliams & Rustein，1992；Putnam，1989；Ross，1989；Spiegel，1993）。多重人格障碍领域的知名理论家、临床工作者理查德·克鲁福特（Richard Kluft）提出，这种综合征更适合用另一个名称——多重现实障碍，因为真正的问题在于对现实的主观感知因人格而异，这就让生活变得困难重重。转换自我状态（alter ego states）最初发展起来，是为了回应压倒性的长期创伤，包括生理创伤、性创伤和情感创伤，它们都出现在人生的早期阶段，通常来自备受信任的照料者（Kluft，1985c，1990b；Putnam，1989）。创伤性体验仿佛会淹没自我，所以感受到威胁的受害者就从恐怖的现实中解离出来，开始了幸存者之旅（Briere &

Courtois，1992；Loewenstein & Ross，1992；Young，1988）。（一般来说，解离是对威胁到心理统一的真实生活状况的一种防御；而压抑是对不想要的冲动和感受的防御，是自体和其他客体表征构成的内在世界的派生物。）

多重人格障碍中的不同人格会记住创伤的不同方面，并做出相应的回应。这种情况下，可以把不同的人格理解为儿童创造性地发展出的变换策略，用以应对深刻的创伤。这些策略一直在采用，所以转换人格通常也相对稳定和持久。虽然转换人格最初是为了适应恐怖的情况，确实能起到保命的作用，但它的发展逐渐不能适应后续出现的非虐待事件，回应的方式缺乏相关性。例如，每当简看见肤色深、身材壮、长得像虐待过她的父亲的男人时，她的保护者人格或受惊的儿童人格就会现身，以应对恐慌。儿童人格会被吓得立时缩到角落里，边哭边呕吐或直接尿在裤子上。保护者人格什么事都干得出来，有可能变得很有诱惑性，因为这样就不会觉得自己软弱而是强大无比。也可能与施虐者产生认同，进而攻击自体，这也是幻想自己主动出击而非软弱无力的一种方式。还可能开始厌食，坚信让身体挨饿拥有魔力，变瘦的身体意味着更好的自己，这样就不容易受伤害了。

多重人格障碍患者如果得不到妥善治疗，就很容易陷入巨大的恐慌、悲伤、痛苦甚至危险之中，因为她们会用与现实解离的方式去回应生活中的全部事件。患有这种障碍的患者会回到过去来理解当下发生的事件，认为它们跟最初的虐待一样危险。多重人格障碍如果没有得到治疗，会导致记忆、行为和自体感知都出现越来越多的中断，因为每个人格处理的都是自己的那个部分，常常使用自毁的方式，并且不了解其他部分的所做、所想和所感。

转换自我状态为主人格抱持着创伤记忆和情感，同时提供功能。所以不同的转换自我记住的特定创伤都是不一样的。某些转换自我能够体验某些感受，例如悲伤或愤怒，但另一些转换自我就体验不到。有的转换自我会开车，有的能工作，有的擅长社交，还有的非常严厉，有可能最后会伤害自己。可以把转换人格看作对内心冲突、驱力、感受和记忆状态等的高度活现（Ross，1989）。它们都有着"防御的、表征的、象征的和存在于世的方面"

（Loewenstein & Ross，1992）。

　　临床工作者常常会遇到如下几类转换人格：主人格、儿童、加害者（既与攻击者认同，又想保护主人格不再受虐待）、内在自助者、恶魔、管理者、代表人格中各个特殊功能的部分（混乱、残缺、自闭、噤声和跨性别的方面）以及记忆痕迹碎片等。当然还可以列出更多类别，各种人格也可以有无数种组合来形成独特的人格体系。如果是仪式化的施虐型邪教施行的虐待，还可能出现精神控制折磨带来的转换人格，接受了指令和训练，去完成特定任务（《邪教对儿童的虐待》，*Cult Abuse of Children*，1994；Hammond，1992；Peterson，1992b；Sakheim & Devine，1992a，1992b）。这些常见转换自我的不同类型都有各不相同的体像，对食物和进食的感受也不一样。不仅如此，任何一种特定转换人格都自有其使用食物和身体的隐喻来进行自我表达的方式。当转换自我进行暴食、催吐、不吃饭、过度锻炼及贬斥自己的体形或外形的时候，或者当有的食物让人感到排斥和恶心，而有的食物却令人向往不已的时候，执业者一定要敏感留意到这些非常个性化的表达。

　　一定要学会识别和诊断多重人格障碍，因为大部分患者都已经在心理健康系统里待了7年以上，却依然没有得到妥善的治疗（Kluft，1991a；Putnam，1989）。多重人格障碍既需要专门的心理治疗，也需要通用的心理治疗，如果患者被误诊，那么最好的情况是只能治疗次要症状，最坏的情况则可能遭受更多伤害。多重人格障碍的症状很多，而且非常严重，可惜对于诊断医生而言，来访者的这种多重性的呈现，不像电影《三面夏娃》（*Three Faces of Eve*）或《心魔劫》（*Sybil*）里的戏剧化表演那样，可以得到完整的显现（Kluft，1991a）。

　　识别多重人格障碍的特征，能为临床工作者提供诊断线索，也能让他们知道在治疗过程中需要注意哪些情况。可以列出包括如下特征的清单（Kluft，1991a；Putnam，1989；Ross，1989）：时间感缺失（这是最常见的症状）；抑郁；焦虑，恐惧症；物质滥用和进食障碍；幻听，幻视，而且似乎源于脑子内部的声音和画面（对于精神分裂症而言，更常见的是来自脑子外面的声音和画面）；离体体验；自杀倾向；自残；侵入性画面；记忆模糊；睡眠问题；癫痫似的行为；知觉障碍（例如，器官正常但治疗无效的呼吸系统、生殖系统和胃肠系统问题及失明）；非语言表现不一致（例如，不用一种独特的走路姿势或手势，而是使用多种不同的姿势或手势的组合）；剧烈头痛（与视力障碍相关的最常见的症状）。

另外，如果来访者无法按照时间顺序讲出自己的经历，或者用"她""他们""我们"而不是用"我"来指自己，临床工作者就可以怀疑是多重人格障碍。来访者会频繁谈到这些情况：被人叫"骗子"，莫名其妙地穿奇怪的衣服，在屋里发现一些自己不认得的奇怪物件，迷路，无法解释自己的行为。临床工作者需要检视日常生活事件之间的记忆断裂。更具体的情况下，进食障碍治疗师可以按时间顺序询问食物、体重和体像的发展过程，进一步识别是否出现了失忆。多重人格障碍的最终确认是：自体的主观体验分成了相对分离的、各不相同且持续存在的人格。

理解多重人格障碍患者的进食问题

关于有多少多重人格障碍患者存在进食问题，现有的数据不尽相同。克鲁福特（Kluft, 1991a）指出，患有多重人格障碍的来访者中16%~40%都存在进食障碍，罗斯（Ross, 1989）则认为数字应该在50%~70%之间。摩西·特雷姆（Moshe Torem, 1993）的研究是迄今为止最为细致全面的，他指出：在他的84个样本中，有92%的患者都出现了进食障碍症状；有进食障碍的患者中，44%过去曾被诊断出进食障碍，59%在研究期间有活跃的进食障碍症状。他对进食障碍的界定包括了暴食、呕吐、滥用泻药、挨饿和过度运动。特雷姆的研究结果反映出了对进食问题更宽泛和更准确的界定。当然，他给出的界定仍然没有完整地代表所有进食问题，因为对进食、体形和节食行为的长期不断的强迫性观念并没有被囊括在内。总而言之，患有多重人格障碍的许多患者，也可以说绝大部分来访者，都存在进食问题。

　　要怎么理解进食问题在多重人格障碍患者的人格体系里所起的作用？一些文献提出，可能会有一个或多个转换人格出现进食问题（Levin & Spauster，1992）。特雷姆的最新研究（Torem，1993）与这个观点不同，而是肯定了我们的理论预期和临床经验。他的多重人格障碍患者中，存在进食问题的人里每个人平均都有三个症状，尽管其中38%的患者只在一个转换自我中暴食又催吐，但是还有35%的患者在多个自我状态中出现这样的情况。古德温和阿蒂亚斯（Goodwin & Attias，1993）也相信进食问题在多重人格中扮演着复杂的角色。例如，进食问题与体像紊乱是存在于一个或两个转换人格中，还是更常通过整个体系来表现？女性的进食问题就是复杂的表达模式，贯穿了自体的大多数方面。它们表达了内心的困境，以及女性的社会角色与节食文化之间的冲突。所以，进食问题必然会有不同的形式，无论在多重人格障碍患者身上，还是在某个人格体系中都是如此（Goodwin & Attias，1993）。进食问题需要执业者看见它、处理它，甚至利用它以通过不同的方式来治病。进食问题会将整个人渗透，所以给执业者提供了路线图，既带领她找到进食问题，也发现整个人的秘密、需求和矛盾。临床工作者在寻觅进食和体像表达的许多零散细节的过程中，就遵循了这个痛苦但重要的向导，看到自体和自体的失真、适应、愿望和恐惧。所以治疗师应该问询并处理暴食、禁食、长期节食行为、恶心与呕吐发作，以及催吐等情况，甚至包括“简单”平淡的、没有生理饥饿感的连续进食——所有这些症状都可能在一个人格体系里显现。

　　进食问题常常代表着混合的情况：最初令人害怕的创伤带来的影响，以及本书描绘出的更具社会常模性的体验——消费文化中的体验，对女性身体做出评判并设定无法企及的标准。这些体验都是身体—自体解离的原因。我们对进食问题做出的界定包括：规范但持续的强迫性节食，对食物的恐惧，进食过多引起的惊惧，对身体的厌憎等。这样的界定鼓励治疗师去应对患有多重人格障碍的患者出现的全部进食问题，并处理文化在创造、支持“正常的”进食问题过程中所起的作用。文化侵犯与家庭或其他人际关系导致的创伤之间的关系很复杂，进食障碍和多重人格障碍中的相关角色和解离与压抑的影响之间的关系同样复杂。

摩西·特雷姆（Moshe Torem, 1993）等都曾提出，应该对"以解离为基础的进食障碍"和更为"典型的进食障碍"（Levin & Spauster, 1992）进行区分。例如，特雷姆认为如下说法可能表现出了解离的、由虐待引起的进食障碍。

- 我不知道自己为什么这样做。我很迷茫。我平时不这样。
- 我暴食的时候，感觉很奇怪，好像处于眩晕状态。我也不知道自己被什么控制住了。
- 感觉像是我的一部分想暴食，而我的另一部分又很恨暴食。
- 只要食物摆在我面前，我就会害怕。我知道自己需要吃东西，但我很害怕，就像是鬼上身了一样。我也不知道怎么回事。（Torem, 1986, 1992b）

因为存在进食问题的来访者常常表达出并非由性创伤导致的各种未整合自我状态，所以我们认为这些说法不一定代表了严重的解离。事实上，治疗师都会听到大部分接受治疗的女性（无论她们有没有遭受性虐待）提到上述想法或有类似的说法。这些说法只有在同时具有其他指向创伤诱发解离的重要迹象的时候，才表示可能患有多重人格障碍。最终显示患有多重人格障碍的来访者来接受治疗的时候，其实都表现得很平常："我需要减掉5千克"；"我恨我的身体——帮帮我！"；"我想停止暴食和催吐"；"我10多岁的时候得过厌食症，现在还是很害怕吃东西"。患有多重人格障碍的患者常常都是抱怨这些话；听不出她们跟绝大部分有进食问题的患者之间有什么区别。

根据进食障碍来识别多重人格障碍并不容易，同样，认清进食问题对多重人格障碍患者产生的影响也很复杂。因为自体滋养和学会在身体里居住，本身都是成长过程中复杂又重要的成就，都对患有多重人格障碍的患者的心理发挥着类似的作用。

案例分析：莉莉

莉莉的案例很有意义，让我们看到一名患有多重人格障碍的患者如何用各种办法进行自我表达，以及如何通过操纵自己的身体来应对周围的环境。她发出的警告不止一两个，她的人格体系中很大部分都在借助食物和体像隐喻发出信息。

莉莉是因为严重的暴食症才来接受治疗的，她并不认为自己有多重人格；她的治疗师也没有怀疑过她有多重人格障碍。多年的密集治疗（常以暴食和催吐为关注焦点）治愈了她的暴食症。在详细了解困扰她多年的暴食和催吐的过程中，莉莉回想起了很多受虐的细节和后遗症，也都讲了出来。她的记忆是碎片式地浮出来的。有些事件想起来又忘掉，之后再想起，一遍遍地给她带来震撼。当她最终停止了暴食和催吐的时候，她开始比较规律地识别饥饱感受并做出回应；她不再沉迷于节食行为，于是她也不再有在体重秤上上上下下的典型动作了。她开始学着自我喂养。当她生理上不觉得饥饿却还在进食的时候，她的进食能更受控制了。过去粗暴催吐几乎是她的行为特色，现在也不再折磨她。甚至以前禁食减掉的体重，也极慢、极稳定地增长回来了。虽然她还是对自己的肥胖充满厌憎，但她已不再猛烈地进行自体攻击，甚至多年以来的头一次，她的意识心智里竟然能容下别的话题了，她竟能聊起和想起除了食物跟体重以外的其他东西。

治疗迅速聚焦到两点内容上：当下塑造她的生活的各种元素，以及她对自体和对别人的观念——她的烦躁不安，她模糊零碎的记忆碎片，还有相关的幻想细节。几乎到了治疗的第十年，她才开始表达出自己的多重性，于是治疗顺应新的诊断发生了改变。莉莉在显示出多重性大概一年之后，又回过头来重看自己的体像和进食问题。在一次会谈中，对这个重点进行的深入检视证实了我们的观点：如果出现了进食问题和体像失真，它通常会反映出各种各样的问题，并在整个人格体系中打开多个治疗通道。

这次会谈发生在一次艰难的探讨之后，探讨的内容关于莉莉观看动物被献祭的形象。这些形象令她感到害怕和痛苦。她觉得很羞耻，自己竟然旁观了这样的活动，也为自己曾经遭受过相关的折磨而倍感耻辱，这一切似乎都是为了摧毁她的独立意志，让她觉得自己是主动参与这种仪式的。会谈后的那个周末，莉莉迷茫又痛苦地给治疗师打电话，说她又催吐了，这是五年来的第一次。治疗师问她有没有出现转换人格，有可能是很久都没出现过的，也许是这个转换人格造成了她的催吐行为。治疗师让她把当时催吐和此刻想催吐的过程都记下来。

下一次会谈的时候，莉莉带着复杂的日记内容来了。一开始是患有厌食症的转换人格波莉写的，早前也曾提到过她，但对她的情况并不了解。波莉写道：她经常挨饿，所以更愿意教自己不要想吃东西，要克服对饥饿的恐惧情绪，超越它、脱离它和摆脱它的控制。她想要的是纤瘦的、有控制的身体，不要像莉莉巨大的身躯那样，走到哪儿都留下一片紧张的安静。到后来，字迹变了，一心想要勾引男人的妓女人格马达琳说起了她对身体的厌憎。马达琳说她没有以前那么恨身体了，但还是觉得如果能摆脱这具身体，她一定会快乐很多。然后字迹又变成了几个儿童人格的印刷体，这些儿童人格说：她们最不希望在地球上出现的事情就是又得不到食物了，这就像她们被惩罚了一样。最后，(时至今日依旧) 理智清醒的转换人格德洛雷斯表达了她的愿望：希望莉莉能继续节食。德洛雷斯想要提醒莉莉记住她在"过量进食者匿名会"里学到的分量控制法，也希望治疗师这个时候能跟她站在同一阵线上。莉莉说，她的内心充满矛盾，德洛雷斯、马达琳、波莉都很瘦，"但就算她们几个都认为她节食是有罪的，几个孩子仍然是所有人格中最强大的力量"。

治疗师在这个时候提出了问题：有没有哪个人格注意到她们用的词是"认为……是有罪的"，而似乎她们是想说"认为……是应该的"？莉莉不明所以。治疗师呼叫布鲁斯出来，希望他能看看这个笔误是怎么回事。布鲁斯是一个男性人格，他就像一个内在的帮助者，很喜欢反复仔细地思考问题。这个时候，治疗师只是希望布鲁斯能处理一下概念的问题，并没有期待他会因为男性的主观体验而提出不同的看法。他的第一反应并不是来自他对这个

"笔误"的知识性理解，而是出于他的内在体验：他说他搞不懂为什么要这样小题大做，他觉得身体一点问题都没有。不过接下来，他还是跟治疗师讨论了"认为……是有罪的"可能表示哪些意思。他们都认为，罪犯才会被认为是有罪的，会被关起来接受惩罚。他们都发现，德洛雷斯、马达琳和波莉——都是女性——都觉得肥胖是羞耻的事情，认为是肥胖让她们无法获得自由，无法摆脱食物。每个女性人格都觉得身体很胖，但她自己明显瘦得多。波莉觉得自己非常瘦，马达琳感觉自己体重65千克（身高170厘米），德洛雷斯觉得自己挺丰满但绝对不胖，体重73千克。这几个人格都觉得自己见证了动物的献祭却无法进行阻止，跟罪犯没有区别。对肥胖的羞耻感其实表达出了曾经充当旁观者的羞耻。

在整个会谈过程中，其他几个相关问题也反复出现。几个儿童人格一直在重申：她们拒绝被剥夺。莉莉一遍又一遍地说，她想去索马里给遭受饥荒的孩子们东西吃；她觉得自己认得那些孩子，对他们有亏欠，也没资格抱怨，因为比她过得更惨的大有人在。她还说，她现在能把自己的身体看得比以前更清楚了。她看见了自己的块头有多大，被吓到了。

在继续进行一部分工作之前，先来看看本次会谈中浮在莉莉对食物和身体的关心之上的一些主题。

- 见证折磨带来的罪恶感，表达为对肥胖身体的罪恶感。
- 女性转换人格希望至少看上去是拥有掌控力的，即便她们只是受虐者的一部分，其实是施虐的他人所掌控的对象。
- 儿童转换人格想摆脱对没东西吃的恐惧，并获得慰藉。她们觉得进食能实现这个目标。
- 波莉想对身体的饥饿感实施掌控，这样有需求的身体—自体就不会因为那些忽视她和虐待她的人而感到失望。厌食症似乎是一个绝佳的解决方案。
- 因为观看了献祭而感到罪恶的转换人格都想找办法弥补，给饥饿的人喂食就是一种弥补方法。

- 男性转换人格对身体的感受要轻松一些；他的关注重点不是身体。
- 肥胖既暴露了又代表了屈辱，虽然很多时候肥胖也意味着保护。
- 没有一个转换人格清楚知道确切的体形。
- 不同的体形——非常瘦的波莉"沦落风尘"，体重65千克的马达琳"身材完美"，体重73千克的德洛雷斯"比较丰满"——分别代表着不同的自我状态和各种可能的记忆。

不同的自我状态共享同一个身体，就像矛盾重重的一家人挤在一间屋子里一样，这得有多复杂！莉莉与食物、进食和体像之间的关系能部分反映出，对既存在进食问题又患有多重人格障碍的患者而言，可能完成又必须完成的工作有多复杂，又有多强大。两种障碍的治疗目标都是首先治愈症状——进食问题和体像失真，严重的自体解离和崩解体验，以及解决整个人的问题，这个人的创伤体验和持续的内在幻想，导致她产生了这些以适应为目的但目前却适应不良的症状。如果用以来访者为中心的术语来表达，目标就是让来访者看清自己的问题，共情地理解出现问题的原因，并找出更能适应的方法去应对冲突与伤痛。这些目标的达成，首先是通过详细问询来访者带进治疗的各种食物、进食和身体体验。分析关系就是通过反复探究（1）食物、进食和体像体验在（2）各个转换自我状态之间的联合隐喻，得以表达和推进的。随着时间的推移，这样的问询能够引出重要且治愈的工作。

与所有自伤行为一起工作，都需要首先理解这些行为的功能。虽然可以与来访者签订合同，让她停止割伤自己和高强度催吐之类的粗暴行为，最终还是需要来访者与治疗师一起，共情地理解这种隐喻的意义（Briere, 1993；Calof, 1992）。一种特定的破坏行为（例如，强迫性进食、长期节食行为和无休止的身体厌憎）越是"常模的"，越是需要理解症状的意义，以改变这一行为。回到莉莉的案例，伤害行为的一个主要部分就是她责骂自己肥胖、失控、丑陋和没人要。莉莉的"笔误"——德洛雷斯、马达琳、波莉都被认为是"有罪的"，就是读懂"肥胖"隐喻这项工作的一个重要起点。当莉莉在会谈中发现，她的三个时间最长的女性转换自我都觉得自己胖得有罪时，她就明白了，她们都是因为围观了献祭才觉得羞愧的。当她感受到了"有罪"一词产生的影响之后，她做了另一个意义重大的联想。莉莉把自己对身体的深刻厌憎，与一个模糊的画面和一段可能存在的记忆联系在了一起——她曾经希望能得到警察的保护，结果却被抓起来，被真正地关了起来，"被认为是有罪的"。她很肯定，她在拘留期间被强奸过、抛弃过，身体和灵魂都遭到了更严重的侵犯。在内在客体关系的世界里，莉莉觉得，自己活该被关押，活该遭到记忆中的背叛和侵犯。有可能两段经历或屏蔽记忆的碎片叠合到了一起——被迫围观动物献祭、觉得自己是共犯以及被警察伤害和监禁——这些画面一起依附在她对肥胖的憎恨之上，让恨意燃烧得更旺。也可以说，文化对肥胖的关注给了她一个通道，让她可以表达落在加害者手中时的羞耻和自我厌憎。然而，这个"表达通道"——对身体的厌憎——继续在她当下的生活中时刻对她施加侵犯。一旦有了这些联系，她就能理解为什么自己的这些部分觉得应该受到惩罚，因为她们都被迫围观了动物受伤害，于是她更能理解自己忍受的一些痛苦了。她可以重新思考，因为被迫去观看而责怪自己的做法是否公平；也可以评估，受折磨的小孩面对这样的问题时有没有资格做选择：同不同意把痛苦强加给另一个生命，被迫围观是不是她遭受的虐待中最糟糕的部分。她能够更加理智地思考，并质疑自己之前的假设——她这样一个少女，活该被强奸、被监禁，因为她太胖了。

　　布鲁斯站在男性的立场，对身体的肥胖不太在意，这个情况也给出了一些治疗的可能性：莉莉的一个自体部分不会只用是否符合社会标准来进行自我评判，而且她能够识别出这个部分。也许布鲁斯的角色应该得到加强。布鲁斯的立场提供了很有意义的对照，是对自体形象做出新选择的基础。检视笔误是一种接近体验的方式，留意莉莉的进食问题和体像伤痛，这些都让她得以了解自己的过去和内在的补偿性客体，以及对肥胖的社会恐惧如何令她再次受伤。莉莉通过检视这一段体像体验，以前所未有的状态更好地整合了自己的感受和知识。

这个案例说明，认真对待每一个"肥胖想法"，不把来访者的体形作为"以现实为防御"的一种形式，靠近体验，对细节保持好奇，就能实现很多精神分析目标。例如，莉莉对自己的共情得到了增加，她的观察自我也得到了加强，对自己的看法和感受都发生了变化。分析关系是这个过程中的一个疗愈工具。将精神分析师引入自体厌憎与羞耻的体验中（它们一直在人格体系中产生影响），为建立在身体基础上的羞耻提供了转变的机会。分析场景给了莉莉机会，她对自己的身体体验不再带给她那么多伤害。精神分析师的自我有着更强的同情心，甚至可以借用到患者与自己和身体的关系之中。

对食物和身体体验的详细问询也有助于实现针对多重人格障碍的治疗目标。通过重新联结认识与感受，多重人格可以发展出相互之间的了解和共情。例如在莉莉的案例中，与食物之间的工作和对肥胖的想法让她和治疗师都能更好地了解系统的分布图。了解不同部分如何进食，包括她们对进食的感受，她们怎样应对肥胖，谁是为了自我抚慰而进食，谁主导了自我贬斥，谁通过表达需求（即进食）来施予保护，以及谁为了不让莉莉更加失望而湮灭需求（即自我贬斥或厌食行为），能让我们获知内在的等级体系，以及各个人格在体系和子体系内扮演的角色。

分布图的内容更加丰富以后，就可以跟马达琳、波莉、德洛雷斯和孩子们围绕着她们的需求、恐惧和典型应对机制来展开相应的工作了。这里的工作既有普通的心理动力学性质，也有围绕着认知重构的目标组织起来的。可用的技巧包括：直击主题的对话，以及身心方法、体验法和非语言方法（包括引导视觉化、催眠、艺术作品创作等）。

马达琳需要探究自己表达出的对肥胖的羞耻感。她可以在帮助下理解和更好地评估自己的目标——在与人调情和开始性接触的时候获得掌控感，尤其是在处于危险的时候。她可以探究自己对小孩人格的厌憎，因为她们表达了依赖需求和对整个人格体系的恐惧。她需要得到鼓励，才能去争取权力、掌控和些许快乐，而且只能以不会威胁到她的方式。这些都能通过深入探究她对肥胖身体和饥饿小孩的愤怒情绪来获得。她还需要明白，如果她的体形跟她自己体验到的相同（即66千克），她就会被触发而创伤性地重现各种非法又危险的性场景。要怎样帮助她主动选择拥有这个体形，又不会触发这样的重现？

　　小孩人格和其他部分都需要明白，饥和饱是什么感觉，要吃多少食物才能感觉到饱。她们需要知道，这个体系有能力团结起来，共同承诺永远不再剥夺，不再忽视真正的生理饥饿感。她们需要了解，等待饥饿感出现，不同于忽视和没东西吃带来的剥夺感，有了饱足感就停止进食不是老掉牙的事情，片刻的剥夺感都能得到抚慰，也终会过去。

　　文化诱使的二次伤害，这个重要却未经细查的主题通过与德洛雷斯一起工作得以窥见。德洛雷斯肩负着沉重的内疚，因为莉莉尝试了数百次的节食，最终都失败了。莉莉每次减了体重都不能保持，反倒会增加更多体重；对于她们在"过量进食者匿名会（OA）"和"营养系统（Nutrisystem）"学的节食方法，她也坚持不下来。种种问题都令德洛雷斯倍感羞耻和恼火。她不明白，为什么她们不能直接进行分量控制！明明这个概念非常清晰。作为主人格的莉莉对这些都能感受到，也会做出这样的判断，但多年来，她的这些感受和判断已经变得相对温和，主要是因为女性主义精神分析的反剥夺治疗和暴露的不同观念。德洛雷斯这个转换人格一直想要管理生活，管理世界和文化提出的要求。她还不明白，节食行为及其心态对她造成了二次伤害和二次创伤。她还不知道，但在帮助下会发现，暴食与催吐在一定程度上都是整个人格体系对长期节食行为和禁食行为做出的不可避免的反应。让自己摆脱侵入式记忆（例如，吞下精液）和补偿性客体关系（例如，将施虐的母亲呕吐出去），不仅仅是她的愿望；而且暴食和催吐循环也是节食所导致的。创伤后应激障碍和多重人格障碍都是性创伤、生理创伤和情感创伤导致的结果，同样的，进食障碍既是对创伤的回应，也是对多年的节食行为、节食心态和作为这个人格体系的"文化家园"的肥胖厌憎文化做出的回应。理解这个现实是非常重要且必不可少的一个认知—教育成就。为这一现实的影响感到悲伤，也是总体心理治疗的一部分。

这一点的重要性毋庸置疑，但并没引起足够的重视。莉莉遇到的所有人都不明白，强迫性进食很大程度上跟强迫性节食是比肩而行的。结果她只是在指导下进行另一种节食。没人帮助她去理解，即便她越吃越少，她的体重还是会增加，因为长期不吃东西之后会有一个设定值反应。就算她体重超重了，也没人告诉她，这样的情况需要接受治疗。她看过无数个医生，他们都认为是体重过大导致了这些生理症状。例如，她有很长一段时间觉得背特别痛。不止一个医生和脊椎按摩师告诫她，是体重造成的，但是他们都没有了解她的体重发展史，也没人发现她是在停止了催吐之后才开始觉得背痛的。没人给过她正面的提醒，不要再使劲儿伤害自己的身体了；大家都只是责怪她太胖了。没有一个医生问过她有没有强迫性进食。大部分都是教她更多的节食方法——这算得上是虚假信息了。德洛雷斯对失败的羞耻感才是需要得到帮助的对象。她还需要认知重构来帮助她明白，节食世界本身就是肥胖的一部分根源。德洛雷斯需要明白，如果她向孩子们保证，她们饿了就会得到喂养，也许她们就会断掉对食物的一部分强烈需求。她需要帮助她们感受自己的饥饱，让体系发展出由内在提示的"分量控制"思想。

德洛雷斯和其他人格如果明白了这一点，相互之间就能更好地配合，学着在共享的身体里和平相处。当整个人格体系都明白了莉莉是怎样遭到节食文化的二次伤害之后，就能一起撤离这个文化并与之保持距离。这样，人格体系就拥有了主导权，获得了解决进食问题的立场。人格体系内部可以就身体何时感到饥饿进行沟通。治疗多重人格障碍的一个主要目标就是加强内部讨论。一起感受共享的身体，留意到它的饥饱感受，这些都能加强交流与合作。讨论某个时候想要吃什么食物也有助于总体疗愈。这样的工作不仅有利于实现认知治疗目标，还能推动更符合关系学派和心理动力学派的目标。因为在识别这些文化二次伤害的中介的过程中，治疗师提供了一个方法样本，可以分析进一步的虐待，让来访者能够选择改变虐待关系。治疗师可以让家庭虐待突显且可见，并替换掉它，她也应该使文化造成的破坏突显可见，这样才能让这个领域里的破坏也被替换掉。

德洛雷斯的要求还提出了另一个治疗问题：治疗师支持她的愿望，让她向整个人格体系传授在"过量进食者匿名会"和"营养系统"等处学到的进食规则。这个要求跟移情体验的关系，也许就像它跟进食的关系一样密切。她可以用进食来表达对心理治疗的失望情绪，说出不对劲的地方，讲出她需要或想要从治疗师那里得到别的东西。她也许会感到害怕：如果治疗师提出的进食办法没用，那她给的其他意见是不是也没用？她可能会生气，觉得治疗师背叛了她，希望能得到拯救。应该听到她从治疗关系以及移情和反移情构造角度对进食提出的具体要求。

更普遍来看，深刻认识了挨饿或暴食的冲动以后，许多痛苦的回忆和感受都将不可避免地暴露出来，其中一部分也许需要通过有序细致的发泄来得到释放、了解和整合。例如，波莉跟没东西吃的各个时期都有联系，这些时期又联结着其他令人心悸的折磨。她也许需要让记忆与别的感受和知觉联系起来，拥有属于自己的体验，再把它分享给人格体系里的其他部分。她肯定需要为自己曾经的体验感到难过，并为之哀悼。她也需要得到帮助，才会觉得自己配得上这一系列的反应。临床工作者必须清楚是否、何时和如何辅助这些发泄，怎样对它们进行管理，让它们有所助益而非令人喘不过气，丝毫无助于过去与现在的整合。马达琳也需要展开关于她参与过的性接触的记忆恢复和发泄工作。只要莉莉的体重减到马达琳主观感觉自己应该有的体重，她就会去喝酒，让自己陷入强迫性性场景中。

学会自我喂养和在身体里居住，这些是自体核心感知的基础。反过来看，破坏身体的饥饱信号，不顾一切地压榨体像以维持心理安全感知，这些行为会削弱这种自体核心感知。所以，一个多重人格障碍治疗团队里的主治疗师谈到，当患者接受指导，学会用食物滋养自己，留意饥饿感，寻找并准备食物，注意多少量才是适量之后，她们的情况就会出现极大的好转（Kanigsberg & Oke，1992）。这些通常都会让患者在自己的世界里感到更安全和更强大。学会完成主治疗师所说的"日常活动"，不仅有助于学会自我喂养，而且有能力完成进食——这是日常生活中的首要活动，是生活与关系的标志，因为它承载了心理生活和心理疗愈的巨大组织潜力。

多重人格障碍治疗中的饱足感和食物选择

多重人格障碍的最终治疗目标是减少和削弱自体各部分之间的失忆壁垒，让患者发展出整合良好、感知丰富的一个相对连续的自体，知道这个自体的不同方面、记忆和能力，根据当下（而不仅仅根据受创的过去）来行事。（关于多重人格障碍治疗目标的详细讨论见：Bliss，1986；Fine & Kluft，1992；Kluft & Fine，1993；Loewenstein & Ross，1992；Putnam，1989；Ross，1989；Spiegel，1990。）要实现这个首要目标，临床工作者必须努力形成治疗联盟，"积极引出心智中的各个部分"（Loewenstein & Ross，1992），再教会各个部分带着共情、忍耐力和合作精神来进行沟通。临床工作者要帮助每个部分（1）认识自己是怎样、何时和为何发展出来的；（2）重构创伤性思维，理解自己在整个人格体系中的作用，慢慢不再成为自发性精神恍惚的牺牲品（因为这会让它脱离整个体系、脱离当下）。每一个多重人格障碍患者都必须学会了解并讨论自己的人格体系。提高共情的内在沟通技巧（包括内在交流、磋商、签订界限和目标合同等）是有用的。

帮助多重人格障碍患者适应饥饱感受、提高选择食物的能力，能够以朝着来访者重视的目标前进的方式，减少死板的自我状态边界，从而推进这些治疗目标。这个目标与体验相近，所以患者会很有追逐目标的动力。许多多重人格障碍患者来接受治疗的时候都只有一个绝望的念头：减掉5千克体重。虽然减重一直是一个非常复杂的问题，但既能愉悦地进食又能回应实际的身体信号，这一直是一个毋庸置疑的、以来访者为中心的目标。喂养感到饥饿的自己，有了饱足感就停止进食，这需要人格的许多方面一起来讨论，身体的某种体验是不是饥饿感，是不是消化不良、恐惧、饱足感以及其他感受。这样的商谈既有稳定性，也是最终整合的根基，同时有助于所有人格放下"居住在不同身体里"的解离妄想，还能够提高对身体的尊重，减少多重人格障碍典型的对待身体随意的甚至虐待式的态度。

　　另一个多重人格障碍治疗目标——绘制分布图，也能在详细问询食物和体像体验的过程中得到推进。莉莉的案例很清楚地证明，需要了解不同人格对待进食的态度，以及她们的不同体像体验讲述的每一个故事，这里包含了重要的内容。有助于临床工作者和来访者绘制出内心场景的图样：谁在那儿，是什么触动了体系内每个成员，她们之间有什么内在关系。

　　这幅图展示了心智的内在各部分有什么感受，有哪些恐惧，要如何触及它们。这有助于计划哪些发泄是必需的，这样才不会将幸存者淹没或给她带来不必要的二次创伤。虽然并非所有的创伤记忆都需要得到发泄，患者还是需要给它们足够的发泄，这样才能将它们整合为记忆，不再以侵入的、麻木的、未经代谢的、创伤压力的状态支配她的生活。要管理好发泄，留意逐量处理和稀释影响的需求，防止二次伤害（Fine，1991；Fine & Kluft，1992；Kluft，1989b，1991b）。新近的多重人格障碍文献中对发泄的原则和管理给予了极大关注。

　　不要否定内在信号和反对长期节食心态是两大女性主义原则，这有利于防止总体文化造成的二次伤害；这一点是针对所有虐待幸存者而言的。尤其要帮助多重人格障碍患者留意她何时在（因为进食、体形、外形等原因）贬斥自己，帮助她反抗自我攻击，这样能让她有机会探究内在的解离人格体系和客体关系世界。治疗师和来访者可以了解一下哪些部分对身体最为厌憎，哪些对身体的接受度比较高，即便她们最终都想改变身体。要鼓励身体各部分相互尊重和理解。

　　努力消除施虐的内在关系与对移情和反移情的工作是并行的。除了第八、九两章讨论过的典型移情和反移情构造，与多重人格障碍患者一起工作的治疗师也承受着巨大的压力。治疗师都想突破治疗的常见边界，为多重人格障碍患者无尽的伤痛、悲哀和困惑提供额外的关照。在投射性认同的体验中，治疗师常常会不顾一切地想要让情况发生变化，就跟迫切想要留下来并躲避恐惧和伤痛的转换自我一样。但与此同时，治疗师有时候会被自己对多重人格障碍患者的怒气淹没。她们怎么这么贪心？为什么没见好转？她们凭什么觉得自己有这个权利？理解移情和反移情构造的千变万化很难，但与那些严重解离和受创的来访者的创伤素材、认知、行为和情感一起工作，这一点又是必不可少的（Courtois，1988；Chu，1992；Davies & Frawley，1992b；Herman，1992；Kluft，1992c；Loewenstein，1993；Putnam，1989；Sakheim & Devine，1992b）。来访者与食物和身体体验相关的行为也许会反映出她们对治疗师或治疗关系的感受。例如，莉莉案例中的一个转换人格德洛雷斯也许就很绝望，感到人格体系没有取得足够的进步。她可能代表了莉莉的许多感受：愤怒、遭到背叛、没得到帮助和成了治疗师治疗体系中的自恋客体。这些假设都应该得到探究。治疗师也许会在自己的反移情体验中感到治疗失败了，因为莉莉的大体重就在证明这一点。她还会为自己无力改变莉莉的体形而感到无助和生气。这些可能性或许都是关于内心和关系构造及重复的反移情线索。

绝望、无助、恐惧、愤怒、担心、爱意、性欲、温柔和渴求，这些全都会在移情与反移情中浮现。戴维斯与弗劳利（Davies & Frawley，1992b，1994）以及卡洛菲（Caloff，1992）详细阐释的构造（包括受害者、加害者、拯救者、背叛者和旁观者的角色）都会浮出水面并发挥作用。这些都可以用食物和体像的相关词汇表达出来。对于几乎都是由系统化的、残忍的施虐造成的多重人格障碍而言，临床工作者必须涵容施虐的产物、体验和关系模式，并帮助来访者对它们进行涵容和处理，因为它们无一例外都已被深深埋藏［与哈维·施瓦茨（Harvey Schwartz）的私下交流，1993］。在评估强迫性进食、挨饿、催吐以及强迫性厌憎身体需求、体形和外形的意义的时候，尤其要牢记这一点。

后　　记

　　针对消费文化与内心现象和人际关系现象之间的互动所引发的食物、进食和体像问题，我们在前面几章呈现并分析了这一文化中广泛存在且不易察觉的一些方面。我们也展示了治疗这些问题的详尽的关系与文化模型。政治、心理、社会、历史和经济等方面的分析交织在一起，共同提出了一种预防进食问题的方法。这个方法强调了关系中联结与理解的作用，批判性地看待我们所生活的世界的意义和必要性，以及理解居于我们内心的世界采用的复杂又模糊的方式的意义和必要性。

　　我们的这本书只是一项更为宏大的任务中的一部分——打造一个映射、尊重和赞美差异的世界，以此增强每一个个体和每一个群体的价值感。记住马丁·路德·金（Martin Luther King）发出的恳切期望：仅以"品行优劣"来评判每个人，我们必须带着接受的心态和无尽的活力去靠近差异与多样性。我们应该批判性地看待赋予外表的力量和赋予反对差异性的广泛投射符号的力量，这样才能打造出更加友善的过渡空间。我们必须挑战消费社会的强大势力，这些势力促进了身体—自体安全感的长期缺失并从中获利。无论我们扮演的是什么角色，父母、教育者、治疗师或医务人员，我们都可以用如下方式开始这项任务：帮助成年人和他们的孩子、他们的下一代跟随生理饥饿感进食，与他们的身体和正常的身体关切产生联结，免受当下胃口和体形引发的折磨。

　　本书提出的概念不是存在于社会真空之中的。我们要看到，它们与其他各种复杂的社会问题交汇联结、不可分离，这些问题影响着人们看待自己和他人（包括种族、阶层、性取向、性别身份、职业、环境、年龄和家庭支持系统等）的态度。这一波更大的社会经济力量塑造了家庭生活与人际关系，让日常生活的方方面面更为具体。与食物轻松相处，不论我们的身体是否符合刻板的理想都舒适地居于其中，有能力批判那个刻板理想，再把这些能力都传递给我们的后代——这些目标就是我们提出的方法的核心。希望本书能够得到更广泛的支持，共同为更加流畅宽泛的自体观念发现更多可能性。

参 考 文 献 *

AHERN, R., KIELY, L., & BOHUN, E. (1992). *The use of therapeutic touch with dissociative clients*. Paper presented at the Ninth International Conference on Multiple Personality/Dissociative States, November, Chicago. Available on tape through Audio Transcripts, Ltd., Alexandria,VA.

ANZIEU, D. (1989). *The skin ego*. New Haven: Yale University Press.

ARIES, P. (1962). *Centuries of childhood: A social history of family life*. New York: Vintage.

ARON, L. (1991). The patient's experience of the analyst's subjectivity. *Psychoanalytic Dialogues,1*(1), 29–51.

ARON, L. (1992a). From Ferenczi to Searles and contemporary relational approaches. *Psychoanalytic Dialogues, 2*(2), 181–190.

ARON, L. (1992b). Interpretation as expression of the analyst's subjectivity. *Psychoanalytic Dialogues, 2*(4), 475–508.

ARON, L. (1992c). *The legacy of Sandor Ferenczi: Discovery and rediscovery*. Paper presented at the Twelfth Annual Spring Meeting of the American Psychological Association Division of Psychoanalysis (39)—Discovery and Rediscovery, April, Philadelphia. Available on tape through Audio Transcripts, Ltd., Alexandria, VA.

BARKER, F. (1984). *The tremulous private body: Essays on subjection*. New York Methuen.

---

* 为了环保，也为了节省您的购书开支，本书参考文献不在此一一列出。如果您需要完整的参考文献，请通过电子邮箱1012305542@qq.com联系下载，或者登录www.wqedu.com下载。您在下载中遇到问题，可拨打010-65181109咨询。

BARTHEL, D. (1988). *Putting on appearances: Gender and advertising.* Philadelphia: Temple University Press.

BARSKY, S. L. (1988). Foucault, femininity, and the modernization of patriarchal power. In I. Diamond & L. Quinby (Eds.), *Feminism and Foucault: Reflections on resistance.* Boston: Northeastern University Press.

BARSKY, S. L. (1990). *Femininity and domination: Studies in the phenomenology of oppression.* New York: Routledge.

BASS, E., & DAVIS, L. (1988). *The courage to heal: A guide for women survivors of child sexual abuse.* New York: Harper & Row.

BASS, E., & THORNTON, L. (Eds.). (1983). *I never told anyone, writings by women survivors of child sexual abuse.* New York: Harper & Row.

BASSIN, D. (1992). *Representations of motherhood.* Paper presented at the Twelfth Annual Spring Meeting of the American Psychological Association Division of Psychoanalysis (39)—Discovery and Rediscovery, April, Philadelphia. Available on tape through Audio Transcripts, Ltd., Alexandria, VA.

BASSIN, D. (1993). Maternal subjectivity in the culture of nostalgia: Mourning memory. In D. Bassin, M. Honey, and M. Kaplan (Eds.), *Representations of motherhood.* New Haven: Yale University Press.

BATHRICK, S. K. (1991). How mothers quit resisting and managed to love TV. In P. Wexler (Ed.), *Critical theory now.* New York: The Falmer Press.

BEGELMAN, A. (1992). *The devil and the inguisition: Satanic cult abuse in the Basque.* Paper presented at the Ninth International Conference on Multiple Personality/Dissociative States, November, Chicago. Available on tape through Audio Transcripts, Ltd., Alexandria, VA.

BELENKY, M. F., CLINCHY, B. M., GOLDBERGER, N. R., & TARULE, J. M. (1986). *Women's ways of knowing: The development of self, voice, and mind.* New York: Basic Books.

BELL, R. M. (1985). *Holy anorexia.* Chicago: University of Chicago Press.

BELOTTI, E. G. (1975). *Little girls.* London: Writers and Readers Publishers Cooperative.

BENJAMIN, J. (1988). *The bonds of love: Psychoanalysis, feminism and the problem of domination.* New York: Pantheon.

BENJAMIN, J. (1991). Father and daughter: Identification with difference—A contribution to gender heterodoxy. *Psychoanalytic Dialogues, 1*(3), 277–300.